重症心脏康复

主编 吴 健

U0223047

科学出版社

北京

内 容 简 介

本书是详细解读重症心脏疾病康复治疗的专著，分别从重症心脏疾病的特点、长期卧床对于重症患者各系统的危害、如何对重症心脏病患者实施康复评估、重症心血管疾病的康复策略、实用技术等方面进行了阐述。尤其对于使用呼吸机、IABP、ECMO、TAVR 等辅助治疗手段的重症心脏病患者的康复策略进行了集中阐述。引入"双心医学"治疗理念，评估和解决重症创伤后心理和认知功能障碍。还介绍了重症心脏病患者的营养支持治疗。

本书适用于从事重症心脏病治疗、康复治疗的临床医师阅读。

图书在版编目（CIP）数据

重症心脏康复 / 吴健主编. —北京：科学出版社，2021.3
ISBN 978-7-03-068215-4

Ⅰ. ①重… Ⅱ. ①吴… Ⅲ. ①心脏病－康复医学 Ⅳ. ①R541.09

中国版本图书馆 CIP 数据核字（2021）第 039047 号

责任编辑：李 玫 / 责任校对：张 娟
责任印制：赵 博 / 封面设计：龙 岩

科 学 出 版 社 出版
北京东黄城根北街 16 号
邮政编码：100717
http://www.sciencep.com

北京凌奇印刷有限责任公司 印刷
科学出版社发行 各地新华书店经销
*

2021 年 3 月第 一 版 开本：720×1000 1/16
2021 年 3 月第一次印刷 印张：13
字数：240 000
POD定价：78.00元
（如有印装质量问题，我社负责调换）

编著者名单

主　审　　孟晓萍　长春中医药大学附属医院

主　编　　吴　健　哈尔滨医科大学附属第二医院

副主编　　丁荣晶　北京大学人民医院

　　　　　杜秀敏　哈尔滨医科大学附属第二医院

　　　　　杨　爽　哈尔滨医科大学附属第二医院

编著者　　（以姓氏笔画为序）

　　　　　马　晶　中国人民解放军总医院

　　　　　马国娣　哈尔滨医科大学附属第二医院

　　　　　王　艳　黑龙江中医药大学附属第二医院

　　　　　王　磊　江苏省老年医院

　　　　　王世鹏　哈尔滨医科大学附属第二医院

　　　　　王时宇　哈尔滨医科大学附属第二医院

　　　　　王珺楠　吉林大学第二医院

　　　　　朱利月　浙江医院

　　　　　刘　芳　哈尔滨医科大学附属第二医院

　　　　　刘伟静　上海市第十人民医院

　　　　　李　涛　哈尔滨医科大学附属第四医院

　　　　　李桂华　大连医科大学附属第二医院

　　　　　吴孝军　哈尔滨医科大学附属第二医院

　　　　　沈玉芹　同济大学附属同济医院

　　　　　张毛毛　哈尔滨医科大学附属第二医院

张绍涛　哈尔滨医科大学附属第二医院

周大亮　哈尔滨市第一医院

郑　阳　哈尔滨医科大学附属第二医院

郑祥慧　哈尔滨医科大学附属第二医院

房　炎　哈尔滨医科大学附属第二医院

赵　威　北京大学第三医院

郭　琪　上海健康医学院

曹天辉　哈尔滨医科大学附属第二医院

葛　杰　北京大学第三医院

序一

放眼国际医学界，心脏康复/二级预防经历了 50 年的研究与发展，其获益已经得到临床研究证据的充分支持。发达国家已认识到心脏康复对心血管病患者预后的重要价值，均将心脏康复纳入医疗保险范畴，实现了三级医院-社区-家庭的心脏康复体系。我国的心脏康复发展开始于 20 世纪 80 年代，因缺乏对心脏康复的重视，且心脏康复专业性强，流程相对复杂，康复模式与肢体康复完全不同，所以存在一定的操作风险。经过 30 年的发展，我国心脏康复的发展仍明显滞后于肢体康复，大多数医院尚未开展心脏康复。为了促进我国心脏康复工作的开展，中国康复医学会心血管疾病预防与康复专业委员会根据心脏康复的内涵，提炼出五大康复处方概念：药物处方、运动处方、营养处方、心理处方、戒烟处方，并撰写了《中国心血管疾病康复/二级预防指南》（2015 版）。

目前，我国重症心脏病患者实施心脏康复的病例为数不多，主要因为这类患者风险相对较高，对心脏康复团队整体技术的要求也较高。临床研究发现重症心脏病患者更需要实施早期的康复，他们也是在康复治疗中获益最多的群体。哈尔滨医科大学附属第二医院心脏康复团队在较短时间内发展为国内较大规模和具有较高技术水平的心脏康复团队之一，为了使更多的人了解重症心脏康复的临床获益、临床评估和康复过程，他们善于思考、努力进取、付诸实践，在于波院长的大力支持下，吴健教授带领其团队历经一年时间，潜心编写了《重症心脏康复》一书。该书是目前国内第一本详细解读重症心脏疾病康复治疗的书，分别从重症心脏疾病的特点、长期卧床对于重症患者各系统的危害、如何对重症心脏病患者实施康复评估、重症心血管疾病的康复策略等方面进行了阐述。尤其对于使用呼吸机、IABP、ECMO、TAVR 等辅助治疗手段的重症心脏病患者的康复策略进行了集中阐述。

感谢吴健教授团队对于心脏康复事业的付出，时值此书出版之际，特书此序向她祝贺。同时希望我们的心脏康复医务工作者不忘初心，砥砺前行，积极探索具有中国特色的心脏康复模式。每一位有志于心脏康复的同事都应该在实践中探索，在探索中前进，在前进中成长。以患者的全面健康为最高利益，把中国的心脏康复坚持做下去！

胡大一　教授
2021年1月

序 二

心脏康复治疗目前已经成为心血管系统疾病治疗体系的重要组成部分。虽然大量循证医学证据已经明确表明系统的心脏康复能够降低心血管疾病患者的死亡率和再住院率，提高生活质量并使其尽早回归社会，但是目前我国心脏康复的参与率和依从性明显不足。

由于东北地区地理位置和百姓饮食结构的特点，心肌梗死和心力衰竭的发病率远高于其他省市。虽然随着我国心血管整体救治水平的提高，降低了一部分心血管疾病患者的急性期死亡率，但是这些患者的远期预后和生活质量仍然不尽如人意。为了更加深入和系统地解决上述问题，哈尔滨医科大学附属第二医院心血管内科承担了"十三五"重大慢性疾病管理项目"急性心肌梗死全程心肌保护体系构建及关键技术研究"，其中子课题五就是"早期康复质量评定改进体系对 AMI 后 HF 发生率影响的研究"。在此项临床研究中，我们清楚地看到了急性心肌梗死（AMI）心脏康复治疗的重要性。正是在这样的背景下，心脏康复中心在吴健教授的带领下迅速发展，已经成为我院心内科综合治疗体系的重要组成部分。自心脏康复中心成立以来，已经为患者进行了数千次心肺运动测试评估和康复治疗，在严格执行心脏康复五大处方的基础上，为患者提供了科学准确的运动指导，降低了心肌梗死患者的心力衰竭发生率，提高了患者的生活质量。

在急性心肌梗死的心脏康复治疗中，我们积累了一定经验，但我们并未满足。吴健教授结合实际、放眼未来，带领康复团队将探索的重点放在了重症心脏康复治疗的时机和干预模式的选择上，并逐渐总结出了一套"哈尔滨医科大学附属第二医院的重症心脏康复模式"。当然，对于心脏康复及其重大作用我们只窥探了冰山一角，仍有许多未知领域需在今后的工作中不断更新和完善。

我国的重症心脏康复仍处于发展阶段，为了更好地推广和发展心脏康复事业，帮助心血管医师和有志于此的业界同仁更加深入地了解心脏康复，编者们把他们宝贵的重症心脏康复临床实战方法毫无保留地分享给读者。希望能为读者提供更多的心脏康复临床诊疗思路，也希望更多的读者能够结合自己的实践将其广泛应用到临床工作中。感谢吴健教授为此书的辛苦付出，也感谢参与此书编写工作的每一位成员。希望心脏康复治疗的明天更美好！

于 波 教授

哈尔滨医科大学附属第二医院

2021年1月

前　言

近年来，随着我国医疗卫生事业的发展，心脏康复迎来了快速发展的阶段。越来越多的医院成立心脏康复中心，康复治疗逐步成为心脏综合治疗体系的重要组成部分。

心脏康复中的重症心脏康复在我国是一门新兴学科，开展较晚，是受关注较少的医学领域，尚未拥有其独特明确的治疗体系，大多数重症心脏康复的治疗方案都是借鉴 ICU 的综合重症康复经验及欧美等发达国家的经验。因文化、地域、疾病特点等差异，我们不能只照搬、照抄综合重症及国外的心脏康复经验，还需充分结合我国国情，建立具有中国特色的、适合于中国人群的重症心脏康复体系。

哈尔滨医科大学附属第二医院心脏康复中心以"十三五"重大慢性疾病管理项目"急性心肌梗死全程心肌保护体系构建及关键技术研究"中的子课题五"早期康复质量评定改进体系对 AMI 后 HF 发生率影响的研究"为契机，在《中国心脏康复与二级预防指南（2018 版）》的指导下，通过多学科团队的紧密合作为近万名患者进行了个体化康复治疗，积累了大量的临床经验。在此基础上，我们结合国内外重症心脏康复发展经验，邀请国内知名专家共同撰写了这本《重症心脏康复》，旨在使我国重症心脏康复更好地发展、满足临床医务工作者的需求，让更多的患者受益于心脏康复。

感谢胡大一教授在心脏康复领域中的引领，感谢于波院长对我们心脏康复团队的支持，感谢孟晓萍教授对本书的审校，感谢各位编者在百忙中抽出宝贵时间参与本书的编写，感谢每一位为此书的出版做出努力的朋友。同时也感谢在治疗过程中给予我们信任与肯定的每一名患者，是你们的鼓励和理解给予我们不断前行的动力。本书虽已结合"多家之言"，但仍存在不足之处，诚恳希望各位读者提出宝贵意见，帮助我们加以改正和进步。

"心脏康复，任重道远"，愿我们的努力能够为中国重症心脏康复治疗体系的建立起到一定的推动作用，从而帮助更多的心脏康复团队开展重症心脏康复，使越来越多的重症心脏病患者受益！

吴　健

教授　博士生导师　主任医师

哈尔滨医科大学附属第二医院

2021年1月

目　录

第一章

概　述

心脏康复是一个全面、全程、个体化、多学科合作的临床医疗过程。以整体医学评估为基础，通过药物、运动、营养、心理（含睡眠管理）、戒烟五大核心处方和危险因素管理等相关措施为心血管疾病患者在急性期、恢复期、稳定期、维持期提供生理、心理的管理服务和关爱。

重症心脏康复是在广义心脏康复的基础上，针对心脏疾病领域危重症患者进一步实施的康复治疗。其特点是通过个体化康复锻炼的实施、相关辅助性科技的应用以及整体治疗策略的掌控，恢复和维持重症心脏病患者解剖结构完整和机体生理指标稳定，增加各器官功能的储备，从而避免因疾病和（或）各项治疗手段引发的机体功能减退。辅助患者脱离重症监护状态，提高患者对治疗的信心，帮助患者逐渐恢复正常的生活和工作，改善患者的不良预后。

一、重症心脏康复的意义

20 世纪 60 年代，欧美医学专家提出在心脏重症监护病房（cardiac care unit，CCU）对患者开展早期康复治疗十分重要。大量研究表明，对于重症心脏病患者早期开展康复治疗是安全、可行且有效的。康复治疗能够减少镇静药物的使用剂量，缩短机械通气辅助时间，改善患者肺部通气功能，提高脱机成功率。此外，早期康复治疗可以缩短患者重症监护室住院时间及总住院时间，并且能够改善患者预后，提高生活质量。当然，重症心脏康复既要从心脏疾病角度考虑，又要兼顾患者的全身整体状况来制订康复治疗计划。临床医师、康复治疗师和护理人员需全面参与患者的全部医疗过程，使得医患双方在康复治疗中的联系更为紧密。医患双方主动、有效的互动能够促进患者疾病痊愈，改善患者预后。从长远角度来看，重症心脏康复可缩短住院时间，节约医疗资源，减轻患者痛苦，降低医疗负担，从而最大限度地使患者获益。

二、重症心脏康复的特点

重症心脏病患者起病急骤、病情进展迅速、病情变化快，由于疾病特点和我国心脏重症抢救整体水平的提升，各种辅助治疗措施应用比之前明显增多，如呼吸机辅助支持，连续性肾脏替代治疗（continuous renal replacement therapy，

CRRT），甚至人工心脏支持的应用如体外膜氧合（extracorporeal membrane oxygenation，ECMO）等。这些辅助设备的应用与普及使得重症心脏病患者的急性期生存率明显提高。虽然这些患者非常幸运地存活下来，但是同时我们痛心地看到在救治过程中患者身体功能严重下降、能够接受到康复治疗的患者人数极低的现象，这也体现了现阶段我国重症心脏病患者救治上"重治疗、轻康复"的实际情况。现阶段临床工作中，重症心脏康复面临很多现实问题。其中最为突出的就是康复团队对重症心脏病患者康复过程中安全性的把控。心脏重症患者往往全身管路多（如气管插管、深静脉置管、动脉置管、胃管、导尿管等），在疾病各个阶段开始康复治疗不免令临床医师和护士担心加重患者的病情，增加了患者早期康复的难度，从而影响患者康复的实施。因此，如果重症心脏康复想要较好地实施，一定要提高心内外科医师和护士对心脏康复的认知和认同，纠正医护人员不敢对危重症患者行康复治疗的错误意识。重症康复团队需要针对每一个患者在康复治疗前详细评估疾病状态及合并情况，充分掌握患者机体脏器功能情况，精准把控康复干预治疗时机，制订详细的康复治疗计划和希望患者达到的治疗目标。

目前重症心脏康复尚未拥有独特明确的治疗体系，大多数治疗方案都是借鉴重症监护病房（intensive care unit，ICU）的综合重症康复经验。但心脏重症患者和综合 ICU 患者之间具有一些差异。①病因上，重症心脏病患者常常因急性心肌梗死、暴发性心肌炎、恶性心律失常、严重瓣膜病、大面积肺栓塞等引起严重心功能不全甚至心源性休克，而其他脏器相对正常（继发器官损伤除外）。综合 ICU 重症患者病因主要有各种病原菌感染、重症肺炎、慢性阻塞性肺疾病急性加重、脑血管疾病、严重多发伤、外科大手术后创伤应激所诱发的多器官功能障碍综合征（multiple organ dysfunction syndrome，MODS）。其中以脓毒性休克和急性呼吸窘迫综合征（acute respiratory distress syndrome，ARDS）最为常见。此时患者心脏功能较其他脏器损伤往往是最轻的（具有基础心脏病患者除外）。②因两种重症单元患者病理生理学的不同，决定了不同的治疗方向。重症心脏患者治疗中往往需要降低外周静脉回流、减轻心脏前负荷、增加心肌收缩力，甚至应用机械辅助装置改善冠状动脉氧供，使心脏得到充分休息。而综合 ICU 患者的治疗往往以液体复苏、缩血管药物应用维持血压稳定、呼吸机辅助支持改善通气，甚至大剂量强心药物应用增加心脏做功，改善外周供血，从而满足微循环的氧供需求。③重症心脏康复是一种以纵向发展为主的专科重症治疗体系，而综合 ICU 重症康复则是以横向发展为主的康复治疗体系。当然，虽然重症心脏康复和综合 ICU 重症康复的治疗侧重点有所不同，但在康复手段和治疗措施上有共同之处，因此仍强调长期共存、相互借鉴、共同提高。

三、国内外重症心脏康复现状

重症心脏康复最早起源于欧美等发达国家，至今已有数十年历史，在国外已有较为成熟的治疗体系。在德国，目前针对心肌梗死、心脏手术以及其他严重心血管疾病患者的综合全面心脏康复治疗体系已经建立，主要包括身体功能、患者教育、心理干预和社会医学因素等方面。该体系强调持续的"心脏康复之路"，将康复治疗分为三期：Ⅰ期，住院期间为患者进行物理治疗和适当活动；Ⅱ期，患者出院后以门诊或随访形式继续开展的相应康复治疗；Ⅲ期，患者在家庭内进行终身的和可持续的康复治疗。根据德国卫生法规的规定，任何患有重症心脏疾病的患者在出院后有权选择住院、随访或门诊进行后续的Ⅱ期康复治疗，由于健全的医疗保险体系，患者康复治疗的必要费用则由养老保险或医疗保险支付。若患者无医疗保险，则由社会救助制度负责。此法规确保了重症心脏病患者康复的延续性和持续性的可能。

我国重症心脏康复开展较晚，仍处于起步阶段，与国际先进的心脏康复治疗水平相比还有一定差距。近些年，随着重症心脏康复学科的发展，这种针对危重症心脏病患者的康复治疗在我国已逐渐被认可和重视。2017年第六届中国心脏重症大会上指出，重症心脏康复的关键是早期、规范和持续。2018年《中国心脏康复与二级预防指南（2018年版）》表示急性心肌梗死（acute myocardial infarction，AMI）患者入院后应尽早开展心脏康复计划。2020年，我国不仅制订了《经导管主动脉瓣置换术后运动康复专家共识》，国家心血管病中心还制订了《冠状动脉旁路移植术后心脏康复专家共识》，并指出冠状动脉旁路移植术（coronary artery bypass grafting，CABG）后规范的心脏康复可降低再住院率，心脏康复治疗在提高患者运动能力和生活质量及预防心血管不良事件等方面具有重要意义。《"健康中国2030"规划纲要》提出要尽早行康复治疗。现代康复的理念也强调了在患者生命体征平稳的情况下应尽早开展重症心脏康复治疗。此外，为了给患者提供规范、高效、优质的康复治疗，国内多家医院都在积极努力形成以CCU为中心的重症心脏康复模式。通过基于现有的循证医学证据、ICU重症康复以及国外多年重症心脏康复的经验，结合我国实际情况，努力建立和完善一套适合我国国情的重症心脏病患者的康复治疗方案。具体的实施策略和相应的规章制度还需要进一步完善和探索。

四、我国重症心脏康复面临的问题和发展方向

我国虽已初步建立心脏康复体系，但仍有许多不足。首先，重症心脏康复在我国是一门新兴学科，是临床医师了解和关注较少的医学领域。长期以来重症心脏病患者的治疗重点都是围绕心脏疾病本身进行，医师往往关注病因学的治疗而忽略了重症心脏病患者其他系统功能减退所引发的问题。目前，我国重症心脏病患者在监护室虽然能得到全面看护，但是往往因为病情严重被认为是康复治疗的禁忌，从而很少为患者进行早期的身体活动，进而导致机体功能和活动能力的障碍，影响患者的病情恢复及预后。其次，重症心脏病患者的康复治疗是多学科参与的综合干预措施，康复团队中需包括心血管内科医师、护士、物理治疗师、呼

吸治疗师、作业治疗师、营养师及心理治疗师等在内的专业医务人员。但是，在我国专业从事重症心脏康复的人员很少，且因无统一、专业的教学和系统培训，使得目前我国重症心脏康复治疗水平参差不齐。最后，康复治疗设备的短缺也限制了心脏康复治疗领域的发展，这也是我国心脏康复治疗面临的问题之一。

重症心脏康复主要是由跨学科组成的康复团队进行，包括严格把握患者病情的心脏病学专家、其他医师（如其他内科医师、神经病学家、糖尿病专科医师、心脏外科医师等）、护理人员、物理治疗及运动治疗师、作业治疗师、心理学家、营养学家、社会服务专家等。目前，在我国有能力开展重症心脏康复的医院较少，具有完整的重症心脏康复团队和完善康复设备的医院则更少。哈尔滨医科大学附属第二医院已组建了以心内科医师、康复治疗师和护士为核心的重症心脏康复治疗团队，并且与 ICU 呼吸治疗师、心理科和营养科逐渐展开密切合作，不断完善相关康复设备，以提高重症心脏病患者的康复治疗效果。另外，康复医学多被应用于重症心脏病患者后期恢复阶段，未能早期介入到患者的治疗过程，导致重症心脏康复的发展不能与临床医学的发展相一致。虽然 ECMO、主动脉内球囊反搏（intra-aortic balloon pump，IABP）等新技术在临床上的广泛应用，但并没有及时提出与之相匹配的重症心脏康复相关指南与专家共识，这使得我国重症心脏康复工作没有统一专业的指导，没有一个完整的可遵循的治疗依据和健全的治疗体系。最后，我国公众普遍对重症心脏康复认识不足，对康复治疗处方的依从性较差，不能坚持进行相应的康复治疗锻炼，从而影响了远期康复治疗效果的观察。因此，如何解决上述问题是我国重症心脏康复发展的重中之重。

尽管应用于重症心脏病患者的治疗技术不断提升，但重症心脏病患者的治疗效果和远期预后仍不理想。希望随着新技术的应用，后续康复支持也能相应匹配性地跟进。本着重症心脏康复现代的生物-心理-社会医学模式，通过多学科合作，为患者提供全方位的综合管理，旨在帮助患者缩短住院时间、改善预后、提高生活质量。为了取得更好的康复治疗效果，特别需要探索我国重症心脏康复的质量标准：①康复结构质量，心脏康复的场地、设备和康复人员的配备等；②康复流程质量，康复治疗的计划和治疗全过程；③康复结果质量，心脏康复对于个体和整体所能达到的目标程度。

本书结合 ICU 重症康复及国内外重症心脏病康复治疗经验，详细介绍了重症心脏康复广泛使用的评估方法、治疗技术和治疗方案。同时根据目前我国现有的重症康复情况制订了适合中国临床实践的康复流程。在现有康复治疗体系上，我们更加推崇多学科团队（multidisciplinary team，MDT）合作模式，以此进一步提升心脏康复治疗的质量。此外，在大样本、大数据、智能化的科技发展背景下，以康复治疗评估为载体、中国康复治疗实践为基础的临床研究将是未来深入探讨的方向。

（吴　健）

第二章

重症心脏病患者长期制动的危害

制动是指人体局部或全身保持固定或限制活动，从而减少体力消耗或脏器功能损害，帮助患者稳定病情和从疾病中恢复。制动有 3 种类型：卧床休息、局部固定（如 ECMO、IABP 术侧肢体等）、肢体和身体麻痹或瘫痪。综合内科患者长期卧床的原因主要包括心肺功能衰竭造成患者活动能力下降、神经系统疾病导致肢体活动障碍、恶性肿瘤造成身体极度衰弱以及肝、肾等其他脏器功能衰竭造成患者无力下床等。对于严重急、慢性疾病和损伤患者，适当卧床休息和制动是帮助患者度过伤病危重期的常用措施，其效果是经过长期实践证明的。

但在过去的 150 年，制动的适应证并不十分明确，因此在临床一直被盲目使用。在没有有效监测和评估的情况下，制动被不当应用给患者带来了很多问题，例如失用综合征、增加新的功能障碍或加重残疾，有时其后果较原发病和外伤的影响更加严重，甚至累及多系统功能，因此长期制动被认为是一种应激性病理生理状态。长期制动会对机体心血管系统、呼吸系统、肌肉骨骼系统、中枢神经系统等造成多方面的影响。众多研究证实，长期制动会从多个角度影响患者心、肺功能，如引起心脏萎缩、左心室功能减退、降低心排血量（cardiac output，CO）、减少血浆容量和血细胞比容、影响血管舒张因子的功能、呼吸系统气体交换功能减退、弥散功能下降和骨骼肌外周氧利用障碍等。

在临床使用制动措施前，需充分了解其副作用和影响患者生存质量的潜在危害，评估制动给患者带来的利弊，从而将制动这一措施有选择性地应用于更加适合的患者。同其他治疗措施一样，使得患者能够从中获益更多且受到最小的危害。因此，充分了解制动对患者机体系统的损伤是十分重要的。

第一节　制动对循环系统和心肺适能的影响

一、对循环系统的影响

（一）对心脏结构和功能的影响

长期卧床会导致心脏萎缩，进而造成站立位心脏每搏输出量（stroke volume，SV）的下降和体位不耐受；Dorfman 的一项研究显示，静态卧床使得女性左心室容积（96ml±26ml *vs.* 77ml±25ml；*P*=0.03）、右心室容积（104ml±3ml *vs.* 86ml±25ml；*P*=0.02）、左心室质量（2.2g/kg±0.2g/kg *vs.* 2.0g/kg±0.2g/kg；*P*=0.003）、右心室质量（0.8g/kg±0.1g/kg *vs.*0.6g/kg±0.1g/kg；*P*<0.001）和左心室主轴长度（90mm±6mm *vs.* 84mm±7mm；*P*<0.001）下降。Dorfman另一项研究发现，长期制动引起患者心脏舒张功能降低的主要原因是心脏的重塑，而不仅仅是其血容量不足。事实上，仅14天的卧床就可使健康男性出现心脏萎缩，这种适应性反应可能降低心脏舒张性，从而在任何给定的充盈压力下降低心脏每搏输出量。卧床引起的心脏萎缩和心脏效率的下降程度在男性和女性之间没有差异。然而也有一些学者认为，低血容量可以引起每搏输出量降低，造成心室重构。

（二）对基础心率的影响

由于冠状动脉自身的灌注发生在心脏搏动的舒张期，因此基础心率保持在一定水平对维持冠状动脉血流极为重要。严格卧床者，基础心率会增加，舒张期缩短，冠状动脉血流灌注减少，使得长期卧床者即使从事轻微的体力活动也可能出现心动过速。有研究显示，心血管系统长时间不受重力的调节，可能会出现心室复极的低频震荡，引起交感兴奋和与之相关的复极不稳定，使心律失常的发生率增加。在心律失常状态下，心脏的有效收缩减少，从而使每搏输出量和心脏搏出量降低。

（三）对血管壁的影响

与局部血压相关的跨壁应力对维持血管结构和功能起着重要作用。当血液循环中不存在重力压力梯度时，脑血流量增加，使得压力反射性血管收缩的刺激不足，血管壁发生重构。Tuday 关于微重力相关研究认为，体位耐受的宇航员和头向下倾斜的大鼠会发生主动脉顺应性降低，影响主动脉对血压的维持。此外，下肢循环中长期缺乏重力的影响可能会损害局部小动脉的结构和功能，影响局部血液循环。这种重构是卧床引起心血管系统和身体其他功能失调的重要原因。

（四）对血流和血流量的影响

健康成年人一天中约有 2/3 的时间处于坐位和站立姿势。心血管系统对重力和神经激素刺激非常敏感，适合在正常重力环境（1 个重力单位）下工作。肌肉和膈肌泵的机械调节以及神经激素调节对于维持足够的血压和脑血流量至关重要，可防止在直立姿势时出现晕厥。在直立姿势中，由于重力对身体血液的影响（即所谓的静水压或重力压），足部的血压水平高于心脏或头部。例如，心脏水平的平均动脉压（mean arterial pressure，MAP）通常约为 100mmHg，头部的 MAP 约 70mmHg，而下肢的 MAP 约 200mmHg。由于静水压的存在，直立位时血流流向下肢；卧位时动脉、静脉和微循环等全部重力压力梯度都会消失，因此血液会立即转移到胸部和头部。这些"多余"的血液流向右心和肺，使回心血量增加，继而肾脏-血浆容量调节通路受损，抗利尿激素的分泌在卧床后第 2～3 天开始下降；随后利尿素释放增加，肾脏尿量增加，钠排出增加，进而引起水潴留减少，血容量下降，中心静脉压下降。另外，为了维持整个身体的功能和内环境的稳定，含有营养物质和代谢废物的液体必须能够输送到组织或从组织中排出。这种转运是通过血管和淋巴管进行的，Starling-Landis 方程描述了毛细血管和组织间液体流体移动的这种关系。卧位时 Starling-Landis 平衡中的流体压力因子会受到重力缺失的影响，血浆胶体渗透压继续阻止液体流入组织，Starling-Landis 平衡改变，组织间液增加，加之心脏搏出量减少，引起血容量减少，然而血液中的有形成分并不减少，血细胞比容增高，血液黏滞度明显增加。由于毛细血管静水压受毛细血管前括约肌和肌源性反应的调节，因此 Starling-Landis 压力的改变与重力引起的静水压梯度的损失没有直接关系。如果患者同时存在神经系统瘫痪的情况，则其肌肉泵作用也降低，静脉血管容量增加，血流速度减慢。另外，血小板凝聚力和血纤维蛋白原水平也增高。Feuerecker 研究团队认为，卧床期间体液再分配对血流的调节过程中所产生的剪切力会引起黏附分子的脱落。上述情况都为血栓形成提供了良好的环境，使卧床者静脉血栓形成的概率明显增加。局部血栓形成反过来又会影响局部的血流动力学和气体交换。Feuerecker 还发现卧床可能引起身体局部组织缺氧，使得红细胞变形能力减弱，易于遭到破坏。当剪切力遇到易于破损的红细胞后，就会继发溶血，细胞外腺苷水平增加，影响机体腺苷三磷酸（adenosine triphosphate，ATP）转化，干扰能量代谢。

二、心肺适能

最大摄氧量（maximum oxygen uptake，VO_{2max}）是心肺运动试验过程中摄氧量（oxygen uptake，VO_2）不能随功率（依做功类型而异）提高而增加时所能达到的最大 VO_2，其数值等于最大心排血量×动脉-混合静脉血氧含量差[arterio-mixed venous oxygen content difference，$Ca-C\bar{v}O_2$]。对于处于疾病状态下的患者来说，一般只能测到峰值摄氧量（peak oxygen uptake，$peakVO_2$），即在持续增量功率试验中患者最大用力时达到的最大 VO_2，其临床意义与 VO_{2max} 相同。凡是影响心排血量、血液运输、气体交换及能量利用的各项因素，都会影响 VO_{2max}。其数值的大小又反映了运动过程中心脏最大功能状态，与患者运动耐量、疾病预后和手术耐受能力等具有明显相关性。国内李景龙团队研究发现，受试者 VO_{2max} 在卧床 10 天、30 天和 45 天后均较卧床前显著下降（$P<0.01$），45 天头低位卧床后 VO_{2max} 降低 18.26%。因此，卧床会引起人体运动心肺功能明显下降。多项研究证实，VO_{2max} 变化程度与以下几项因素相关。

（一）性别

尽管卧床导致的 VO_{2max} 下降程度在不同性别之间并无差异，但研究表明，潜在的机制可能有所不同。一些研究认为，与男性相比，卧床后女性收缩压下降更明显，这可能与她们在重力下的每搏输出量和心脏充盈量更低有关。由于雌激素的血管舒张作用，女性的血管阻力增加较少，心率较男性有明显增加，在卧床时间相同的情况下，女性血浆容量损失更大。针对女性不同研究的结果也不一致，部分原因是不同女性体循环中雌激素水平的差异。例如，体循环雌激素水平较高者血管升压素释放也较多，促进液体潴留。虽然没有研究调查雌激素补充对卧床休息期间 VO_{2max} 的影响，但 Fortney 等的研究结果表明，在年轻女性卧床休息的12 天内补充雌激素（口服避孕药，不含孕酮）可以减少血浆容量的下降。尽管年轻男性和女性之间卧床后血浆容量的变化可能存在差异，卧床后心脏萎缩和心脏效率下降程度却无明显差异。

目前对健康老年男性和女性对卧床反应的生理差异了解甚少。随着年龄的增长，与男性相比，女性的左心室收缩功能减退和左心室壁厚度增长更加迅速，舒张功能障碍也更加明显。如果将对卧床的适应视为衰老的一种模式，那么可以推测与年轻人相比，卧床对老年妇女心肌硬化的影响更加突出，导致心搏出量和 VO_{2max} 下降更为明显。Hawkins 等的研究表明，与未接受激素替代治疗的绝经后女性相比，绝经后接受激素替代治疗的女性 VO_{2max} 随年龄增长，下降程度减弱，表明了雌激素和绝经在 VO_{2max} 随年龄变化中的作用。因此可以推测，雌激素撤退可能会加速心肌的硬化和重塑，从而加剧 VO_{2max} 的下降。绝经后妇女氧转运能力受损，卧床可能导致 VO_{2max} 下降更为明显。与此一致，尽管有氧运动训练 12 周后线粒体含量和微血管适应性增强，但绝经后妇女的 VO_{2max} 并未增加。目前，至少有一些证据表明，在运动和衰老引起氧气运输和弥散反应方面，可能是绝经导致存在性别差异。目前还不清楚卧床在多大程度上可能会对这些差异产生影响。

（二）年龄

衰老也可能影响机体对卧床的反应，但此方面的研究证据不多。VO_{2max} 随着年龄的增长而下降，对此存在机制方面的争议，主要包括卧床引起的氧气运输和弥散的变化。Ade 的研究发现，随着卧床时间从短期（11～12 天）到长期（90 天）变化，VO_{2max} 下降比率从 13% 增加到 38%，这是因为卧床降低了细胞线粒体氧化酶活性。尽管由卧床引起的扩散面积和红细胞与毛细血管扩散面积之比的下降相关机制仍存在争议，但却与先前提出的衰老引起上述两项下降的机制相一致。在最初卧床的 2 周内，心脏质量下降 3%～5%；卧床 6～12 周，心脏质量下降 8%～12%。与此同时，伴随着压力-容积曲线的左移，左心室舒张末期容积下降，提示心肌硬化。与卧床患者相比，健康人随着年龄的增长，左室射血分数增加，作为心脏结构的代偿机制维持心搏出量。这些研究结果表明，随着年龄的增长，运动中心脏每搏输出量增加。老龄化与卧床对机体的矛盾影响可以解释为卧床引起血浆容量的急剧减少，出现血容量下降，进而降低左室射血分数。

（三）卧床时间

最近的一项纳入 72 项研究、共包含 949 例受试者的 meta 分析和 Convertino 团队的研究均提示，VO_{2max} 下降程度与卧床时间呈线性关系。先前有研究曾显示，因卧床引起的 VO_{2max} 下降速度每天高达 1%，然而 Ade 的研究团队则认为 VO_{2max}

的下降速度与卧床时间长短无关。这些分析或许表明，VO_{2max} 下降速率与卧床时间长短不呈线性关系，对于卧床时间短于 10 天的患者来说，VO_{2max} 下降速率约为每天下降 1%；而卧床时间超过 10 天的患者，VO_{2max} 下降速率约为每天 0.4%。

（四）卧床前心肺适能

卧床前 VO_{2max} 水平能够为卧床期间 VO_{2max} 的变化提供一定的解释。基础 VO_{2max} 较高者卧床后 VO_{2max} 的下降会更加明显，且 Ried-Larsen 的研究首次发现这种关系与卧床时间无关。有研究者推测，VO_{2max} 的变化与卧床前 VO_{2max} 有关的可能生理机制如下。

1. 大多数情况下，VO_{2max} 与血容量的几种成分呈正相关。如前文所述，卧床会引起血浆容量下降，进而引起水潴留减少，中心静脉压下降。对于规律参与耐力训练、体适能水平较高的人来说，高强度运动本身就能够调节肾脏-血浆容量通路，加强对水潴留的抑制，降低其中心静脉压。加之卧床进一步造成其血浆容量和心脏射血量的下降，加剧健康人群 VO_{2max} 的降低。

2. 心脏每搏输出量和心搏出量或许与 VO_{2max} 呈正相关，对于健康人和（或）经过高强度体能训练的人来说，卧床除了会影响血容量之外，还可能造成心脏萎缩，以及较大程度的心脏每搏输出量下降。

3. 对于体能较好的人来说，卧床还可能通过肌肉训练程度的降低来引发 VO_{2max} 的下降。然而当前的研究证据尚不能明确上述各项因素在降低卧床患者 VO_{2max} 中起到的作用和影响程度。

（五）其他影响因素

与卧床方案相关的其他因素也可能会影响 VO_{2max} 的变化。在一项假设分析中，研究人员发现钠摄入量的控制和制动程度都会影响卧床引起的 VO_{2max} 下降。一些研究显示，控制受试者钠的摄入量，VO_{2max} 下降并不明显；然而在明确限制卧床期间活动的研究中，VO_{2max} 的降低更为明显。分析其原因可能是由于卧床期间钠排泄量增加，血浆容量可能下降，从而加剧 VO_{2max} 的下降。

活动耐量受限和低氧血症等状态可能与疾病本身相关，而不是缺氧和（或）制动等引起的生理改变。在慢性心肺疾病患者中，如慢性阻塞性肺疾病（chronic obstructive pulmonary disease，COPD）、肺纤维化或心力衰竭，常伴有低氧与体力活动减少的情况。事实上，很难将缺氧和低体力活动的特异性效应从疾病的混杂因素中独立出来进行叙述。随着人们生活方式的变化以及人均寿命的延长，疾病谱发生了巨大转变，老龄慢性病患者数量逐渐增多，这无疑给临床治疗和护理提出了更高的要求。制动作为保障危重症患者生命安全的基础和重要措施，其实施过程中的利弊应该受到医务工作者的广泛关注。如上所述，制动可以从多方面影响患者心肺适能。因此，如何尽可能趋利避害，值得我们进一步探讨和研究。

（赵　威　李桂华）

第二节　制动对呼吸系统的影响

虽然制动是保证患者度过危重期的常用措施，但是当患者长期处于制动状态时，需要维持仰卧位和非活动状态。此时，体位是非生理性的，重力负荷和运动负荷均消失，肺部的生理状态和结构发生改变，最终影响机体的氧气运输及呼吸系统功能，并且在长期制动的情况下，越是病情严重的患者，其出现并发症的可能性就越大，预后就越差。

一、重力在呼吸系统中的作用

目前普遍认为直立姿势是人体的正常生理体位，这种体位有助于机体进行正常的氧转运和维持正常的呼吸功能。因此，重力在人体的氧转运过程中起非常重要的作用。如图 2-1，在重力作用下，直立状态时不同肺区域的肺泡生理不同，主要涉及的肺功能指标有肺泡通气量（alveolar ventilation，V_A）、血流灌注（perfusion，Q）、通气/血流比值（ventilation/ perfusion ratio，V_A/Q）、氧分压（oxygen partial pressure，PaO_2）、二氧化碳分压（carbon dioxide partial pressure PCO_2）、氮气分压（nitrogen partial pressure，PN_2）、氧含量、二氧化碳含量、pH 以及吸氧流速、呼二氧化碳流量等。

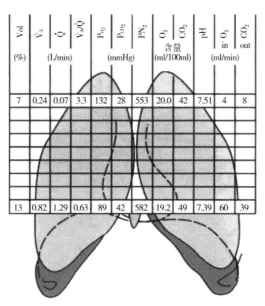

图 2-1　直立时不同肺区域的肺泡生理

（引自 West JB. Respiratory Physiology:The Essentials. 7th ed. Baltimore: Lippincott Williams&Wilkins,2008.）

二、呼吸系统生理病理及功能

当患者病情较重或血流动力学不稳定时，仰卧位是最常使用的制动方式。但如长期处于仰卧位，患者的胸廓外形将发生改变，横径变得更宽，正常的胸廓结构变得更横向；腹腔内压增高，胸腔内压降低，膈肌的位置向头侧偏移；胸内血容量增加，肺活量降低，功能残气量（functional residual capacity，FRC）和肺顺应性降低，依赖性肺区域增加，气道阻力增加；且患者每次呼吸，其胸壁都需克服重力，呼吸做功增加，因此患者易出现呼吸困难，尤其是老年患者。

（一）V_A/Q 比例失调

正常情况下，V_A/Q 的比值为 0.84，此数值下气体交换的效率高。V_A/Q 比值增大，说明通气过剩或血流不足，致使肺泡无效腔增大；反之，V_A/Q 比值下降，说明肺通气不足或血流过剩，形成了功能性动-静脉短路，两者都妨碍了有效的气体交换，可导致血液中出现缺氧或二氧化碳潴留情况。Glenny Robb 等通过研究放射性气体在不同姿势下对于局部肺功能的影响，发现重力影响了通气和灌注的分布，长期卧位时，上肺部的血流量相对增加，但是通气没有明显相应增加，使得上肺部 V_A/Q 比值减小，产生动-静脉短路，影响气体交换，降低动脉氧合；而下肺部的血流量相对减少，但通气却没有相应减少，所以下肺部的 V_A/Q 比值增加，使肺泡无效腔显著增加，从而影响正常的气体交换，致使 V_A/Q 比例失调，患者出现呼吸困难等症状。

（二）肺通气效率降低

研究表明，长期卧床患者全身肌力减退，呼吸肌肌力也下降，其最大通气量和肺活量可下降 25%~50%。而膈肌是人体重要的呼吸肌，占静息呼吸状态 70%~80% 的呼吸活动度。长期制动下，由于受到腹腔脏器的影响，患者膈肌上移且运动部分受阻，使其很难充分收缩完成吸气，加之卧床时胸廓外部阻力加大，弹性阻力增加，不利于胸廓扩张，肺的顺应性变小，进一步导致肺的通气量明显下降。此外，通过膈肌超声测量 45 名健康成人在不同体位下膈肌收缩力的差异，该试验分别在仰卧位、坐位和站立位时测量受试者吸气峰值和呼气末时膈肌的厚度，计算膈肌的增厚率，研究发现平均膈肌增厚率在仰卧位时为 60.2%、坐位时为 96.5%、站立位时为 173.8%，由此说明卧位使得膈肌收缩力下降，从而影响正常通气量。并且大量人体和动物实验表明，进行 12 小时及 12 小时以上的机械通气可导致膈肌纤维萎缩 15%~20%，此种由机械通气引起的膈肌萎缩是一种独特的失用性肌肉萎缩类型。这是因为膈肌属于横纹肌。按照磷酸化酶、肌肉氧化酶含量及 ATP 酶反应，膈肌纤维可分为快缩强氧化酵解型、快缩强酵解型和慢缩强氧化型。其中快缩强酵解型肌纤维，主要组成部分是 II 型纤维、白肌纤维，快肌约占所有膈肌纤维的 50%，其发生失用性衰弱的速度是其他骨骼肌的 8 倍。因此重症肌无力

（myasthenia gravis，MG）患者的膈肌功能障碍，是以选择性膈肌Ⅱ型肌纤维萎缩为主要特征的，其机制可能与在 ICU 长期的制动、炎症反应、内分泌应激反应、微循环障碍、去神经支配、营养不足等因素有关，这些因素综合引起膈肌相关蛋白合成减少和分解增加，造成肌膜兴奋性降低，从而导致膈肌萎缩，引起肺通气效率降低。

（三）其他

长期制动对肺的影响还包括肺容量减少，尤其是 FRC、残气量（residual volume，RV）和用力呼气量（forced expiratory volume，FEV）。与坐位相比，仰卧位的 FRC 下降可导致胸腔体积减小和胸腔血容量增加，从而增加了肺部静脉充血。卧位下，颈动脉体血压升高，降低了中枢神经系统通路介导的颈动脉体化学感受器对氧的反应；且卧位下心脏与颈动脉体之间的静水压梯度消失，肺泡-动脉氧分压差和动脉氧分压降低，闭合容量增加，影响通气对动脉氧饱和度下降的反应，继而增加后续的并发症。Prefaut 和 Engel 观察到仰卧位下继发于依赖性气道闭合的缺氧性血管收缩，导致了非依赖性肺区的优先灌注。王俊峰等的研究显示，健康受试者从坐位变成平卧位后，除分钟通气量（minute ventilation，MV）以外的各项肺容积指标和肺通气功能指标，具体包括肺活量（vital capacity，VC）、用力肺活量（forced vital capacity，FVC）、第一秒用力呼气量（forced expiratory volume in first second，FEV_1）、最大呼气中期流速（maximal midexpiratory flow rate，MMEF）、25%肺活量最大呼气流速、50%肺活量最大呼气流速和最大通气量（maximum voluntary ventilation，MVV）等均明显降低，而从平卧位变为-6°卧位后，除 FVC 以外的各项肺容积和肺通气功能指标均进一步降低。

三、长期制动导致的并发症

（一）坠积性肺炎

坠积性肺炎是由于各种原因导致长期卧床患者的常见呼吸道并发症，具有对常用抗生素不敏感、治疗效果欠佳的特点。其发生的主要原因是：各种原因所致肺活动受限，咳嗽反射减弱，呼吸道分泌物不易及时清理出气道等。

患者因长期卧床，日常活动受限，各器官系统功能减退，膈肌下移困难，胸廓活动度减少，肺容积减小，肺活量下降且血流速度减慢，咳嗽反射减弱，导致痰液排出困难。痰液随重力流向中小气管，在重力作用下，痰液淤积在肺底并且血液聚集在双肺野后部，使该部位处于充血、淤血、水肿状态，成为细菌的良好培养基，有利于细菌的繁殖，诱发机体出现炎症反应，从而引发坠积性肺炎。长期制动患者肺部感染发生率随着卧床时间的延长而增加。

（二）肺血栓栓塞症（pulmonary thromboembolism，PTE）

PTE 属于静脉回流障碍性疾病，是各种原因导致血液在静脉内异常凝集成血栓，并阻塞肺动脉或其分支，使血管完全或不完全阻塞，引起肺循环和呼吸功能障碍的一组临床综合征，导致 PTE 的血栓主要来源是静脉血栓形成（deep venous thrombosis，DVT）。PTE 和 DVT 统称为静脉血栓栓塞症（venous thromboembolism，VTE）。大量研究表明，各种原因的制动和长期卧床是导致 PTE 和 DVT 的危险因素。

导致 VTE 的主要原因是静脉血管内皮细胞损伤、血流滞留和血液高凝状态。危重患者在有创支持下，易出现血管内皮细胞损伤；患者在卧位时回心血量增加，右心负荷加重，对压力感受器的刺激增加，机体分泌抗利尿激素减少，从而造成尿量增多，血容量减少，导致患者血液黏滞度增加；患者长期处于制动状态，除冠状动脉外，其他动脉血流速度均降低，从而静脉血液流速减慢，并且在静脉瓣处形成漩涡，血小板与血管内膜接触和黏附机会增加，在局部易达到凝血所需要的被激活的凝血因子和凝血酶浓度，进一步促进血栓形成。血栓与血管壁仅仅轻度粘连，患者在不适当活动、按摩患肢、用力排便等情况下均容易导致血栓脱落形成栓子，并随血液流动进入肺动脉，形成 PTE，临床表现为呼吸困难、咯血、胸痛等症状，影响患者康复的进度，严重者可导致死亡。

综上所述，长期制动会导致患者呼吸肌功能下降、胸廓弹性阻力增加、肺顺应性降低、肺活量减少等，从而影响呼吸系统的功能，并且长期制动的患者易出现支气管平滑肌收缩无力、气道纤毛的摆动功能下降、因腹肌麻痹出现咳嗽困难等，从而致使支气管管壁分泌物排出困难，机体不能有效快速地清理呼吸道分泌物，使坠积性肺炎、PTE、支气管感染、支气管阻塞等并发症的发生概率大大增加。

（杜秀敏　房　炎）

第三节　制动对骨骼肌和神经系统的影响

随着现代医学的发展和进步，越来越多的研究表明不适当的制动将对机体的骨骼肌和神经系统带来多方面的不利影响，且制动时间越长，解除制动后骨骼肌和神经系统功能恢复所需要的时间就越长、回归独立生活的可能性就越低，患者预后就越差。所以正确认识制动对机体的影响，处理好制动与运动的关系，是重症心脏康复医学工作中的重要内容之一。

一、骨骼肌及神经系统生理和病理

（一）骨骼肌生理和病理

1. 肌萎缩　因患者心脏疾病的特点，部分患者不得不选择卧床以降低心脏做功，但长时间的卧床制动会导致肌肉出现失用性肌萎缩。Kauhanen 等对兔后肢进行制动实验时发现：动物制动 3 天后肌肉纤维直径减少了 15%，制动 14 天后肌肉纤维直径减少了 56%，制动 4 周以上肌肉中结缔组织及脂肪含量明显增多，而肌纤维直径则减少了 71%。除兔之外，对其他动物进行制动实验，也出现了类似表现。如有研究显示对绵羊制动 9 周后，发现固定的侧后大腿围度减少 8%，且肌肉中Ⅰ型纤维面积减少。除上述研究外，尚有大量动物实验表明长期制动可导致肌纤维变细并且长度缩短。对关节进行制动后，骨骼肌可在几天内出现肌纤维直径缩短和时间依赖性纤维素样变性，进而出现肌萎缩。上述结论在对人类进行制动研究时得到了同样验证，比如有研究发现，将人的小腿用石膏固定 1 周后，研究对象的肌肉横截面积下降 5%。Hather 通过对人单侧下肢进行制动 6 周后发现肌肉横截面积明显减少，其中比目鱼肌及腓肠肌横截面积分别下降 17%和 26%，且Ⅰ型纤维和Ⅱ型纤维均明显减少（分别下降 12%和 15%）。此外，制动除了对肌肉纤维面积产生影响之外，对其传导速度也有一定不利影响，有研究发现肌纤维传导速度在制动后第 1 周即可出现下降，并呈进行性降低。而进一步试验表明，在危重疾病患者中，下肢发生急性失用性肌萎缩的程度大于上肢，且维持运动和姿势的肌肉更易出现制动后肌萎缩。

2. 肌肉血管的改变　长期制动可能导致肌肉中的毛细血管密度降低并影响血管的直径和顺应性。Kvist 通过实验发现小鼠制动 3 周后，腓肠肌中肌肉与肌腱连接处的血管密度降低了约 30%。此后，Oki 通过研究鼠的比目鱼肌中的毛细血管结构发现，在制动 4 周后，约 8%的正常毛细血管变为有孔毛细血管。将 15 名健康受试者（包括 7 名女性和 8 名男性）单侧腿部固定 12 天后进行研究发现固定肢体侧股动脉及腘动脉的直径和顺应性均有明显减少。制动所导致肌肉中血管的病理改变也将影响肌肉的变性改变。

3. 肌代谢紊乱　大量实验表明，制动可以使肌肉中活性氧和 H_2O_2 排放增加，从而导致骨骼肌的氧化应激反应，造成骨骼肌损伤。蛋白质的羰基化经常被用来测定制动过程中的氧化损伤，在啮齿类动物实验中发现制动 7 天时比目鱼肌中羰基化蛋白的含量增加。而人体试验发现，尽管在制动 8 天和 14 天后肌肉中羰基化蛋白水平没有明显变化，但在制动 35 天之后该羰基化蛋白的水平出现了明显的升高。

在电镜下观察发现兔臀大肌在制动 10 小时后肌细胞开始出现线粒体肿胀并伴有结晶体形成，线粒体此变化在制动 36 小时内保持恒定，后在制动 48 小时可观察到肌原纤维排列紊乱。将绵羊制动 9 周后，Jebens 发现骨骼肌中的 Na^+-K^+- ATP 酶及柠檬酸合成酶的活性较对照组显著降低，说明制动对骨骼肌有氧运动水平起负面作用。Baranska 通过对大鼠比目鱼肌中的卫星细胞进行定性和定量分析后发现，当大鼠制动组制动 7 天后，与非制动组相比粗面内质网体积分数由 1.38%降至 0.65%，制动 21 天后，粗面内质网体积分数降至 0.25%，且卫星细胞中核糖体及内质网的分布也明显减少，因骨骼肌中的卫星细胞是成肌细胞，所以制动能够影响损伤肌肉的恢复过程。制动还可导致骨骼肌中蛋白质合成减少，在固定的第 1 天即可出现蛋白质分数合成率降低。上述研究表明，制动可诱发骨骼肌的氧化应激反应、导致有氧代谢能力降低、肌肉损伤，并影响损伤肌肉的恢复功能等，从而影响骨骼肌功能。

4. 关节损伤　大量研究发现制动主要对关节的骨骼肌、关节韧带、肌腱及关节软骨产生影响。关节制动后，骨骼肌可在几天内出现肌纤维直径缩短，进而出现肌肉萎缩。韧带对制动的反应体现在成纤维细胞的形状和韧带横截面积的变化，导致韧带组织发生萎缩。正常肌腱中Ⅰ型胶原含量最多，易断裂的Ⅲ型胶原含量较少，但经过长期制动后Ⅲ型胶原反而增多，进而影响肌腱的正常功能。研究表明，制动可导致关节软骨的退行性改变，并随着制动时间的增加而加重。除上述因素外，骨骼肌组织纤维化也是导致关节损伤的另一种病理变化。

（二）神经系统生理和病理

1. 神经细胞　长期制动可能对运动神经元的功能产生不利影响。Alves 等通过透射电镜观察制动 14 天后的大鼠坐骨神经发现其神经元轴突发生变性改变。此外，肌梭梭内的肌纤维中产生的神经营养因子-3（neurotrophic factor-3，NT-3）对神经细胞突触的功能稳定起重要作用，而肢体活动减少可导致 NT-3 分泌较少，从而影响神经细胞轴突功能。短期制动后，骨骼肌在达到最大自主收缩时的最大运动神经元放电率降低，表明制动可通过神经元影响肌力。

2. 神经传导　大量研究发现制动可减慢神经传导速度。有研究表明，大鼠后肢制动 14 天后骨骼肌神经轴突直径受影响较小，但神经纤维髓鞘厚度减少，神经传导速度变慢。制动后所引发的肌萎缩和肌纤维直径缩短，均可导致轴突终末传导速度降低。此外，制动后神经-肌肉接头结构及兴奋-收缩偶联结构均发生改变。

二、骨骼肌及神经系统功能

（一）骨骼肌功能

1. 肌力下降　为研究制动对单个肌纤维的作用，Thompson 等将鼠后肢悬吊 1 周后分离比目鱼肌及腓肠肌进行检测后发现，比目鱼肌和腓肠肌Ⅰ型纤维直径、峰值主动运动力及最大张力均明显降低，表明制动先通过影响单个肌纤维再进一步影响骨骼肌的功能。将比格犬的右后肢膝关节屈曲至 105° 处进行制动，10 周后发现右后肢强直力矩下降约 60%，且股外侧肌质量及肌纤维直径明显减少。卧床 10 天后和卧床前相比，肌肉蛋白质合成显著减少（每小时下降 0.027%），并导致肌肉数量和肌力明显减少。8 名正常的男性志愿者卧床制动 17 周后发现全身肌萎缩持续存在，且肌力均有降低，下肢肌力减退比上肢肌力减退更加明显。肌力下降将导致患者运动协调性降低及步态不稳。

2. 肌耐力下降　肌耐力是指机体在进行长时间的工作后肌肉对抗疲劳的能力。Witzmann 等通过对大鼠比目鱼肌制动 6 周后实验发现骨骼肌的强直性收缩张力、ATP 浓度和糖原水平均有显著下降，且肌耐力明显下降。将人的肢体制动后发现受试者的肌耐力明显下降、最大自主收缩力降低且最大握力运动后肌酸恢复时间显著延长。制动可引起肌耐力下降的原因主要是由于骨骼肌处于长期制动时，肌肉中的糖原和高能量物质含量较少，一旦活动极易导致乳酸含量增加，脂肪酸抗氧化能力下降从而导致肌肉迅速疲劳。另外，制动可对肌肉内的血流量和呼吸效率产生不利影响，使得肌耐力下降。肌耐力过度降低则使肌肉不能满足工作、学习和日常生活的需求，将会降低患者生活质量，影响患者的预后。

（二）神经系统功能

1. 认知功能　认知功能又称为高级脑功能，认知的过程称为神经心理过程。通过对 16 名健康男性受试者进行 45 天卧床休息后发现制动可能对个体生理和工作记忆产生不利影响。Lipnicki 通过大量研究证明长期制动患者因缺乏有氧运动而导致前额叶皮质活动降低，从而影响患者的认知功能。Qing Liu 进一步证实制动对患者认知功能的负面影响。此外，长期制动可导致有效循环血量减少，减少脑血流量灌注，进一步加重患者认知功能损伤。

2. 感觉功能　感觉功能包括浅感觉和深感觉。长期制动可引起 NT-3 分泌减少，而且 NT-3 是本体感觉神经元生长和存活所必需的蛋白质分子，提示长期制动可引起本体感觉功能异常。Hubscher 等研究结果表明，骨折固定侧触觉敏感度低于健康侧，并且他们还发现固定侧疼痛阈值降低和机械感觉减退。此外，长期制动的患者每天在病床上度过，长期与社会隔离，感觉输入减少、缺少感觉刺激，所以患者对疼痛的耐受性下降，且感觉功能也逐渐下降。

3. 情绪　情绪是以个体的愿望和需要为中介的一种心理活动，包括喜、怒、哀、乐、忧、憎、愤等。长期制动则可导致患者出现负面情绪。Qing Liu 等通过Beck 焦虑量表、Beck 抑郁量表及积极情感和消极情感量表评估制动 45 天受试者的情绪变化，证实长期制动可引起患者情绪出现异常。Messerotti 研究证明长期制动能够抑制大脑皮质情绪反应能力，从而可导致患者出现情绪异常甚至抑郁症状。

三、骨骼肌及神经系统并发症

（一）骨骼肌的并发症

1. ICU 获得性肌无力（intensive care unit acquired weakness，ICU-AW）ICU-AW 是一种在重症监护室住院期间常见的、严重的、全身性的、弥漫性肌无力的并发症。该并发症可使危重患者的临床病程变得复杂化，且多发生于制动的肢体中。研究发现制动可导致骨骼肌中肌球蛋白丧失、肌萎缩及肌力下降。进一步研究发现对 ICU-AW 模型大鼠进行制动可导致肌细胞中内质网的 Ca^{2+}-ATP 酶的活性降低，致使 Ca^{2+} 释放受损，从而导致肌肉的兴奋-收缩偶联受损，可能进一步诱发 ICU-AW。

2. 关节挛缩　关节挛缩是临床常见的症状之一，其特征是关节因长期制动导致患者主动或被动状态下活动范围减少。在制动早期主要以肌源性挛缩为主，后期则以关节源性挛缩为主。MacDougall 等将 9 名受试者的肘关节进行 5 个月的石膏固定后发现受试者的肘关节伸展强度降低 35%。通过研究发现在 ICU 住院时间超过 2 周的患者中有 39%的患者至少有一个关节出现挛缩，其中出现肘关节挛缩的比例最高，可达 1/3，之后依次是踝关节、膝关节、髋关节和肩关节。

3. 压疮　压疮是由于局部组织长期受压，导致局部皮肤、脂肪、纤维结缔组织以及肌细胞出现持续性缺血、缺氧和营养不良改变，从而导致组织溃烂坏死。引起压疮主要的原因包括：①局部组织遭受持续性垂直压力，特别在身体骨头粗隆凸出处，如枕部、双肩胛部、双肘部、骶尾部、坐骨结节部、股骨大粗隆部、足跟部等；②患者在床上活动后，由于受到床单表面的物理性刺激所产生的阻力摩擦；③在温热潮湿状态下（如受到汗、尿、大便等的浸渍），皮肤的抵抗力降低。因此长期制动的患者更易发生压疮。此外，压疮可导致患者的体液和能量丢失，导致机体蛋白质减少、负氮平衡失调、皮下脂肪减少，从而导致肌萎缩，受压部位缺少脂肪和肌肉的保护，引起血液循环障碍，加剧压疮程度，使制动时间延长，形成恶性循环。

4. 异位骨化　异位骨化指在软组织出现成骨细胞，并形成骨组织，多半发生在大关节周围，例如髋关节、肘关节等，临床表现为关节活动范围减少，研究表明脊髓损伤、压疮等都是重症患者发生异位骨化的独立危险因素。除上述危险因素外，脑损伤、痉挛、制动和昏迷期间都可能发生异位骨化。即使没有神经或创伤性病变，但在制动和机械通气状况下的重症监护患者也可出现异位骨化。异位骨化会对重症患者预后造成长期功能损害。

（二）神经系统的并发症

1. 睡眠障碍　睡眠障碍包括睡眠量不正常、睡眠和觉醒正常节律性交替紊乱及睡眠中出现异常行为。尽管长期制动的重症患者拥有充足的睡眠时间，但由于个体、环境及治疗等因素的影响，睡眠呈现片段化（睡眠中断，易醒，再次入睡困难）、睡眠结构异常（浅睡眠期增加，快速眼动期减少）、睡眠时间减少、主观睡眠质量差等特征。长期制动患者发生睡眠障碍时容易引起烦躁、焦虑、抑郁等不良情绪。

2. 异常心理　重症患者由于久卧病床、生活自理能力减弱、对家庭出现负罪感等因素的影响下极易出现消极悲观的心理。长期制动使患者长时间处于相对封闭的环境中、与社会隔离、与人之间交流减少、感觉输入减少，从而导致患者产生许多复杂情感（如焦虑、恐惧、抑郁、感情淡漠、胆怯畏缩、挫折感等）。此外，患者容易出现情绪波动较大、易怒、甚至产生攻击等危险行为。

3. 认知障碍　认知功能障碍是指当各种原因引起脑部组织损伤时，导致患者记忆、语言、视空间、执行、计算和理解判断等功能中的一项或多项受损，影响个体的日常或社会活动能力。由于住院期间活动减少，与他人交往减少，对周围环境缺乏足够的感官刺激，导致住院期间知觉剥脱。长期卧床的老年群体中有近1/3存在认知功能障碍，并可伴有认知混乱。同时随着制动时间的延长，认知障碍及定向力障碍程度逐渐加重。此外，随着年龄的增长，认知功能也将会有不同程度的退化，因此老年患者长期制动后更易出现认知功能障碍。

4. 谵妄　谵妄是意识和认知发生的一种剧烈的、不稳定的变化。它可以是活动过多型，表现为激动和情绪不稳定；也可以是活动过少型，表现为冷漠和反应减弱；或者是上述两种类型兼具的混合型。谵妄的发生有许多危险因素，如老年人、发病前已存在认知障碍、应用多种药物和精神性药物、危重症患者、水及电解质失衡、药物/酒精依赖、已有谵妄病史、长期制动等。长期制动患者对疼痛的耐受性有所下降，适度的麻醉和镇静药物（如苯二氮䓬类等）可以帮助患者减少疼痛和痛苦，确保舒适度，但长期过度使用将会导致患者制动时间延长，从而导致住院时间增加，并且不适当使用麻醉药物和制动可以使患者患ICU获得性谵妄的风险增加。

（张绍涛　李　涛）

第三章

重症心脏病患者康复评估

重症心脏康复患者包括 CCU 和 ICU 患者。CCU 患者以复杂危重的心血管系统疾病为主，包括急性心肌梗死、多支血管病变诱发的不稳定型心绞痛、恶性心律失常、急性心力衰竭、心脏术后或其他需要严密监护和治疗的心脏重症疾病患者。ICU 患者常合并多系统器官功能障碍，包括呼吸衰竭、心力衰竭、肾损伤、脓毒血症甚至需要呼吸、循环机械辅助支持的各类相关疾病。重症康复的实施需重点关注康复治疗启动的时机、康复治疗的安全性以及康复治疗的效果，而康复评估是启动重症康复的关键。重症患者的早期康复涉及患者心肺系统和神经系统状态、意识水平和功能障碍（肌力和活动水平）等问题。因此，重症心脏康复患者的评估需集中在临床表现和心肺功能等方面，此外还应关注呼吸肌无力和四肢肌力下降、关节活动能力受限和体力活动不足等问题。各种物理治疗和早期康复方案的制订应根据评估结果选择性实施。

一、目的和意义

（一）实现早期康复的前提和基础

重症患者早期康复是指患者尚在重症监护病房时就对其进行康复干预，防治并发症，预防机体功能减退和功能障碍，改善功能性活动能力和生活质量；同时缩短机械通气时间、监护病房住院时间和总住院时间，从而降低医疗支出，促进患者尽早回归家庭和社会。重症患者的早期康复已逐渐成为研究热点。多项研究显示，早期康复能降低 ICU-AW 和谵妄的发生率，缩短机械通气和住院时间，减少医疗费用。目前已有国内外专家共识认为重症患者的早期康复治疗是安全而有效的，故重症患者可以且应当尽早进行康复。

对于重症康复治疗，首先应确定需要康复干预的人群，然后进行最关键的康复评估，通过相关指标的评估，确认患者康复启动的时机，应尽量与临床治疗同步，大量临床研究证实，越早启动康复治疗，患者获益越大。通常危重症患者在进入 ICU 24 小时后即开始评估患者能否进行康复治疗，生理功能稳定后即开始实施早期康复治疗，不需要等到呼吸机完全撤除或转出 ICU 后再进行康复治疗。重症康复与临床救治同步，才有可能真正确保危重症患者机体功能得到最大程度的恢复。

（二）为安全康复、有效康复提供依据和保障

1. **选择合理的康复评估方法** 选择合理的康复评估方法，明确重症患者目前存在的主要功能障碍，如意识、认知、生理功能、运动功能、心肺功能等，评估结果是指导团队制订康复方案的重要依据。康复评估是康复方案制订的核心，是确定康复目标、引导康复方向、预测康复预后的重要环节。

2. **重视阶段性康复评估** 通过阶段性康复评估，可以判断患者是否达到上一阶段的康复目标，进而及时调整康复方案，并为康复治疗提供安全预警指标。对于不同疾病或者同一疾病不同阶段的患者进行合理评估是确保康复安全有效进行的重要内容之一。精确评估患者的身体功能、参与能力对于重症患者康复疗效的评价是有价值的。通过客观量化指标进行阶段性评估，可以帮助分析危重症患者康复疗效及判断预后。

3. **重视并发症的评估** CCU、ICU 患者容易发生并发症，在 ICU 治疗的前 10 天内有高达 30% 的肌肉系统疾病发生。在辅助机械通气时间≥48 小时的患者中，ICU-AW 的发生率为 25%～40%，在脓毒症或长期 ICU 住院的患者中亦是如此。所以，全面、准确评估重症患者的康复状况和并发症尤为重要。

（三）团队合作实现综合评估

重症康复评估内容涉及多个专业，并且重症患者病情多变，所以需要团队合作并定期进行分析讨论，为患者制订个体化康复方案。康复评估是康复干预策略的基石，是评价治疗效果的重要手段。通常情况下，在整个康复治疗过程中，康复团队需合作进行至少 3 次系统的功能评估测量，包括康复前首次评估、康复阶段性疗效评估、康复结束前评估。评估技术和评估质量是康复团队综合能力水平的重要体现，因此熟知重症康复的相关知识和评估方法对于康复团队成员来说是非常重要的。

二、康复评估的具体内容

康复评估是康复治疗的前提，在进行康复治疗前充分了解重症患者各方面情况是至关重要的，有助于降低风险、提高心脏康复的安全性和有效性等。康复评估的内容包括患者病史采集、心肺功能状态、认知精神心理情况、个性特征、体适能、日常生活活动情况、睡眠质量等。根据评估结果为患者制订个体化心脏康复方案。

（一）评估流程

重症患者早期康复评估流程见图 3-1。

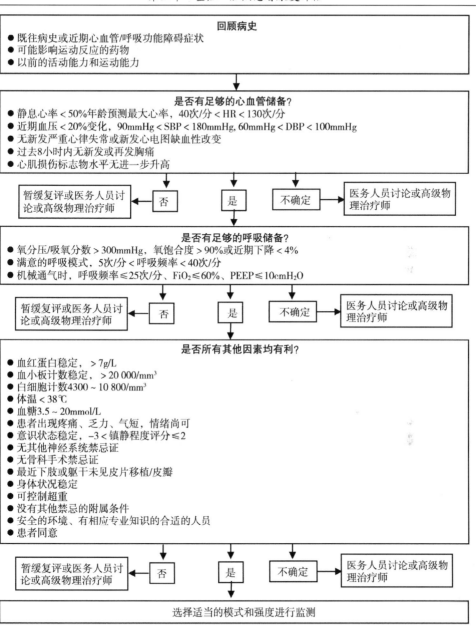

图 3-1 重症患者早期康复评估流程

（二）病史采集

重症患者在开始系统评估前，需要充分了解患者的主诉、现病史、既往病史、个人史、家族史、诊疗经过和临床处置等基本信息。着重关注心血管疾病症状，包括胸痛性质、程度、气促、心悸及与运动时相伴随的症状、粗略的日常活动耐受情况、NYHA 心功能分级和 CCS 心绞痛分级；目前的治疗情况、身体活动能力状况、自觉症状的程度及运动耐量的情况、手术的紧急程度等。以上这些对于心脏康复的开展可能产生影响，因此需要准确把握。

（三）心功能评估

对于处于监护状态下的危重症疾病，在进行早期康复前，需要重点评估心血管功能，具体指标如下。

1. **心率** 心率是反映心血管功能状态的敏感指标之一，正常成年人安静状态下心率应在 60～100 次/分。心率为 75 次/分时，心搏出量约为 70ml，心排血量为 5L/min，剧烈运动时心排血量可达 25～35L，即最大心排血量，女性及老年人略低。当心脏出现功能减退或心肌受损时，由于右心房及腔静脉压力升高，通过容量及压力感受器，反射兴奋交感肾上腺髓质系统，增加儿茶酚胺释放，引起心率加快，启动心脏收缩储备。心率增快在一定程度内可以增加心排血量，冠状动脉血流也相应增加，起到代偿作用。但当心率达到 160～180 次/分时则转入失代偿阶段，过快的心率使心脏舒张期明显缩短，充盈量不足，心搏出量下降；频繁的心肌收缩，导致心肌疲劳，耗氧量增加。最终结果是心功能减退、心排血量减低、冠状动脉供血不足，心肌缺血乏氧。

因此，心率是一把双刃剑，在重症心脏病患者中，监测心率变化并给予适当干预有重要意义。BEAUTIFUL 试验显示，心率与射血分数降低性心力衰竭患者的预后相关，心率快的患者心血管死亡率和心力衰竭再住院率更高。而 SHIFT 试验发现，心力衰竭患者的心血管死亡和住院风险与基线心率相比，心率每增加 1 次/分，死亡率增加 3%，每增加 5 次/分，不良事件增加 16%。在进行重症患者早期康复评估时，一般认为静息心率＜50%年龄预测最大心率，在 40～130 次/分的范围内波动为正常水平。

2. **血压** 血管内流动的血液对单位面积血管壁的侧压力称为血压，成年人正常血压范围：收缩压（systolic blood pressure，SBP）为 90～139mmHg，舒张压（diastolic blood pressure，DBP）为 60～89mmHg。对于血压的维持主要包括 3 个方面：①有效循环血容量充足；②良好的心脏收缩功能；③外周血管阻力。

监测血压有助于改善重症心脏病的管理结果，能够更有效地指导药物治疗。ESC 指南要求，即便在心力衰竭早期也应该给予血压监测。血压监测分为无创和有创两类。无创压力监测是临床最常用的血压监测方法。有创动脉压力监测则是将动脉导管插入动脉内，直接测定患者的血压情况，血压监测结果是动态的，精确程度更高。当心搏出量明显下降且有血管收缩时，袖带血压计误差明显增大，此时只有行有创压力监测才能得出可靠结果。对于接受机械通气的危重症患者，最好能做有创压力监测。与关注收缩压和舒张压相比，危重症患者的血压情况更应该关注平均动脉压，尤其行机械辅助通气或 ECMO 治疗的患者。

在重症心脏病患者中，监测血压与心率同等重要。血压、心率变化，常有相同的病理生理机制，如交感神经系统激活等。在重症患者中若近期血压波动变化小于 20%，其中 90mmHg＜SBP＜180mmHg，60mmHg＜DBP＜100mmHg 时，可作为指导早期活动的重要指标。

3. 检验指标　通过体液检验指标分析，了解重要脏器功能、炎症反应情况、机体内环境情况和出血情况。包括血常规、肝肾功能、凝血功能和心肌损伤标志物（肌酸激酶同工酶、肌钙蛋白、肌红蛋白）、B 型尿钠肽（brain natriuretic peptide，BNP）等。

4. 心电图　重症患者多使用心电监护仪进行实时心电监测，主要用于监测患者的心率、心律、有无心肌缺血等情况，也可以通过心电图动态演变和对比评估冠状动脉患者术前术后情况，为患者的早期活动提供指导。一般认为在过去 8 小时内无新发严重心律失常或新发心肌缺血，可作为早期活动的重要指标。

5. 彩色多普勒超声　彩色多普勒超声可观察心脏结构及形态，测量心脏和血管的内径、监测心脏室壁运动和心肌收缩力情况，也可以测量各瓣口和大血管的血流情况，并反映心脏功能和心血管压力的变化。在心功能的客观指标评估上，心脏超声具有绝对优势。超声除了可应用于重症诊断领域外，也同样适用于重症康复评估，如对血管功能的监测评估、心脏功能评估、容量反应评估、呼吸系统评估、膈肌评估等。

6. 冠状动脉造影（coronary angiography，CAG）　CAG 在检查冠状动脉的分布以及狭窄情况有着较高的临床应用价值，可对拟诊冠心病或心肌缺血患者进行明确病因诊断。CAG 检测可以明确患者血管情况，对粥样硬化严重狭窄血管进行及时处理。此外，可以明确患者是否为冠状动脉大血管病变。

（四）呼吸功能评估

通过呼吸功能评估，了解呼吸系统的生理状态，明确肺功能障碍的机制和类型，判定病变损害的程度，评定药物和其他治疗方法的疗效，胸部或胸外疾病治疗的疗效评估，估计肺的功能储备，为重症早期康复治疗提供参考。

1. 呼吸模式评估　指呼吸频率、呼吸节律、呼吸支持方式、胸廓活动度、辅助呼吸肌参与等评估。呼吸能力在不同的体位下可能会发生改变。重症患者应该采取较为适宜的呼吸模式，当呼吸频率保持在 5～40 次/分时（一般认为＜30 次/分时），可作为早期活动的参考指标。

2. 患者呼吸困难程度评估　评估呼吸困难严重程度的常用量表有 mMRC 呼吸困难量表（表 3-1）、Borg 量表、WHO 呼吸困难问卷、ATS 呼吸困难评分、基线呼吸困难指数、变化期呼吸困难指数等。目前对慢性阻塞性肺疾病呼吸困难的评估推荐用 mMRC（呼吸困难量表），重症康复的呼吸困难评估也推荐用 mMRC（呼吸困难量表）。

表 3-1 mMRC 呼吸困难量表

评分	临床表现
0	只有在剧烈运动的时候才会感到呼吸困难
1	在着急的时候或走缓坡的时候会感到呼吸困难
2	因为按自己的步伐走路时气短或必须停下来休息,所以走路比同龄人慢
3	步行 100 码(91.44m)或几分钟后就要停下来休息
4	呼吸困难不能离家或穿衣、脱衣时呼吸困难

3. 呼吸肌评估

(1)呼吸肌肌力评估:目前常通过测定气道的压力变化反映呼吸肌的力量,包括最大吸气压(maximal inspiration pressure,PI_{max})和最大呼气压(maximal expiratory pressure,PE_{max})。

(2)膈肌功能评估:膈肌是人体一圆顶形宽阔的薄肌,呈中央平坦、两侧上凸的穹窿形状,膈穹窿左低右高。膈肌功能评估包括跨膈压(transdiaphragmatic pressure,Pdi)与最大跨膈压(maximal transdiaphragmatic pressure,Pdi_{max})。当膈肌发生疲劳时 Pdi 和 Pdi_{max} 均明显下降(呼吸肌疲劳程度评估)。

此外,还可通过超声观察膈肌的形态、厚度、运动幅度等。膈肌各指标正常值分别为:膈肌厚度≥20mm;膈肌厚度变化率≥20%;膈肌运动幅度(平静呼吸)19～90mm;膈肌收缩速度:平静吸气时为 1.52cm/s,深吸气时为 10.4cm/s。

4. 肺功能评估 包括肺容积、肺通气、弥散功能测定等。重症患者肺功能结果需结合临床实际,具体指标包括肺总量(total lung capacity,TLC)、功能残气量(functional residual capacity,FRC)、残气量(residual volume,RV)、肺活量(vital capacity,VC)和残总比(residual volume/ total lung capacity,RV/TLC)等。

(五)意识状态评估

认知评估在重症心脏康复中极为重要,但往往被忽略;临床医师及康复治疗师通过认知评估,判断患者的病情程度和配合程度,为制订康复方案和判断预后提供重要的参考指标。具体方法如下。

1. Richmond 镇静程度评估表(Richmond Agitation-Sedation Scale,RASS)+4～-5 分有 10 个分值,代表患者从"有攻击性"到"昏迷"的不同程度;理想的镇静状态 RASS 评分应在-2～0 分,此时的患者处于睡眠而易于唤醒的状态,一般认为-3＜RASS 评分≤2 为意识状态稳定,可开展早期康复治疗措施(表 3-2)。

2. 合作水平评估 采用标准化 5 问题问卷(standardized five questions,S5Q),即对患者提出 5 个要求,包括睁眼或闭眼、看着我、张嘴伸舌、点头、皱眉,每项为 1 分,根据患者配合情况来判断患者的协作能力(表 3-3)。

3. ICU 患者意识模糊评估单(the confusion assessment method for the intensive care unit,CAM-ICU) 包括意识状态急性改变或波动、注意力障碍、意识水平

改变和思维混乱（表 3-4）。

表 3-2 RASS 评分

评分	表现	具体表现
+4	好斗	好斗、暴力、对医务人员有威胁
+3	非常激动	拔身上的插管等，有侵略性
+2	激动	频繁无目的的活动，抵抗呼吸机
+1	焦躁不安	焦躁不安，但没有侵略性的行为、活动
0	意识良好、平静	自动注意到照顾者
−1	嗜睡	不完全清醒，但能被声音唤醒（眼睛睁开或交流>10 秒）
−2	轻度镇静状态	对声音有轻度反应（眼睛睁开或交流<10 秒）
−3	中度镇静状态	对声音有眼睛的动作或能睁眼，但是没有眼神交流
−4	重度镇静状态	对声音没有反应，但是对物理刺激有眼睛的动作或睁眼
−5	不能被唤醒	对声音和物理刺激无反应

表 3-3 标准化 5 问题问卷（S5Q）

序号	评估内容	得分
1	睁开和闭上你的眼睛	
2	看着我	
3	张开你的嘴并伸出舌头	
4	点点你的头	
5	我数到 5 时，请皱皱你的眉	

评分说明：每一项能正确完成得 1 分，无法完成得 0 分。5 分表明患者有足够的合作水平

表 3-4 ICU 患者意识模糊评估单（CAM-ICU）

内容	阳性标准	如阳性在这里打√
特征 1：意识状态急性改变或波动 意识状态是否与其基线状况不同？或在过去 24 小时内患者的意识状态是否有任何波动？表现为镇静量表（如 RASS）、GCS 或既往谵妄评估得分的波动	任何问题答案为"是" →	□
特征 2：注意力障碍 数字法检查注意力（可用图片法替代） 指导语: 对患者说，"我读 10 个数字，任何时候当您听到数字'8'时，就捏一下我的手。"然后用正常的语调朗读下列数字，每个间隔 3 秒 6 8 5 9 8 3 8 8 4 7 当读到数字"8"患者没有捏手或读到其他数字时患者做出捏手动作均计为错误	错误数 >2 →	□

续表

内容	阳性标准	如阳性在这里打√
特征3：意识水平改变 如果 RASS 的实际得分不是清醒且平静（0分）为阳性	RASS 不为"0" →	□
特征4：思维混乱 是非题 （1）石头是否能浮在水面上？ （2）海里是否有鱼？ （3）500g 是否比 1000g 重？ （4）您是否能用榔头钉钉子？ 当患者回答错误时记录错误的个数 执行指令 对患者说："伸出这几根手指"（检查者在患者面前伸出2根手指），然后说："现在用另一只手伸出同样多的手指"（这次检查者不做示范） *如果患者只有一只手能动，第二个指令改为要求患者"再增加一个手指" 如果患者不能成功执行全部指令，记录1个错误	错误数 >1 →	□
CAM-ICU 总体评估特征1加2和特征3或4阳性= CAM-ICU 阳性	符合标准 →	CAM-ICU 阳性（谵妄存在）
	不符合标准→	CAM-ICU 阴性（无谵妄）

（六）其他评估指标

1. **体温**　体温是反映病情变化的一项指标，能引起体温改变的原因很多。体温的变化往往与患者的病情有直接关系。在危重患者中由于病情严重、机体抵抗力低下，加之各种有创操作的应用、人工气道的建立、肺脏膨胀不良等因素的存在，常导致机体发生各种感染，尤其是肺部感染。此外，静息时心室功能受损患者外周温度异常反应是血流动力学异常反应的早期敏感指标。当然发热并非重症康复的绝对禁忌证，一般认为重症患者体温<38℃时，可开展早期康复活动，当然康复过程中要严密监测、对症治疗。

2. **吞咽功能评估**

（1）观察症状：进食、饮水时呛咳；流涎；食物或唾液从气管套管溢出；食物滞留在口腔内等。

（2）问卷调查：如进食评估问卷调查等。

（3）饮水试验：也可采用改良饮水试验。

（4）反复唾液吞咽试验：评估反复吞咽的能力。

通过吞咽功能状况评估可以及时发现重症患者误吸风险，对预防肺部感染等并发症的发生具有重要意义。

3. **重症营养状态评估** 营养状态评估对于重症患者同样重要。美国肠外肠内营养学会在《2016年成人危重症患者营养支持治疗实施与评价指南》推荐使用营养风险筛查（Nutritional Risk Screening 2002，NRS 2002）和NUTRIC评分。

4. **重症心理评估** 心理评估主要分为自评量表和他评量表。自评量表包括抑郁自评量表（self-rating depression scale，SDS）、焦虑自评量表（self-rating anxiety scale，SAS）、综合医院焦虑抑郁量表（hospital anxiety and depression scale，HADS）、Beck抑郁量表（Beck depression inventory，BDI）、抑郁症筛查量表（patient health questionnare，PHQ-9）、广泛性焦虑障碍量表（generalized anxiety disorder 7 item scale，GAD-7）。他评量表包括汉密尔顿焦虑量表（Hamilton anxiety scale，HAMA）、汉密尔顿抑郁量表（Hamilton depression scale，HAMD）。

5. **重症疼痛评估** 重症疼痛评估包括视觉模拟评分（visual analogue scale，VAS）、数字评定量表（number rating scale，NRS）、面部表情疼痛量表（faces pain scale，FPS）、重症监护疼痛观察工具（critical-care pain observation tool，CPOT）。

6. **重症体适能评估** 体适能评估主要以日常生活相关的身体功能表现为主，因此又称为功能性体适能测试。功能性体适能的定义为具有安全、独立完成一般日常生活所需的活动能力。必须保持肌力、心肺耐力、柔软度及活动力，以维持独立照顾自己、家务、购物、选择自己要参加的社交、休闲活动和运动等需要。在测量或测试过程中，要求安静的环境，评估结果具有可重复性，测试目的明确，康复师可根据患者病情和康复需要选择最合适的评估方法。

（1）肌肉骨骼适能综合评估（表3-5）：①肌张力评定；②英国医学研究委员会肌力评定；③ICU-AW评定，用英国医学研究委员会评分去评价6对肌群的肌力，肌力从0到5共分6级，5级代表正常肌力，将6对肌群的肌力相加，总分小于48分诊断肌无力（表3-6）；④关节活动度（range of motion，ROM）评定；⑤切尔西重症功能评估工具（Chelsea critical care physical assessment tool，CPAx），其内容包含对呼吸、咳嗽、转移功能及抓握力的评估；⑥Borg疲劳量表评定，在意识清楚的患者进行主动活动时，可根据患者的自认疲劳程度来选择治疗强度。

（2）参与功能评估：主要评估患者的自我照顾能力，即日常生活活动能力（activities of daily living，ADL）。常用的量表有Barthel指数量表（Barthel index，BI）、Katz日常生活活动量表（Katz activities of daily living，Katz-ADL）、功能独立性评定量表（functional independence measurement，FIM）。目前常用的改良Barthel指数（modified Barthel index，MBI）在保持原BI量表评定内容不变的基础上对BI等级进行了加权，将每个评定项目都细分为1～5级，级数越高提示患者独立能力的程度越高，具有良好的效度、信度和较高的灵敏度。

表 3-5　肌肉骨骼适能综合评估

测量	内容测量方法
关节活动度	关节角度测量
肌张力	改良 Ashworth 评定
肌肉力量	评定
	徒手肌力测试（manual muscle test，MMT）
功能状态	功能独立性评定量表起立–行走计时测试（TUG）
心绞痛	心绞痛分级
	Borg CR10 量表
呼吸困难	MRC 评分
疼痛	视觉模拟评分

表 3-6　ICU-AW 评定

6 组肌群	左侧	右侧
肩外展		
肘屈曲		
腕背伸		
髋关节屈曲		
伸膝		
踝背屈		
总计		

注：肌力从 0 到 5 共分 6 级，5 级代表正常肌力，将 6 对肌群的肌力相加，总分＜48 分诊断肌无力

三、评估结果指导下的早期康复方案

根据上述早期评定结果，可制订符合其躯体功能要求的个体化早期转移和康复方案，表 3-7 为具体方案对照表，可参考此表开展重症患者早期康复治疗活动。根据上述方案的操作流程，多学科团队成员可以快速确定与早期康复相关的治疗需求和康复方案的优先级，从而安全、准确、高效地开展早期康复工作。

表 3-7　重症患者评估和早期康复方案

	0级 不配合 S5Q=0	1级 较少配合 S5Q=0~5	2级 中等配合 S5Q=0~5	3级 接近完全配合 S5Q≥4/5	4级 完全配合 S5Q≥5	5级 完全配合 S5Q≥5
临床评估	不能通过基础评估	能通过基础评估	能通过基础评估	能通过基础评估	能通过基础评估	能通过基础评估
		由于神经系统症状、手术和创伤不允许主动转移到椅子	因为肥胖、神经系统症状、手术和创伤不允许主动转移到椅子（即便MRCsum≥36）	MRCsum≥36 BBS 坐位到站位=0 BBS 站立≥0 BBS 坐≥1	MRCsum≥48 BBS 坐位到站位=0 BBS 站立≥0 BBS 坐≥2	MRCsum≥36 BBS 坐位到站位=1 BBS 站立≥2 BBS 坐≥3
康复	体位管理 2 小时变换体位	体位管理 2 小时变换体位 斜躺卧位 辅具固定体位	体位管理 2 小时变换体位 辅具固定体位 倚靠床上直立坐位 被动地从床移到椅子	体位管理 2 小时变换体位 被动地从床移到椅子 坐于床边 辅助下站立（≥2 人）	体位管理 主动床椅转移 坐于床边 辅助下站立（≥1 人）	体位管理 主动床椅转移 坐于床边 辅助下站立
	物理治疗不能进行治疗	1.物理治疗 2.被动/主动关节活动 3.被动/主动床上踏车 4.神经肌肉刺激	1.物理治疗 2.被动/主动关节活动 3.上下肢的抗阻训练 4.被动/主动上肢和（或）下肢床上或坐位踏车 5.神经肌肉电刺激	1.物理治疗 2.被动/主动关节活动 3.上下肢的抗阻训练 4.主动上肢和（或）下肢床上或坐位踏车 5.神经肌肉电刺激 6.ADL	1.物理治疗 2.被动/主动关节活动 3.上下肢的抗阻训练 4.主动上肢和（或）下肢床上或坐位踏车 5.帮助或助行器下步行 6.神经肌肉电刺激 7.ADL	1.物理治疗 2.被动/主动关节活动 3.上下肢的抗阻训练 4.主动上肢和（或）下肢床上或坐位踏车 5.帮助下步行 6.神经肌肉电刺激 7.ADL

注：需要进行系统的重症患者康复评估，具体包括以下内容：

1.基础评估：每日评估心血管与呼吸系统承受活动负荷的能力

2.S5Q：能否完成 5 个问题，作为每日参与配合能力的评估

3.关节功能的每日评估

4.上下肢肌肉功能的每日评估（MRC、握力计）

5.平衡功能的每日评估（Berg 平衡评分）

以上评估结束后，针对患者个体化病情开展多学科团队讨论，确定患者的治疗等级及早期康复策略的选择，其中特别注意康复全程时间的安排，在康复期间需要给予患者适当的休息。在进行转移和步行相关训练时，要格外关注患者相关监测指标的变化，并注意询问其主观感受，确保康复过程能够安全可控地进行。

（朱利月　周大亮）

第四章

重症心脏病患者康复的实用技术

第一节　早期康复治疗

随着医疗技术的发展，重症患者治愈率有了明显提高，然而，虽然许多患者能够存活，但多数可能会遗留躯体功能障碍、认知障碍等后遗症，甚至反复发病，反复住院，严重降低了患者的生活质量。以往我们习惯于关注重症患者因治疗方式选择和长期卧床体位限制所带来的如呼吸机相关肺感染、气道廓清、坠积性肺炎、深静脉血栓和压疮等临床问题，很少去关注重症患者的运动能力。研究表明，早期康复治疗可以有效预防重症监护病房获得性肌无力、谵妄、深静脉血栓等并发症，改善患者预后。此外，早期的运动训练可以缩短危重症患者机械通气时间、ICU 的停留时间及总体住院时间，并能够提高患者出院后的运动功能水平。

一、早期康复的安全性与可行性

大多数危重患者需要深度镇静和绝对卧床，以往临床医师和重症监护室护理人员通常认为此类患者病情危重，无法耐受早期运动，从而导致"不可避免"的长期制动。而长期制动会诱发重症患者的机体损伤和功能减退，例如长期制动后 ICU-AW 的发生率就高达 42%、认知障碍出现概率为 50%～70%。近年来随着医护人员对重症康复认知的改变，一些医疗中心已经逐渐开展早期重症康复工作，并且取得了较好的获益，避免了许多危重患者机体功能障碍的发生。因此，越来越多的医护工作者已经认识到早期康复可以抵消制动产生的负面影响。最早在 20 年前，临床和科研工作者就已经开始展开了对 ICU 患者进行早期活动的有效性研究，随着对 ICU 重症存活者常见损伤了解程度的深入，更多的相关实验研究也在不断进行，近些年越来越多的研究表明重症患者进行早期康复治疗是安全和可行的。

虽然引起重症疾病的病因不同，早期康复可能存在一定的风险性，但综合研究表明重症患者进行早期康复治疗时发生不良事件的概率较低。有研究显示，对 ICU 住院时间＞7 天，接受有创机械通气时间＞2 天的患者进行平均为期 5 天的早期康复治疗（56%的患者进行了坐位训练、25%的患者进行了无支撑手臂的仰卧起坐、11%的患者进行了步行练习，8%的患者进行了支撑手臂的仰卧起坐训练），发生不良事件的总概率仅为 3%，且未造成任何不良结果。此外，另一项对 7546 名重症患者的 22 351 次早期康复活动的统计显示仅有 583 次出现了潜在的安全问题，不良事件的累计发生率仅为 2.6%。Adler J 等针对早期康复的综述也证实，ICU 患者进行早期康复活动的不良事件发生率很低（<4%），且这些不良事件大多是暂时性的、未对患者机体产生恶性结果。《关于机械通气危重成人主动动员安全标准的专家共识和建议》认为气管插管、有创呼吸机辅助通气不是重症患者早期活动的禁忌证，氧饱和度（pulse oxygen saturation，SpO_2）>90%、呼吸频率（respiratory rate，RR）<30 次/分，且吸入氧浓度（fraction of inspired oxygen，FiO_2）<0.6 就是患者进行床内外活动的安全标准，该项标准可将不良事件的风险性降至最低。

在保证安全的前提下，患者进入 ICU 治疗后的前几天即开始康复治疗可获得更有益的效果，并且在轻度适当镇静的情况下进行康复治疗可促进患者的觉醒、减少谵妄的发生、调节呼吸功能等。最近的一项荟萃分析表明，早期康复活动可以阻止患者院内机体功能的减退、减少谵妄的发生、改善患者存活率、缩短 ICU 和总住院时间。

二、早期康复策略

尽管大量研究认为对危重患者实施早期康复是安全可行的，但是真正进行了早期康复治疗的危重患者的比率一直偏低。2008 年一项调查显示只有 17%的危重患者在住院期间接受了康复治疗，只有 11%的患者在 ICU 治疗期间参与了除卧床休息以外的活动。近些年，重症患者的康复比率虽然有所提高，但仍未能做到全面覆盖。对于安全性的顾虑一直是阻碍危重患者进行早期康复的重要原因。因此，本小节将对重症患者如何进行早期康复和活动进行阐述，为临床重症患者早期康复的实施提供参考。

（一）早期康复时机选择

以往危重患者通常需待生命体征稳定或转出 ICU 后才开始进行康复治疗。然而研究显示，ICU-AW 在危重患者机械通气几小时后就会出现，康复治疗时机延迟会严重影响患者的预后。目前有学者提出早期康复治疗应与疾病治疗同时进行，即患者在进入 ICU 24 小时后就开始对患者能否进行康复治疗予以评估，生理功能稳定后即可开始实施早期康复治疗，不需要等到准备撤除呼吸机、已经撤除呼吸机或转出 ICU 后才开始进行。研究发现急性呼吸衰竭患者入住 ICU 后 1~4 天即开始早期康复治疗，可以降低再入院率和死亡率。此外，一项针对有创机械通气患者的研究表明，呼吸机辅助 24~48 小时进行物理治疗和康复活动是可行的，它能显著提高早期脱机成功率。由于长期机械通气会导致重症患者肌肉失用性萎缩，延长呼吸机使用时间和患者住院时间，并最终对患者出院后的机体功能恢复造成不利的影响，尽早开展康复治疗可以显著提高脱机成功率，这对于应用机械通气的重症患者群体来说就显得更为重要了。

（二）早期心脏康复的指征

心脏重症患者开始康复的首要指征在于：病情无进一步恶化、生命体征稳定、血流动力学稳定。应在评估排除绝对禁忌证后，尽早开始个体化、针对性的康复训练。开始早期心脏康复的相对指征如下。

1. 过去 8 小时内未发生新、再发胸痛。

2. 肌钙蛋白水平较前无升高。

3. 未出现新发的心功能失代偿，未出现静息时呼吸困难伴湿啰音。

4. 未出现新发心律失常或心电图 ST-T 改变。

5. 静息心率≥50 次/分，且≤110 次/分。

6. 静息血压：收缩压＞90mmHg 且＜180mmHg，舒张压＞60mmHg 且＜100mmHg。

7. SpO_2≥90%。

8. RR≤30 次/分。

Ⅰ期康复所有进行早期心脏康复的患者，在排除绝对禁忌证后，应根据患者危险分层，进行个体化适合患者病情的早期康复运动处方的设定，以确保康复治疗安全。

（三）不适合进行康复训练的指征

为了确保治疗安全、运动量合适，康复治疗师在治疗时需严密监测患者生命体征，如使用床旁或可移动心电监护仪，或至少使用指脉氧夹。每日、每次训练前，治疗人员需记录患者静息状态下基础生命体征参数，以便在训练过程中监测患者状态，及时调整合适的运动量。若患者治疗前即出现表 4-1 中各参数时，当日不可进行康复训练。

表 4-1 当日禁止康复训练的具体参数标准

相应参数	具体数值
静息心率	静息心率≤40 次/分或≥100 次/分
血压	收缩压＞180mmHg
	平均动脉压＜65mmHg 或＞110mmHg
氧饱和度	SpO_2≤90%
机械通气	FiO_2≥0.6
	呼气末正压（positive end expiratory pressure，PEEP）≥10cmH_2O
呼吸频率	RR＞40 次/分或＜5 次/分
镇静等级评分	镇静评分 RASS 评分≥3 或≤-4

续表

相应参数	具体数值
强心药剂量	多巴胺≥1μg/（kg·min）
	去甲肾上腺素≥0.1μg/（kg·min）
当日体温	≥38℃或≤36℃

（四）终止训练指征

当患者不能耐受当前训练强度，出现生命体征变化时，医师及康复治疗师可以通过监护仪和呼吸机相关指标观察。此外，医护人员在康复训练中需要关注患者主观不耐受的表现，但出现上述表现时往往也说明患者已经力竭或不能耐受当前训练强度。

在治疗中，患者出现运动不耐受的指征时，需暂停治疗、立即休息和观测患者情况。经过短暂休息后，若患者生命体征恢复或接近静息状态，可继续进行康复治疗；若休息后仍不能恢复、甚至出现病情持续加重时，应及时向管床医师、手术医师汇报，开展抢救并及时记录当日情况与参数。终止训练的指征见表4-2。

表 4-2 终止训练指征

类型	参数	具体数值
客观参数	心率	心率≤40 次/分或≥120 次/分
		心率＞年龄预测最大心率的 70%
		心内科运动峰值心率：静息心率+20 次/分
		心外科运动峰值心率：静息心率+30 次/分
		比静息心率下降 20%
	血压	收缩压＞180mmHg
		平均动脉压＜65mmHg 或＞110mmHg
		出现直立性低血压
		收缩压、舒张压下降 20%
	呼吸频率	RR＞40 次/分或＜5 次/分
	氧饱和度	SpO_2＜88%～90%，下降 4%
	呼吸机	出现人机不同步
	气道	听到主气道痰鸣音，吸痰或咳嗽后继续
		患者主观咳嗽欲望明显，1 次连续咳嗽＞10 个
主观参数	意识状态	意识、认知水平降低，出现反应迟钝
	出汗	患者明显出汗
	异常面色	面色异常红润、苍白、口唇发绀
	疼痛	治疗不应引起任何明显疼痛
	疲劳	改良主观疲劳量表（rating of perceived exertion，RPE）＞13 分

（五）早期康复的具体内容

1. 早期活动受限的重症患者的物理治疗

（1）体位管理：对于早期活动受限的重症患者来说，体位管理是重要的物理治疗手段之一。现有重症医疗资源较为有限，因此并不是每一名重症患者都能在早期接受系统的康复治疗，良好的体位管理变得尤为重要。重症患者早期大多不能实现直立位相关活动，因此需要给予一定强度的躯体感觉刺激，可以尝试使重症患者进行被动体位转换，如床头抬高、侧卧位等。体位摆放和规律的操作必须系统地进行，以抵消长期卧床给呼吸系统和循环系统等带来的不利影响。此外，体位管理还可以有效改善血液循环，减轻局部压迫，预防四肢肌肉张力下降、神经损害和压疮形成。重症监护室的病床一般带有电动起立功能，可配有被动屈髋和屈膝训练装置。这样，就可以使患者尽可能接近直立坐位。我们的经验通常是2 小时进行一次体位转换操作，但该频次尚未得到准确的科学论证。也可以通过悬吊装置对肌张力低和肥胖的患者进行安全的转移活动，通过带靠背和扶手的椅子进行体位适应训练。

（2）肢体被动活动：对不能主动活动的患者进行关节全范围肢体被动牵拉或被动活动是非常重要的。一项针对健康人群的研究发现，被动牵拉能够减少肌肉强直和增加肌肉的柔韧性。持续被动活动能预防关节挛缩和减少肌萎缩，对于长期卧床制动的危重患者尤为适用。此外，对于不能进行主动活动的患者，要注意避免利用辅具固定体位时间过长造成挛缩的风险。

（3）床旁被动踏车训练：患者在重症监护室治疗的早期阶段通常不能主动参与运动训练。当代医疗技术的发展使患者有机会能在床上用床旁被动踏车来活动下肢。床旁被动踏车能够提供长时间持续的活动（每天20～30 分钟）并且还能严格地控制强度和持续时间。此外，训练强度可以根据患者的需求和训练中的反馈不断调整。早期每天运用床旁踏车可提高患者出院时的功能状态、肌肉功能和运动能力。

（4）神经肌肉电刺激：肌肉电刺激可以防止肌萎缩，在不能进行主动肌肉收缩的患者中比较常用。神经肌肉电刺激（neuromuscular electrical stimulation，NMES）应用于危重患者治疗的研究报告表明，长时间卧床（2～4 周）的患者，NMES 一般能对肌肉质量的保护起到积极作用。重症患者 NMES 治疗时尽可能在低强度（无痛范围内）募集较多运动单位，获得最佳收缩效果。脉冲持续时间取决于刺激的肌肉。NMES 优选的肌肉是股四头肌，这是为后续离床站立做准备。NMES 的禁忌证包括骨折和伤口或电极片刺激区域的肢体病变、孕妇及心脏起搏器患者。在已有神经或神经肌肉问题的患者中，使用该方法时需要与神经科医师协商后才能使用。

2. 可配合治疗的危重症患者的物理治疗　早期活动是危重症患者的物理治疗方式之一。此时的"活动"指的是一种有强度的身体活动，它能诱导机体应激的生理效应，改善通气功能、中央和外周血流灌注、肌肉新陈代谢和意识状态。活动的策略是根据患者的检测指标和耐受度进行强度递增的主动活动，具体训练顺序为在床上交替变换姿势、坐床边、床椅转移、站立、迈步、辅助或独立步行，这样的方案可有效缩短重症监护和住院的时间。

对于带有留置导管的重症患者，需要在站立和步行辅助设备支持下进行安全移动。步行辅助设备必须能够携带便携式氧气瓶或便携式机械通气，同时需要配置供患者运动中可休息使用的轮椅。对于存在呼吸系统问题的患者，机械通气设置要满足患者的基本需求。除提供必要安全保护外，站立和步行辅助设备、助行器和起立床可明显提高危重症患者的早期站立活动能力，提高危重症患者早期活动的参与度。

有氧训练（如坐式踏车）和肌力训练尤其适用于长期机械通气而活动受限的患者。可通过坐式踏车和床上踏车的形式进行，踏车的强度一般从被动到辅助、从主动到抗阻进行转变。物理治疗师每天可根据患者的耐受能力进行运动处方调整，为患者制订个性化治疗方案。

（王　磊）

第二节　呼吸训练

重症心脏病患者因其病情危重、长期制动、营养支持不足等因素引起患者呼吸道结构异常、呼吸肌萎缩，呼吸肌力量及耐力下降等，导致呼吸道分泌物增加、气体交换减少及延缓机械通气脱机，甚至加重呼吸困难症状等。因此，针对重症患者异常呼吸状态，开展积极有效的呼吸训练必不可少。呼吸训练已广泛应用于 AMI、心力衰竭（heart failure，HF）、心外科手术及机械辅助通气的重症心脏病患者。

呼吸训练在提高呼吸肌力量和耐力、改善心肺功能方面效果明显。通过有效的呼吸训练可降低气体流速，延缓呼气，避免小气道发生过早陷闭，同时有效降低残气量，明显增加肺泡通气量与肺活量，有效地改善机体缺氧及二氧化碳潴留状态；降低因呼吸支持技术使用不当造成的高氧血症发生率，减轻机体过氧化对呼吸系统的损伤；缓解患者呼吸道症状，促进咳嗽排痰；帮助心脏和淋巴的循环；降低交感神经的兴奋；延缓患者病情进展，改善其生活质量，缩短住院时间，降低重症率和病死率，减少医疗资源消耗。

一、呼吸相关评估

（一）呼吸模式评估

首先，将患者摆放为仰卧位或坐位等呼吸模式评估的常用体位；其次，确定患者目前通气模式是自主呼吸、无创呼吸机支持还是有创呼吸机支持；最后，判断呼吸模式。常见的呼吸模式有胸式呼吸、腹式呼吸或胸腹式混合型呼吸。正常情况下，成年人的呼吸模式应为腹式呼吸或胸腹式混合型呼吸，辅助呼吸肌群（如胸锁乳突肌、斜角肌、斜方肌、前锯肌等）一般不参与呼吸运动。但在病理状态下辅助呼吸肌群可出现过度活动，导致患者出现胸式呼吸等异常呼吸模式，而心肺疾病的严重程度决定了患者对辅助呼吸肌的使用程度。

（二）呼吸肌评估

1. 呼吸肌力量评估　呼吸肌力量评估主要是通过阈值负荷训练装置测试最大吸气压（maximal inspiration pressure，PI_{max}）和最大呼气压（maximal expiratory pressure，PE_{max}）。在压力测试中需要记录 FRC 以避免胸壁和肺的回缩力产生的吸气肌压力，影响最大吸气压的测量数值。临床中，PI_{max} 常采用残气量进行评估，PE_{max} 采用 TLC 评估。PI_{max} 和 PE_{max} 均至少测量 5 次，以减少测量误差。

2. 呼吸肌耐力评估　呼吸肌的耐力评估主要有 3 种方式：①使患者在 60%～75%PI_{max} 的亚剂量吸气负荷下尽可能地长时间呼吸，评估患者训练后的吸气肌耐力变化；②不断增加患者呼吸时的阈值负荷，即每 2 分钟增加一次约 5cmH$_2$O 的负荷，直至达到可持续 2 分钟的最高负荷又称为可持续压力，用其占 PI_{max} 的百分比表示。正常人的可持续压力约为 PI_{max} 的 70%；③通过密闭管路以收缩 10 秒及放松 5 秒的呼吸节律进行重复的最大吸气和呼气，评估收缩 18 次以后的最大压力相对下降程度。呼吸肌耐力评估应根据患者实际情况选择性进行。

3. 膈肌评估　膈肌是呼吸肌中重要组成部分，占呼吸肌功能的 60%～80%。若膈肌功能出现障碍会严重影响肺部功能，因此膈肌的运动程度对呼吸评估有很重要的作用。

（1）徒手评估：患者取仰卧位，保持舒适的姿势。评估膈肌肋部的移动时，双手先后置于肋缘外侧。正常吸气时膈肌下移，呼气时膈肌上抬，评估膈肌移动。

（2）膈肌超声：对于重症心脏病患者，膈肌超声可用于评估呼吸训练效果、判断患者有无膈肌萎缩、评估机械通气患者的人机同步性及预测撤机结果等。膈肌超声包括膈肌移动度、膈肌厚度和膈肌增厚率。

1）膈肌移动度：因左侧膈肌移动度很难测量，临床中对其不做特殊要求，以右侧膈肌移动度测量为主。要求嘱患者取仰卧位，超声探头从患者的脐右上角 10 点钟方向，指向患者的右肩，滑动推行，即可得到膈肌图像，然后将探头立起，采用 M 型超声记录膈肌的往返运动，测量膈肌移动的呼气末和吸气末的距离，即为膈肌移动度。为避免误差，可多测量几个呼吸循环取平均值。

2）膈肌厚度：将线性探头置于腋前线和腋中线，从腹部开始向上移动至第 8 肋或第 9 肋间隙，即可看见在肝脏的表面有一层三条线的结构，中间部分就是膈肌，找到一个最厚的地方，对此处直接测量，但是不要过于靠近肋弓缘。

3）膈肌增厚率：膈肌随着呼吸运动进行反复收缩活动，在吸气时膈肌收缩厚度增加，最大吸气末时膈肌达最厚；呼气时膈肌舒张厚度减少，在平静呼气末时膈肌厚度最薄。

膈肌增厚率=（膈肌厚度最厚值－膈肌厚度最薄值）/膈肌厚度最薄值×100%

（三）胸廓扩张度

对于意识清醒能够配合检查的患者可以进行胸廓扩张度的评估。患者在治疗师的指令下进行平静呼吸和深呼吸运动。治疗师将双手放至患者胸廓部位，两拇指分别沿两侧肋缘指向剑突，拇指指尖在正中线接触或稍分开。在患者进行平静呼吸和深呼吸运动时，正常的呼吸运动应为横向而非纵向，利用手掌感觉患者双侧胸廓的活动程度及一致性。

二、呼吸训练的方式

（一）胸部放松训练

胸部放松训练（表4-3）是其他呼吸训练项目的准备活动，也可以应用于患者胸部肌群过度使用时。根据患者情况可结合使用。

表4-3　胸部放松训练方式

方式	内　容
方式一	（1）治疗师将手放于患者一侧肩部并向下施力 （2）患者向上耸肩进行对抗持续数秒 （3）停止对抗后，嘱患者平静缓慢呼吸、放松肩部及上胸部
方式二	嘱患者水平外展双上肢、掌心向上进行肩部肌群的收缩-放松活动
方式三	指导患者进行肩关节前向或后向旋转放松活动
方式四	通过手法或理疗方式对呼吸肌进行放松，例如颈部肌肉、肩胛骨周围肌肉等

（二）胸部扩张训练

胸部扩张训练（表4-4）是躯干和肢体结合呼吸活动所完成的主动运动。通过胸廓扩张运动可有效改善胸部的运动度、增加肺组织膨胀度和扩张度，增加吸气深度、肺容量和肺通气量。主要包括单侧或双侧肋骨扩张及后侧底部扩张。

表4-4　胸部扩张训练方法

扩张部位	内　容
单侧或双侧肋骨扩张	1.患者坐位或屈膝仰卧位，治疗师双手置于患者下肋骨侧方，让患者呼气，可感到肋骨向内下移动
	2.让患者呼气，治疗师置于肋骨上的手掌向下施压，恰好在吸气前，快速地向内下牵张胸廓，从而诱发肋骨外肌的收缩
	3.患者吸气时抵抗治疗师手掌的阻力，以扩张下肋，治疗师可给予下肋区轻微阻力以增强患者的抗阻意识
	4.当患者呼气时，治疗师用手轻柔地向内下挤压胸腔来协助

扩张部位	内　　　容
后侧底部扩张	1.患者坐位，身体前倾，髋关节屈曲
	2.治疗师在患者身后，双手置于患者下肋骨侧方，按照上述"扩张肋骨"的方法进行

（三）呼吸肌训练

1. 吸气肌训练　吸气肌无力是导致心力衰竭通气异常的关键因素之一。吸气肌训练能够改善重症心脏病患者的吸气肌力量和耐力情况、运动对呼吸的反应以及生活质量。安静呼吸时，吸气肌主要进行的是低强度水平下的重复收缩运动，因此加强吸气肌耐力则较为重要（表4-5）。

表4-5　吸气肌训练方法

项目	呼吸肌力量训练（IMT）	呼吸肌耐力训练（RMET）
类型	力量	耐力
持续时间	每次 15 分钟，每天 1～2 次	每次 30 分钟，每天 1 次，6～12 周
频率	每周 5～7 天	每周 5 天
强度	根据个人情况，增加的负荷为 30%～50%PI_{max}	每分钟静息通气量（VE）=50%～60%MVV；呼吸频率 50~60 次/分

2. 膈肌起搏　膈肌起搏可通过体表电极刺激膈神经，引起膈肌规律收缩及活动，使得患者通气量增加，促进 CO_2 的排出。适用于重症心脏病患者，因其病情较重，不能进行其他训练方法。但有以下情况者不能进行膈肌起搏：气胸、活动性肺结核及安装心脏起搏器患者（表4-6）。

表4-6　膈肌起搏方法

准备工作	刺激强度	频率	持续时间	频次
清洁皮肤	从低到高调节，使患者逐步适应	40Hz	每次 10～20 分钟	每周 6 天
开机、贴片、强度归零	刺激强度为脉冲宽度 200 毫秒，脉冲幅度≤30V		每天 1～2 次	疗程为 2 周

（四）呼吸模式训练

1. 腹式呼吸　又称为膈式呼吸，为正常的通气模式，可以减少患者呼吸频率、减少辅助呼吸肌的使用及耗氧量，增加潮气量和肺泡通气量，防止气道痉挛，改善患者呼吸困难症状。膈式呼吸可以使浅快呼吸逐渐转为深慢呼吸，且膈肌活动每增加 1cm，通气量可增加 250～300ml。具体操作步骤如下。

（1）患者可取侧卧位、仰卧位或半坐卧位，膝盖弯曲使骨盆相对后倾并放松腹部肌肉。

（2）治疗师将手放在患者与脐相平的腹部位置，使手与患者的呼吸节奏同步。

（3）在患者正常呼气末，给予一个缓慢的拉伸，然后治疗师的手摆成勺状放在患者的前胸剑突处，嘱患者："现在，呼吸来触碰我的手"，如此缓慢的勺状牵伸就完成了。

（4）勺状牵伸完成后，指导患者以同样的方法吸气："用呼吸来触碰我的手"，在每个呼气末，都要给患者一个勺状牵伸，几个呼吸循环后，口头命令可以被治疗师所能听到的呼吸而替换以促进通气模式。

（5）取得了一定的成功后，让患者自己注意自身的呼吸模式。例如询问患者："吸气的时候你是否能感觉到腹部上升和肋骨向两侧扩张?"让患者独立地感觉呼吸模式，呼吸频率固定在 7～8 次/分最佳。

2. 缩唇呼吸　缩唇呼吸能够延长呼气时间，从而减少呼气末肺容积，增加呼气时支气管内的阻力，防止小气道过早塌陷，延长呼吸周期，增加肺泡通气量、缓解呼吸困难。且简单易学，效果显著。嘱患者鼻吸口呼，整个呼气过程中嘴唇呈吹口哨状以缓慢呼气，吸气时间约 2 秒，呼气时间为 2～3 秒，吸呼比在 1∶1 或 1∶2 左右，尽可能使呼气流速降低，呼气时间得到延长；训练中放松头部、嘴唇、颈部和肩部肌肉。需注意鼻吸气时应口唇紧闭，避免用口进行深吸气。

（五）气道廓清技术

1. 主动循环呼吸技术（active cycle of breathing techniques，ACBT）　主要应用于存在支气管分泌物较多的患者，作用是松动气道分泌物，促进更多的外周分泌物移出，防止低氧血症，避免气道闭塞，改善患者肺部功能（表 4-7）。

表4-7　主动循环呼吸技术

项目	内　　容
呼吸控制	嘱患者放松上胸部和肩部，以自身的速度和深度进行放松的呼吸
胸廓扩张运动	嘱患者进行深呼吸，在吸气末需屏气 3～5 秒，然后安静和放松的呼吸
用力呼气技术	1～2 次哈气后结合几次呼吸控制，再开始哈气

2. 体位引流　体位引流是指将患者摆放至特定体位，通过重力作用将外周气道内的分泌物引流出来。多与叩击、振动和摇动结合。体位引流前需通过听诊和（或）胸部 X 线确定引流部位（表 4-8）。

表4-8　肺叶不同部位引流所需体位

需要引流肺叶	体　　位
左肺上叶肺尖段	腿上放垫背，两臂抱靠弓背的坐位
左肺上叶下段	头低足高右半侧仰卧位

续表

需要引流肺叶	体　位
左肺下叶后底段	头低足高右半侧俯卧位
右肺中叶外侧段	右侧背侧俯卧位
右肺中叶中段	头低足高左半侧仰卧位

3. 叩击、振动和摇动　见表4-9。

表4-9　叩击、振动和摇动的具体方法

项　目	内　容
叩击	首先进行听诊，确定分泌物所在部位，然后摆放成相应体位。治疗师采用杯状手对患者需治疗部位胸壁进行一个外力作用，松动支气管上的分泌物，每个治疗部位持续叩击 2～3 分钟，最后进行哈气或咳嗽，重复进行上述操作
振动	是在所需要治疗的肺段处给予温和、高频的力，治疗师双手叠放于患者胸壁，使用肩部和手臂肌肉共同收缩产生的振动力，于患者呼气时同时进行振动，帮助气道中分泌物排出。振动频率为 12～20Hz。与体位引流结合
摇动	与振动相似，给胸壁施加的力是并发、收缩的力。患者处于适当的引流体位，治疗师手放在需要治疗的部位，嘱患者深呼吸，在吸气末时，治疗师对需要治疗的部位进行缓慢且节律的弹动按压，摇动的频率为 2Hz。与体位引流结合

4. 机械装置辅助　机械装置辅助主要包括呼吸正压、振荡呼气正压、高频胸部压迫、肺内叩击通气及机械辅助咳嗽。在机械装置作用下患者的气道维持开放、分泌物黏性降低、气道内分泌物松动，并可促进分泌物排出。由于机械辅助装置的相关普及不足，目前临床上的应用较少。

三、呼吸训练在心脏疾病中的应用

心力衰竭是指心脏的收缩和（或）舒张功能出现异常，使心脏的泵血无法满足机体的需要，导致机体出现动脉系统血液灌注不足及静脉系统血液淤积，从而引起心脏循环障碍的症候群。主要临床表现为呼吸困难、体液潴留、活动受限等。而吸气肌无力是心力衰竭患者出现呼吸困难及活动受限的关键因素。膈肌是吸气肌的主要组成部分，Tukinov 和 Collegues 发现，与健康人相比，心力衰竭患者膈肌中Ⅱ型和Ⅱa 型肌纤维的百分比显著降低。因此，维持良好的膈肌功能对心力衰竭患者的呼吸过程尤为重要。研究发现在连续 6 周进行吸气肌训练后，患者膈肌的厚度、最大吸气压力和吸气肌耐力均有明显的改善。

需机械通气的患者会出现呼吸肌萎缩及肌力减退，并且该现象与机械通气持续时间相关。若机械通气撤机较晚，且出现呼吸肌肌力减退就意味着 5%～15% 的患者出现无法自主呼吸从而影响脱机的情况，并且会增加住院费用及死亡率。若将呼吸肌力量和耐力提高至一定阈值，患者即可脱离机械辅助通气。通过对多个试验进行统计发现,呼吸肌训练能明显改善使用机械通气患者的最大吸气压力(平均提高 7cmH₂O)、降低浅快呼吸指数[平均降低了 15 次/(分·升)]、缩短机械通气使用时间(平均缩短 2.3 天)、缩短 ICU 住院时间(平均缩短 4.5 天)、缩短总住院时间(平均缩短 4.4 天)。此外,膈肌超声通过评估膈肌移动度、膈肌厚度以及膈肌增厚率等预计机械辅助通气的撤离时机。

(吴　健　郑祥慧)

第三节　神经肌肉电刺激

重症心脏病幸存患者的身体功能和生活质量受损情况会延续多年,而获得性肌无力是重症患者最常见的神经肌肉并发症,此表现可能持续数月,且有部分患者可能永远无法完全恢复,因此对于此类患者获得性肌无力的预防尤为重要。神经肌肉电刺激是一项成熟的康复技术,在神经康复领域具有重大临床意义,近年研究表明神经肌肉电刺激在心血管康复尤其是重症心脏病患者的康复方面有较好的应用前景。

一、神经肌肉电刺激的工作原理

神经肌肉电刺激(neuromuscular electrical stimulation,NMES)是指利用低频脉冲电流,刺激神经或肌肉,引起肌肉收缩,提高肌肉功能,或治疗神经肌肉疾患的一种治疗方法。国外用于瘫痪患者的治疗已有 50 多年历史,主要采用经皮电神经刺激(transcutaneous electrical nerve stimulation,TENS)和功能性电刺激(functional electrical stimulation,FES)两种方式。

(一)方法原理

电刺激可以使神经纤维产生兴奋,且兴奋可传导至所支配的肌肉,从而引起肌肉的收缩,有关这部分的电生理机制已在前面介绍,此处不再复述。对于正常神经支配的肌肉,电刺激所兴奋的是神经而非肌肉,当肌肉失神经支配时,电刺激才会直接兴奋肌肉。神经失用的肌肉及失用性萎缩的肌肉,应用 NMES 可以锻炼和加强肌肉的力量,防治失用性肌萎缩,并提高肌肉功能性动作的能力。

为了更好地理解神经与肌肉的兴奋性,我们有必要先了解强度-时间曲线。能引起神经纤维或肌肉组织兴奋的最小电刺激称为阈刺激,它包括一定的电流强度及与之对应的最短刺激时间,在阈刺激的产生中,不同的电流强度需要不同的最短刺激时间,强度与时间之间存在着一定的关系,这种关系可用强度-时间曲线表示(图 4-1)。虽然神经与肌肉的强度-时间曲线形态相似,但位置不同,这说明引起神经兴奋的阈刺激强度低,时间短,而引起肌肉兴奋的阈刺激强度高,时间长。换言之,神经比肌肉更容易兴奋,所以,对于正常神经支配的肌肉,电刺激首先是兴奋神经,神经再将兴奋传至所支配的肌肉,引起肌肉收缩;对于失神经支配的肌肉，较强的电刺激可直接兴奋肌肉，引起收缩。

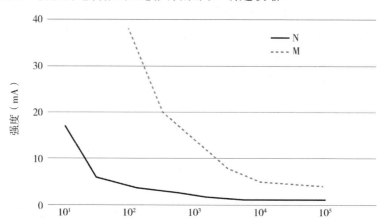

图 4-1　神经（N）与肌肉（M）的强度-时间曲线

（二）正常肌肉电刺激疗法

1. 波形　常用波形包括非对称性双相方波和对称性双相方波。

2. 波宽　研究表明 0.3 毫秒的波宽最舒适，波宽小于 0.1 毫秒，需要高强度电流才能引起肌肉收缩，电流太强会兴奋细纤维神经，引起痛觉传入；若波宽大于 0.1 毫秒，电流在引起肌肉收缩的同时，也兴奋痛觉神经；只有当波宽在 0.2～0.4 毫秒时，电流强度稍有增加便可引起肌肉明显的收缩。

3. 频率　低频脉冲电流（1～5Hz）可以引起肌肉单次收缩，且不产生疲劳感；10～20Hz 脉冲电流可以引起肌肉的不完全性强直收缩；40～60Hz 脉冲电流可以引起肌肉的完全性强直收缩。

4. 通断比　针对不同疾病，选择适当通断比可以避免肌肉疲劳。对于偏瘫肌力低的患者，可以选择 1∶6 或 1∶5；对于制动所致的肌萎缩，可以选择 1∶4 或 1∶3；对于增进肌肉力量及耐力训练者，可以选择 1∶2。

（三）电刺激疗法原则

1. 波形　刺激失神经支配肌肉的理想脉冲必须具备以下条件。

（1）选择性刺激病肌而不波及邻近正常肌肉。

（2）能引起病肌收缩而无痛觉产生。在低频脉冲电流中，三角形电流具备这些条件。正常肌肉对方波的收缩反应大，病肌在方波和三角波刺激时，肌肉收缩幅度几乎相等，所以在失神经支配肌肉电刺激疗法中多采用三角形波形电流。

2. 刺激强度　三角波还能避免刺激正常的感觉神经。当三角波的刺激强度选择在正常肌肉及感觉神经阈曲线以下时，电刺激可以达到病肌的阈曲线而避开正常感觉神经和正常肌肉。

二、神经肌肉电刺激的意义及作用

国外 NMES 用于中枢神经损伤的治疗有近 50 年的历史，并已发展成为较成熟的康复治疗技术。近些年来，国内也开始将 NMES 应用于临床研究和基础研究，但与欧美发达国家相比仍有较大差距。

NMES 联合传统康复治疗对改善脑卒中患者的不良预后临床疗效显著。国内有研究表明，NMES 联合传统康复疗法对脑卒中患者治疗效果明显优于单一的传统康复治疗，且两组治疗后神经功能缺损评分差异具有统计学意义（$P<0.05$）。这就表明 NMES 联合传统康复疗法能刺激脑功能的重组，改善肢体功能和日常生活活动能力，改善患者生活质量。

此外，NMES 刺激上肢产生抓握动作，刺激下肢形成行走的动作，可产生反复的运动，利用运动再学习的原理间接产生功能。NMES 治疗瘫痪肢体的主动重复性运动在中枢可塑性中起重要作用。对于颅脑损伤后合并吞咽困难患者，NMES 虽然不能用于同步吞咽训练，但可增加咽部收缩时间，适用于合并有认知功能障碍、无法配合反馈训练甚至是肌萎缩的患者。

在治疗面神经炎时，NMES 能增加损伤面神经远端再生轴突直径及轴突再生的速度，改善运动轴突与肌肉的重建，从而加速神经传导速度，促进面神经功能的恢复；对于胫神经或腓神经损伤，失神经支配后早期，NMES 能使正常肌动脉血流增加 86%，从而改善神经损伤；针对女性盆底功能障碍，NMES 可通过不同强度的电刺激，使患者的肌肉被动响应，逐渐提高盆底肌肉的响应能力及收缩能力，使患者的盆底肌肉功能逐渐恢复。

综合分析，NMES 的治疗作用有以下几点。

1. 刺激失神经支配肌肉，可保持肌肉性能与质量，有利于运动功能的恢复。

2. 电刺激后肌肉发生节律性收缩，肌肉收缩的泵效应可增强肌肉的血液循环，减轻水肿，改善营养，防止、延缓或减轻肌萎缩的发生，防止纤维化、硬化和挛缩。

3. 刺激运动神经可引起较大的募集活动，激活较多肌纤维，肌肉发生收缩，增强肌力。

4. 刺激平滑肌，可提高平滑肌的张力。

三、操作及注意事项

（一）操作

1. 治疗前准备 治疗前先向患者解释治疗时的感觉、确定刺激的部位、治疗参数、电极大小及其放置位置。

2. 电极及其放置 电极的大小应随所刺激的肌肉大小来决定。大肌肉用大电极，小肌肉用小电极。大电极能产生较强的收缩而不引起疼痛，但是，如果电极大于需要刺激的肌肉，刺激时电流会扩散到附近不需要刺激的肌肉甚至是拮抗肌。相反，如果电极明显小于肌肉，刺激时电流强度可能会太大而超过了患者的耐受性。电极通常放置在外周神经或肌肉的运动点上。运动点是指在肌肉的皮肤上用最小剂量的电流就可以激发肌肉收缩的位置。一般来说，肢体和躯干肌肉的运动点位于运动神经进入肌肉的位置。

3. 电流刺激　从低强度开始，逐渐增加到患者的最大耐受强度。

4. 治疗时间　根据病情，TENS 每次治疗 30～60 分钟，FES 每次治疗 15～30 分钟，每天治疗 1～2 次或每周治疗 3 次。一般 2 周为 1 个疗程，根据需要可以治疗 2～3 个疗程或更长时间。

（二）适应证

1. 正常肌肉电刺激疗法，临床上主要应用于防止及治疗失用性肌萎缩，增加或维持关节活动度；对神经失用的肌肉进行功能训练及增强正常肌肉力量。

2. 失神经支配肌肉电刺激疗法，主要应用于下运动神经元病损后所致的肌肉麻痹和萎缩。

（三）禁忌证

1. 佩戴心脏起搏器者，可能会影响起搏器的正常功能，引起心室颤动。

2. 外周血管性疾病，如静脉血栓形成，可能会引起栓子脱落。

3. 对刺激不能提供感觉反馈的患者，如婴幼儿、老年人、精神疾病者。

4. 下列部位不能放置电极：颈动脉窦处（电流可能会影响心脏收缩，引起心律失常）；感染部位（可以加重感染）；孕妇的躯干部位（可以引起子宫收缩）；手术部位（肌肉收缩可以引起伤口裂开）；恶性肿瘤，皮肤感觉缺损或对电极过敏的部位。

四、临床应用

心力衰竭被认为是许多心脏病患者的最终结局，肌萎缩是较为常见的主要并发症，严重影响心力衰竭患者的生活质量。尽管研究表明，有氧运动和抗阻运动在内的运动训练可以改善心力衰竭患者的肌肉力量、质量，并提高身体功能及生活质量，防治抑郁，但哪种运动方式是心力衰竭患者最佳的运动方式仍存在争议。而且重症心脏病患者运动能力非常有限，无法坚持标准康复计划。因此探索心力衰竭患者新的运动训练模式，进一步改善患者预后及生活质量，是心内科医师面临的重大挑战。

作为被广泛应用于神经康复领域的技术，NMES 在心力衰竭患者的临床应用被不断探索。现有证据显示 NMES 有望成为重症康复中卓有疗效的新型运动治疗手段。对于不能进行常规运动训练的心力衰竭患者，如晚期心力衰竭患者、老年患者和伴有肌萎缩的衰弱患者，NMES 可能是一种适宜的替代治疗。

（一）对心肺运动能力的影响

在心力衰竭患者中，心肺运动能力是评价临床预后的重要指标。射血分数降低的心力衰竭（heart failure with reduced ejection fraction，HFrEF）和射血分数保留的心力衰竭（heart failure with preserved ejection fraction，HFpEF）患者进行NMES 治疗后，代表心肺运动功能的两个指标——6 分钟步行试验距离及峰值摄氧量均有明显改善，其中年龄超过 75 岁的老年人群从 NMES 的获益更大。

（二）对骨骼肌的影响

肌力和肌肉质量是心力衰竭患者长期存活的预测因子。有研究报告显示，NMES 对心力衰竭患者人群有增强肌力和防止肌萎缩的积极作用。Maillefert 等研究发现，低频 NMES 治疗后心力衰竭患者比目鱼肌和腓肠肌的肌肉体积显著增加。然而，在健康的年轻受试者、老年受试者和慢性病患者中，低频 NMES 后肌肉体积的变化趋势是不一致的，考虑与研究人群、肌肉体积测量方法和（或）NMES方案不同有关。另一方面，在健康受试者和慢性病患者中，高频 NMES 治疗后肌肉力量和肌肉大小也有显著改善，其效应也依赖于时间。

（三）对促炎症细胞因子的影响

进一步实验研究显示，NMES 治疗发挥抗肌萎缩效应的具体机制可能与NMES 调控促炎症细胞因子的释放有关。多重细胞因子参与了心力衰竭肌萎缩的发生与发展。其中心力衰竭患者血清肿瘤坏死因子-α（TNF-α）和白细胞介素-6（IL-6）升高与骨骼肌横截面积和肌力降低相关。还有研究发现 NMES 降低了心力衰竭患者的 TNF-α 水平。除此之外，NMES 治疗也显著降低血浆内皮素、C 反应蛋白及细胞黏附分子（可溶性 ICAM-1 和可溶性 VCAM-1）水平，显示出抗炎作用。因此推论以上因素可能参与到 NMES 抗肌萎缩的过程。

（四）对酶活性的影响

NMES 可以增加骨骼肌纤维中的氧化酶活性，促进肌肉再生，并防止骨骼肌萎缩。NMES 引起线粒体标志物柠檬酸合成酶活性的显著增加，而重度 HF 患者接受低频 NMES 后厌氧糖酵解的标志性酶 3-磷酸甘油醛脱氢酶（GAPDH）明显下降，可能参与肌萎缩的发病过程中。

（五）安全性

虽然既往曾有研究建议伴有植入式心脏除颤器（implantable cardioverter defibrillator，ICD）或心脏再同步化治疗（cardiac resynchronization therapy，CRT）的心力衰竭患者应尽量避免使用 NMES 治疗，然而，有些证据表明，NMES 应用于上述患者的下肢是安全有效的，并能够改善合并 ICD 心力衰竭患者的心肺运动能力和肌力。首次 NMES 干预应由医师定期监督，并建议首次 NMES 干预应仅适用于下肢和臀肌。对于不能或不愿意进行常规有氧和（或）阻力运动的 HF 患者来说，NMES 似乎是一种安全有效的方法，可以作为常规运动训练的替代疗法。然而，目前还需要进一步的研究来确定 NMES 的最佳设置，如刺激频率、刺激时间、脉冲幅度和电极位置等，在保证安全性的同时，给重症心脏病患者带来更多的临床获益。

（马　晶）

第四节　体位管理

一、意义

人类是直立行走的个体，直立是基本的生理和功能性体位，同样，直立也是日常活动的基础。重力时刻都在影响机体对于肺脏、心脏和外周循环，以及它们之间相互依赖的功能和正常氧转运等。运动系统形态和功能与循环和氧转运密切相关，也和体位及包括重力在内的受力情况密切相关。

正常的氧转运有赖于直立等生理体位和日常生活等活动。重症患者除疾病本身外，长时间卧床时机体受重力的影响与直立体位时在程度和范围上都存在差异。不同体位下，重力和胸廓形态等多因素的变化会对氧转运的各个环节产生不同影响。良好的体位摆放和适时、适量的体位变化可以提高或维持氧转运的速率和效率，反之则可能降低。

卧床及制动的不良生理效应在心血管系统可能出现直立性低血压、心血管功能减退、血浆容积减少、血栓栓塞性现象等，同时影响各个系统。皮肤及皮下组织常见压疮；运动系统可出现失用性肌萎缩、肌力减退、挛缩、骨质疏松；呼吸系统可见潮气量及分钟通气量减少、咳嗽及气管纤维活动减少，膈肌活动度减弱、坠积性肺炎；消化系统可出现便秘、食欲缺乏；神经系统可出现情绪低下、抑郁、焦虑、定向力下降；泌尿系统可出现尿路结石、尿路感染；代谢方面可出现负氮平衡，负钙平衡，负硫、负磷平衡，并可出现甲状旁腺激素生成增加，雄激素、精子生成减少等激素障碍。

重视体位改变带来的生理学变化，有助于对患者进行更好的体位管理。患者由仰卧位转为直立位时，功能残气量及呼吸效率增加，小气道关闭减少、气道阻力减少等。当个体因疾病或损伤无法持续地直立和完成日常生活活动时，必须通过各种特定的体位和功能活动来模拟直立和日常活动，尽可能减少长时间卧床造成的不良影响。

重症心脏病患者的体位管理与常规体位摆放不尽相同，应以优化心、肺及氧转运功能为首要考虑因素。静息体位与动态体位变化在心、肺功能及氧转运功能方面的生理学效应不同，故应在体位摆放的基础上同时应用功能活动（功能活动包括肢体动作及相匹配的呼吸训练），以及对患者的康复教育指导。体位摆放和功能活动应贯穿各种治疗过程中，作为重症心脏病患者康复中的常规干预方式。

重症心脏病患者的体位管理和功能活动应在多因素评估后实施，并将评估贯穿始终，在循序渐进的实施过程中随时根据患者的情况及时调整治疗。通过保护和帮助逐步提高功能，为患者完成日常生活活动所必要的主动体位转移打下良好的基础，尽可能全方位恢复患者活动能力。

二、康复目标

1. 尽可能减缓心、肺功能和基础运动功能下降并促进其恢复。
2. 减少卧床等制动引发的并发症等问题。
3. 为患者日常生活活动能力的恢复奠定基础。
4. 减轻护理和照护工作的管理难度。
5. 减少健康管理花费。
6. 恢复个体的自尊。

三、体位摆放和功能活动的基本原则

良好的体位需要尽可能考虑到影响氧转运的所有因素，以及运动系统等与功能活动相关的因素。

1. 根据患者的临床情况和活动能力，以及觉醒程度选择最有效体位。
2. 识别无效体位并在不影响其他治疗的前提下尽可能减少应用时间。
3. 选择适合的评估并根据评估结果实施调整。

四、影响体位管理的因素

（一）与患者相关的内在因素

1. 年龄、性别、个体差异（种族差异、先天异常）、吸烟史、职业及生活习惯姿态。

2. 既往药物和手术史。

3. 其他多系统疾病与并发症（肥胖、营养缺陷、水及电解质紊乱、免疫损伤、贫血、红细胞增多症、甲状腺功能异常等）。

4. 觉醒程度。

（二）医疗护理所致的外在因素

1. 手术切口、敷料和绷带。
2. 固定与制动支具、牵引等。
3. 药物。
4. 侵入性通路／导管等监测设备。

（三）其他外在因素

空气质量、温湿度、声音、光线等对于患者警觉度及注意力可能造成影响的因素。

五、体位管理中的被动活动

（一）体位摆放

人体力学中将人体作为一个整体进行有效利用。在重症心脏病患者的体位管理中，需应用生物力学原理，通过摆放和移动患者的肢体位置和姿态，使患者在不影响临床治疗需要的前提下最大化减轻生物力学压力，并促进其通气及改善其通气效果。体位变换也是协助患者被动引流和预防气道分泌物潴留的一种重要干预措施，可作为患者长期呼吸管理方案的一部分。同时，体位的选择必须使患者感到舒适并能够较长时间耐受。

1. 仰卧位　维持躯干中立体位，胸廓与骨盆对线对位良好，无相对旋转等成角，有利于腰椎前凸生理曲度及维持髋关节中立位。

（1）下胸廓与髂骨相对应。

（2）没有胸廓及骨盆相对旋转、侧倾等异常体位。

（3）骨盆处于中立位，在进行呼吸功能练习时骨盆略后倾位。

（4）维持头颈和肩胛的中立位，为头颈提供支撑并预防局部损伤/疼痛。

1）仰卧时枕头高度适宜（8～10cm），软硬适中，枕在颈部和后枕部。

2）面部正对天花板，下颌微收。

3）两肩胛上半部分用2～3层毛巾支撑垫起，避免肩胛前移和上提。

（5）四肢体位摆放应选择患者感到舒适并能够较长时间耐受，对于体表性标志无长时间压迫，接近关节中立位或功能位（图4-2）。

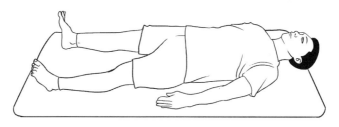

图4-2　中立位全身图

1）双上肢略外展，肘关节微屈曲，前臂中立位（即拇指指向正上方），腕及手指自然放松。

2）双下肢伸直，双膝关节下方垫软枕，减少膝关节张力。

3）双足跟垫圆形枕，减少足跟压力及避免下肢外旋，保持足踝中立位（即足尖指向正上方），避免跟腱挛缩等（图 4-3，图片仅展示身体姿态，未展示辅助用品）。

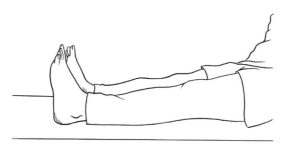

图 4-3　踝关节中立位

仰卧位时患者的每次呼吸都因胸壁需要克服重力而出现呼吸困难。简单的动作改良可让相应体位时的通气更容易，为适当增加胸廓的扩张度，保持相关肌肉得到牵拉避免挛缩，可撤走患者头部下方的枕头，增加颈部肌肉（斜角肌和胸锁乳突肌）的拉伸，并在颈后及枕部放置高度合适的毛巾卷给予必要的支撑，使头颈部处于中立位，保持正常吞咽功能的同时缓解呼吸困难，改善通气状况。并通过在椎棘后面纵向放置一个毛巾卷以扩展前胸，进一步增加牵拉的幅度和强度，防止患者躯干过度弯曲。

胸壁侧面和前面的肌肉采取上肢不同功能动作维持对肌肉轻柔持续的拉伸应力。当患者关节活动度受限时，需要通过调整患者体位来帮助患者实现最佳通气。如患者肩关节活动度正常，可自由、舒服、无痛地把手臂放在头顶，或在各个方向上完成前屈、外展、内旋等动作，则可以通过手臂置于头上的动作牵伸肌肉，增加前胸壁扩张，避免挛缩。如患者肩关节活动度受限，可采取肩关节适当的外展和前臂旋后以促进患者胸廓伸展。

2. **侧卧（左侧卧、右侧卧）**　侧卧位时，重力可以抵消大部分前胸的张力，侧卧位姿势可改善呼吸模式。对于右下叶肺炎或肺不张患者，左侧卧位可以改善氧合情况。反之则会影响氧合情况，减少肺通气和增加肺灌注分流。

侧卧位时，注意姿势体位摆放促进胸壁活动同时增加患者舒适度，上肢采用前伸动作，在身前采用枕头支撑上臂，下肢采用屈曲髋关节和膝关节的姿势，两侧膝关节之间可垫软枕，以减少局部刺激。

3. **俯卧位**　俯卧位的摆放不是常规建议的方式，需根据患者的实际情况有限度地进行，并必须密切监控患者的反应。

有相关研究报道，俯卧位可以降低急性呼吸窘迫综合征（acute respiratory distress syndrome，ARDS）患者 10% 的死亡率，以及提高 27%～39% 的氧合能力。也有研究显示，长期俯卧位可以使严重的 ARDS 患者减少不必要的压疮、气管内阻塞的发生等。

4. **直立姿势** 躯干与地面垂直的直立姿势会增加膈肌维持姿势控制及平衡的需求，而减弱膈肌的呼吸功能。近似直立的坐姿，可降低姿势控制的需求，同时能在重力作用辅助下增加膈肌运动，改善肺功能，更好地支持呼吸运动。良好的坐姿训练盆腔与胸腔对齐是关键。横膈肌和盆底肌的对应姿势位置对呼吸能力、胸腹腔压力调节及躯干核心稳定都非常重要。

早期患者独立坐位困难时，可以让患者在坐姿中增大屈髋角度，使盆骨处于稍前倾的姿态。在保持头颈及躯干直立姿势的同时身体略前倾（但应保持躯干正直，避免弯腰弓背），两肩放松，双手放在腿上。可通过在患者坐骨结节后方垫毛巾卷的方式调整和稳定骨盆位置。此坐姿体位可以确保膈肌活动最优化，减少腹部张力，促进呼吸肌、手臂和肩颈部肌肉的运动，促进呼吸功能。

随着患者肌肉功能改善，可鼓励患者进行上肢和脊柱的伸展活动等促进吸气练习，使胸壁肌肉被拉伸，将呼吸与功能活动相结合。练习中避免屏气及 Valsalva 动作，以确保安全和促进心血管功能改善。

（二）被动体位转移

1. **被动体位转移的重要性** 被动转移是心血管重症患者体位管理的一个重要部分。为确保患者的安全，尽可能地恢复机体功能，减少并发症，被动转移应作为日常操作规范执行。

采用科学规范的转移技巧和方法，一方面可以保护医务人员减少自身受伤的可能，并能节省体力；另一方面避免引起患者的不适和疼痛感，避免因疼痛和不适引发生理指标的变化，最大化保证患者移动的安全。同时需确保移动过程中每个连接在患者身体管路的完整性和有效性（如输入阀、导尿管、动脉血气支架和胸管等），需要采取措施，加强护理，避免患者移动时通气设备被意外拔管而危及患者生命。

2. **被动体位转移的操作原则**

（1）与患者恰当而稳定的接触，接触面为必要的、安全的、合适的。

（2）操作者双足分开，屈髋屈膝约 30° 站立，降低身体重心，维持自身躯干稳定性及最佳发力姿势。

（3）嘱患者在体位转移时调整呼吸，避免做 Valsalva 和屏气动作。

（4）保证脊柱在矢状面上的稳定，根据转移需求选择恰当的控制点。

3. **被动体位转移的具体操作方法**

（1）左右侧翻身

1）操作者双足分开，屈髋屈膝立于床边移动方向一侧，可用自己下肢（如膝盖）轻抵床边以增加支撑稳定。

2）告知并辅助患者双手交叉放于腹部，双腿并拢屈髋屈膝。

3）操作者一只手放置患者对侧肩胛处，另一只手放置对侧髂骨位置，保持肩胛带与骨盆带旋转角度一致，无相对扭转。

4）双手与躯干同时发力，使患者的脊柱在保持矢状面稳定的前提下向操作者方向转动。

5）调整枕头及上、下肢肢体位置，保持头颈相对躯干中立位，上肢略前伸，可垫软枕支撑，双下肢微屈膝，可在膝关节处垫软枕。

（2）床上平移（以向右侧移动为例）

1）辅助患者右手放于腹部，左侧手臂肘屈曲，支撑于体侧，双腿并拢屈髋屈膝。

2）操作者屈髋屈膝跪坐于右侧床尾，躯干挺直，身体略前倾，双手分别置于患者两侧髂骨处稳定骨盆，左侧前臂固定患者大腿。

3）操作者利用左侧前臂作为杠杆辅助控制和发力，双手抬起患者臀部，并指导患者左肘关节和双足同时发力，向右侧移动躯干。

4）操作者转到患者右侧床边，协助调整肩颈及头的位置，调整过程应整体移动而非通过牵拉一侧肢体完成姿势调整。

（3）床上坐起（以向右侧床边坐起为例）

1）操作者按上述方法辅助患者完成向右侧翻身。

2）双手协助患者将双下肢移动至床边，双足垂于床侧。

3）操作者右手固定患者骨盆左侧，左手从颈部后侧绕过固定右侧肩部。

4）操作者双手同时发力（右手向斜下，左手向斜上方发力）。辅助的同时指导患者右肘主动发力配合支撑身体，完成床边坐位。

（4）床边站起

1）操作者按上述方法辅助患者完成床边坐起。

2）指导并辅助患者双手交握，双臂前伸至肩关节前屈 30°～45°，双足分开着地，双膝屈曲 90°。

3）操作者首先引导患者双上肢前伸，躯干前倾，头部跟随躯干沿手臂方向前上移，同时身体重心前移。

4）操作者面向患者站立，双足分开与患者相同，稍屈髋屈膝，可用膝关节轻抵患者膝关节帮助患者稳定下肢，双手从患者腋下伸向腰背部稳定躯干。

5）给患者简短明确的口令指引，如"起""站""123，起"等，引导并辅助患者站起。待患者臀部离开床面，身体重心落在双足后，引导患者站直并稳定住身体。

六、必要的功能活动

（一）被动肢体活动

卧床会造成失用性肌萎缩，表现为肌肉力量下降、肌肉容积减小、肌肉内毛细血管数量减少等。卧床期间主动活动减少，关节及软组织处于不能全范围活动的相对制动状态，会造成肌肉、肌腱挛缩，关节滑液分泌较少，关节囊和周围韧带等软组织挛缩，导致关节内外粘连出现，造成关节活动障碍和软组织挛缩。此外，肢体长时间处于较为固定的位置，还会造成本体感觉的降低甚至缺失，在后续活动中出现定位不准确、动作协调性下降、动作效率降低、更易疲劳等问题。

运动系统因卧床和活动缺失造成的功能下降，不仅直接影响心血管功能的恢复，还可能因功能障碍造成其他意外情况的出现。例如上肢制动造成的原发性肩周炎，或卧床中足部未能处于中立位造成的跟腱挛缩。患者在体位转移或日常照护等身体活动中，因肢体突然较大幅度的活动产生疼痛。疼痛时的屏气、深呼吸或突然的肌肉收缩等生理反射则可能影响生命体征的稳定，并产生躲避动作等造成危险。因此重症心脏病患者在卧床早期也应开展适当的被动活动。

除常规关节松动术及软组织牵伸技术以外，还可以利用牵张、关节压缩和牵引等加强本体感受器的刺激。也可以应用螺旋、对角线状运动模式，更高时效地通过被动活动维持关节活动度及软组织延展性。从而更好地提高重症心脏病患者卧床期间的功能恢复，降低各种因素引发的风险。

被动肢体活动为康复治疗技术中手法操作技能，涉及较多康复治疗理论与实践操作。

（二）主动功能活动

氧的转运是氧气通过呼吸进入人体内，并与肌肉线粒体结合，参与机体供能。主要包括肺的通气功能、肺循环换气功能、氧合血红蛋白的循环功能、组织换气功能。正常情况下影响氧转运的主要因素是氧气经毛细血管膜扩散至肌肉组织的速度，很大程度上受平均毛细血管氧分压影响，而这是由传输血液至肌肉毛细血管的循环能力决定的。

肌肉的力量练习会明显增加毛细血管数量。同样，肌肉的形态和功能也需要应力刺激来维持。正常情况下，肌肉在48～72小时不重复刺激，力量即开始下降，肌容量等形态也开始退化。卧床和制动后，主动活动明显减少，在疾病和缺少应力刺激等多重影响下失用性肌萎缩更明显。

功能活动除可练习和维持相关肌肉的基础力量，还可以维持肌肉及肌腱等软组织的延展性，保持其在活动中的正常滑动能力，从而避免软组织挛缩造成的关节活动度下降。借助肌肉收缩及完成动作对肌腱、肌肉起止点、骨骼施加应力，尽可能减缓卧床后骨质疏松及肌腱变性与止点弱化等改变的进程。功能活动以患者日常生活活动所需的基础功能和基础运动模式为导向。

1. 上肢相关主动活动

（1）拳泵（图4-4）：通过张手握拳交替动作，使前臂肌群及手部内在肌完成收缩及舒张交替。促进血液回流的同时，保持前臂及手部肌肉的基础力量，保持软组织延展性，维持肌腱的滑动，尽可能减缓关节活动度障碍及肌力下降。同时有助于维持本体感觉和肢体控制能力，保持上肢抓握等基本日常活动能力。

尽可能大幅度张手并分开手指，保持2～3秒后，用最大力量的70%以下缓慢握拳并保持 2～3 秒，如此反复为一次。动作缓慢、有控制。在患者清醒状态，不影响生命体征的前提下，可每小时完成 20 次左右。练习过程中自然呼吸，避免屏气及 Valsalva 动作。

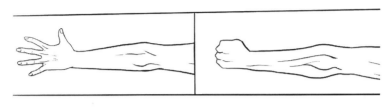

图 4-4　拳泵

（2）肘关节屈伸及前臂旋前旋后练习（图 4-5）：上臂平放于床面，肩关节外展 30°左右，尽可能完成全范围的肘关节屈伸动作。动作缓慢有控制，上臂始终保持不动。

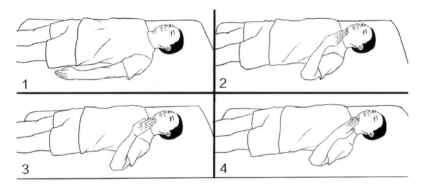

图 4-5　肘关节屈伸及前臂旋前旋后练习

肘关节屈伸练习包括三个不同方向动作，即前臂中立位、前臂旋前及前臂旋后三个姿势。可在练习肘关节屈伸关节活动度及相关肌肉力量与控制能力的同时练习前臂的旋前和旋后功能。前臂的旋前和旋后对于日常生活活动能力至关重要，摄食及自我清洁（如端饭碗、洗脸）等动作必须在前臂旋后位完成，书写及使用电脑等操作必须在前臂充分旋前位才能完成。

前臂从中立位起始，以拇指接近肩峰为肘关节屈伸的基础练习动作。前臂从中立位起始，屈肘过程中同步旋转前臂，以掌背接近肩峰为肘关节屈伸中结合前臂旋前动作。前臂从中立位起始，屈肘过程中同步旋转前臂，以掌心接近肩峰为肘关节屈伸中结合前臂旋后动作。

缓慢有控制地完成一次全范围屈伸为一次。根据患者体能及临床情况，每次练习 20 次左右。三个不同动作模式及左右两侧上肢分别练习。在屈肘过程中配合吸气，伸肘时慢慢呼气，避免屏气发力及 Valsalva 动作。

（3）肩关节前屈练习（图 4-6）：手臂经体侧完成前平举动作，肘关节伸直，至肩关节前屈 90°动作。如患者无任何不适且不影响切口或其他辅助医疗设备安全，可增大上举动作幅度至肩关节前屈 135°左右。

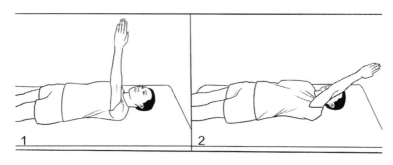

图 4-6　肩关节前屈练习

肩关节前屈手臂上举动作，可练习三角肌及伸肘相关肌肉力量，维持肩关节前屈活动度，提高肩胛骨的稳定性和上肢控制能力。同时可主动牵拉背阔肌等组织，避免卧床造成的软组织挛缩等。

在前屈最大角度位置保持 2～3 秒后，缓慢有控制地放下为一次。根据患者的体能及临床情况，每次练习 20 次左右。左右两侧上肢分别练习。肩前屈时促进患者吸气练习，还原时缓慢呼气，运动过程中避免屏气及 Valsalva 动作。

（4）肩关节外展（图 4-7）：肘关节屈曲 90°，上臂不离开床面，在体侧完成肩关节外展动作，最大范围至肩关节外展 90°左右，避免活动度过大牵拉胸廓，引起胸腔压力变化过快。保持肘关节屈曲角度不变，对抗手臂与床面摩擦力完成肩关节外展动作。

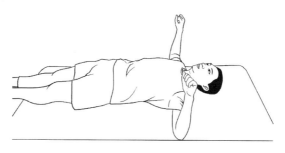

图 4-7　肩关节外展

此动作可练习肩关节外展相关肌群，同时提高肱骨头的控制能力与稳定性。也可主动牵拉背阔肌等组织，避免卧床造成的软组织挛缩等。肩关节外展活动度对于肩关节功能至关重要，是日常生活活动的基础功能。

在外展 90°左右位置保持 2～3 秒后，缓慢有控制地放下为一次。根据患者体能及临床情况，每次练习 20 次左右。可双侧手臂同时练习，也可左右两侧上肢分别练习。肩外展时促进患者吸气练习，还原时缓慢呼气，运动过程中避免屏气及 Valsalva 动作。

（5）肩关节外旋（图 4-8）：上臂放于床面上稳定支撑，肩关节外展 30°左右，肘关节屈曲 90°。保持肘关节屈曲角度不变，前臂向外旋转，完成肩关节外旋动作。

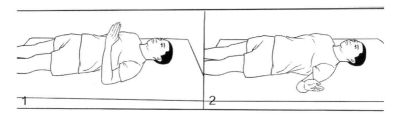

图 4-8　肩关节外旋

此动作可练习肩关节旋转相关肌群，同时提高肱骨头的控制能力与稳定性。肩关节外旋活动度对于肩关节功能至关重要，成年人无任何诱因制动 2 周即可开始出现肩周炎症状，为保证肩关节功能及尽快恢复日常生活活动，此项练习应予以重视。

在外旋最大角度位置保持 2～3 秒后，缓慢有控制地放下为一次。根据患者体能及临床情况，每次练习 20 次左右。左右两侧上肢分别练习。肩外旋时促进患者吸气练习，还原时缓慢呼气，运动过程中避免屏气及 Valsalva 动作。

（6）手臂上举：双手交叉，肘关节不要求完全伸直，避免增大胸廓压力（图 4-9 中的 1）。手臂在体前完成前平举动作，至肩关节前屈 90°左右（图 4-9 中的 2、3）。如患者无任何不适且不影响切口或其他辅助医疗设备安全，可增大上举动作幅度至肩关节前屈 135°左右（图 4-9 中的 4）。肩关节前屈手臂上举动作，可练习三角肌等维持肩关节稳定的相关肌肉，维持肩关节前屈活动度，提高肩胛骨的稳定性和上肢控制能力。同时可主动牵拉背阔肌等组织，避免卧床造成的软组织挛缩等。上举时促进患者吸气练习，还原时缓慢呼气，运动过程中避免屏气及 Valsalva 动作。

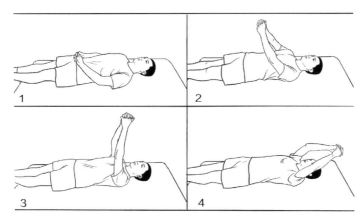

图 4-9　手臂上举

在前屈最大角度位置保持 2～3 秒后，缓慢有控制地放下为一次。根据患者体能及临床情况，每次练习 20 次左右。

2. 躯干相关主动活动　臀桥练习（图 4-10，图 4-11）为静力性下肢复合练习的经典动作，练习中脊柱处于中立位，安全稳定。静力性等长收缩，不增加脊柱及下肢关节活动，同时提高下肢蹬踏动作力量及脊柱与骨盆周围相关肌肉耐力。同步强化增强腰背部肌肉力量，整体提高脊柱稳定性。

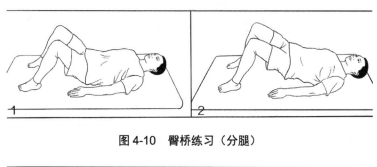

图 4-10　臀桥练习（分腿）

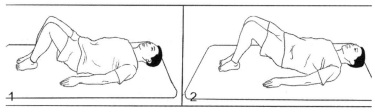

图 4-11　臀桥练习（并腿）

双腿屈曲膝关节屈曲 90°左右，足部稳定支撑于床面，下肢、腰背和臀部同步发力，使臀部抬离床面即可。练习中注意动作幅度，最高抬起臀部至身体与抬起一侧下肢呈一条直线，使脊柱在中立位发力，避免受力过大。

练习初期可选择双足分开，以增大支撑面、降低练习难度。如病床过于柔软不稳定，可在床面垫其他硬质平板降低难度。抬起臀部时吸气，还原时缓慢呼气，稳定控制时避免屏气及 Valsalva 动作，可适当进行胸式呼吸。

可根据患者功能及练习需求，选择静力性练习或动力性练习。静力性练习，即在可稳定控制的位置保持 5～10 秒，缓慢有控制地落下还原为一次。根据患者体能及临床情况，每次练习 10 次左右。动力性练习即在可稳定控制的位置保持 2～3 秒后，缓慢有控制地放下为一次。根据患者体能及临床情况，每次练习 20 次左右。

功能较好的患者，可减小双脚之间的距离，减小支撑面，增加练习难度，使患者强化下肢骨盆及脊柱的控制与稳定能力。

3. 下肢相关主动活动

（1）踝泵：通过踝关节屈伸交替动作，使小腿胫前肌、小腿三头肌、胫后肌、腓骨长短肌等肌肉及肌群完成收缩及舒张交替，保持小腿及足部肌肉的基础力量，保持跟腱延展性，避免跟腱挛缩，维持足踝部经行肌腱的滑动，是站立等基本日常功能的基础，是维持下肢本体感觉和肢体控制能力的重要基础练习（图4-12）。

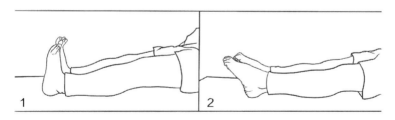

图 4-12 踝泵练习

尽可能大幅度屈伸踝关节，并在接近最大角度处保持 2～3 秒，如此反复为一次。动作缓慢、有控制。在患者清醒状态，不影响生命体征的前提下，可每小时完成 20 次左右。

可在完成踝关节屈伸的同时，增加足趾的同方向动作，以更好地刺激足部内在肌肉，充分牵拉足底筋膜及使肌腱更充分滑动，增强踝泵练习的效果。踝关节屈曲时吸气，还原时缓慢呼气，避免屏气及 Valsalva 动作。

（2）股四头肌等长收缩练习：股四头肌等长收缩练习即大腿前侧肌肉的绷紧和放松练习。用最大力量的 60%～70%绷紧大腿前侧肌肉，伸直膝关节。部分患者可能需要同时进行"勾足"或"绷足"动作才可找到控制股四头肌的感觉。可同步进行，不影响练习效果。

在肌肉有明显收缩感时保持 5～10 秒，缓慢有控制地放松还原为一次。在患者清醒状态，不影响生命体征的前提下，可每小时完成 10～20 次。两侧下肢分别练习。练习过程中自然呼吸，避免屏气发力及 Valsalva 动作。

（3）腘绳肌等长收缩练习：一腿用最大力量的 60%～70%下压床面，使大腿后侧肌肉绷紧及放松。部分患者可能需要同时进行"勾足"或"绷足"动作才可找到控制大腿后群肌肉的感觉。可以同步进行，不影响练习效果。

在肌肉有明显收缩感时保持 5～10 秒，缓慢有控制地放松还原为一次。在患者清醒状态，不影响生命体征的前提下，可每小时完成 10～20 次。两侧下肢分别练习。练习过程中自然呼吸，避免屏气发力及 Valsalva 动作。

（4）膝关节屈伸练习：足跟不离开床面，缓慢、尽可能大范围屈伸膝关节（图4-13）。通过下肢活动保持膝关节活动度及周围软组织延展性，尽可能维持股四头肌、腘绳肌、臀大肌、髂腰肌等下肢屈伸动作相关肌肉的基础力量，保持下肢可完成蹬踏的功能性动作能力。练习初期屈膝角度不宜超过 110°，避免过大角度屈膝时，出现骨盆及腰椎参与代偿影响腹压的恒定。如床单等阻力过大影响动作完成，可尝试在练习时床上垫更为光滑的滑板等，可减小下肢屈伸中足部与床面过大的阻力，避免造成增加心血管负荷或产生代偿动作。练习中，注意保持膝关节始终指向正上方，即避免出现髋关节外旋或内旋等多余动作。膝关节屈曲时吸气，伸膝时缓慢呼气，运动过程中避免屏气及 Valsalva 动作。

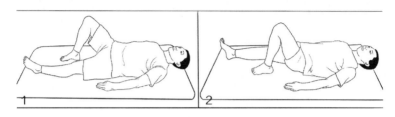

图 4-13　膝关节屈伸练习

（5）仰卧直抬腿练习：为下肢及躯干前侧复合力量练习的经典动作，练习中脊柱处于中立位且有床面充分支撑，安全稳定（图 4-14）。静力性等长收缩，不增加脊柱及下肢关节活动。提高股四头肌及髂腰肌等肌肉力量，强化膝关节前侧稳定性及屈髋相关肌肉。练习中需保持腹部肌肉适度收缩，保持腰背部贴紧床面，避免腰部受力过大地控制整体提高躯干前侧肌肉力量。一条腿屈膝 100°～110°，另一条腿伸直抬起至足跟距离床面 15～20cm 处。

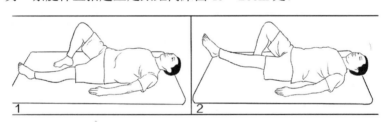

图 4-14　仰卧直抬腿练习

可根据患者功能及练习需求，选择静力性练习或动力性练习。静力性练习，即在可稳定控制的位置保持 5～10 秒，缓慢有控制地落下还原为一次。根据患者体能及临床情况,每次练习 10 次左右。动力性练习即在可稳定控制的位置保持 2～3 秒后，缓慢有控制地放下为一次。根据患者体能及临床情况，每次练习 20 次左右。抬起时吸气，放下时缓慢呼气，避免屏气及 Valsalva 动作。

（6）分腿并腿练习（髋关节外展内收）：分腿并腿即髋关节外展内收动作（图 4-15）。通过下肢外展内收动作，对抗腿部与床单之间的摩擦产生的阻力，练习下肢外展相关肌肉及臀大肌等，是站立平衡中控制和调整身体重心的重要肌群。同时为髋关节及骨盆与下肢建立更好的位置觉等本体感觉，提高控制能力。

从下肢中立位开始至髋关节外展 30° 左右位置保持 2～3 秒，缓慢有控制地还原至中立位为一次。根据患者体能及临床情况，每次练习 20 次左右。运动中自然呼吸，避免屏气发力及 Valsalva 动作。

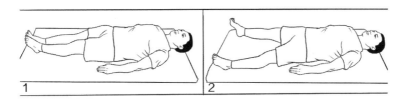

图4-15 分腿并腿练习

七、体位管理的实施流程

（一）前期准备

前期准备应重视康复教育，通过康复教育实现心理方面的准备对于后续要进行的体位转移的安全性和功能活动效果等至关重要。充分的前期准备可提高患者的觉醒度，会提高患者在后续身体活动中的注意力，进而提高中枢神经相关区域的兴奋性，提高肌纤维募集率，使练习更加安全和有效。

对于意识清醒的患者，任何体位摆放、体位转移、功能活动等，都应从康复教育开始。首先使患者充分了解体位摆放和转移以及活动的必要性，确定将要进行的功能活动是安全和有效的，打消恐惧情绪和懒惰或畏难情绪，可主观积极主动配合完成各项身体活动。对于觉醒状态的患者，无论体位摆放还是任何主、被动活动中，与患者的实时交流是必需的。

应鼓励清醒患者进行适当的交谈，但注意不应影响患者的呼吸，不分散患者对动作的注意力。对于正接受机械通气或无法语言交流的患者应进行适当的非语言互动，如眨眼、皱眉、轻轻点头、手部特定动作示意等。一方面，交流互动可刺激觉醒度，提高患者运动等相关中枢的兴奋性；另一方面，实时了解患者感受和疲劳度等体力情况。在确保安全的前提下，可更好地控制与调整体位转移及功能活动，实现安全有效和更好的时间效果比。

（二）热身活动

无论主、被动体位转移，都需要改变患者的身体位置，改变受重力影响的范围及程度，改变运动系统的受力，改变胸廓的位置及形态与受力，改变胸腹腔压力及膈肌受力情况等诸多因素。因此均需要通过主、被动活动充分热身准备，避免后续活动中变化剧烈而引发不良后果。

热身包括被动活动及主动活动。首先从被动活动开始，应充分活动后续进行活动需要参与的主要肢体部位。通过被动活动柔和恢复活动范围，牵拉放松软组织，恢复其活动范围，避免突然活动可能造成的不适或损伤。同时通过被动活动对关节及肌肉、韧带、关节囊、肌腱等施加适当的应力刺激，有助于恢复本体感觉，可更好地完成后续功能活动。

（三）功能活动的顺序

功能活动从肢体开始，逐渐过渡到躯干的控制和运动，避免突然的躯干运动或运动强度的变化影响呼吸、心率、血压等重要临床指标。功能活动从四肢远端开始，逐渐至肢体近端，从小关节开始过渡至大关节，从局部活动到肢体的整体运动。建议从被动活动开始，逐渐过渡到主动活动，从抗部分肢体重力开始，逐步过渡到抗完全肢体重力及适当阻力。

（四）控制和随时调整持续时长

功能活动及体位变化的适应性练习，均需要循序渐进，逐渐增加持续时长。持续观察患者反应，确保患者可很好地耐受主、被动活动刺激。生命体征稳定，情绪正常，允许适度疲劳但患者可明确表达能继续进行。注意记录患者的持续时间，以作为下次体位变化的适应性练习和功能活动的直接参考依据。

（五）冷身阶段

停止各项主、被动活动，恢复至活动前的体位。观察患者各项临床指标是否逐步恢复至运动前水平，如氧转运的指数恢复到静息水平。注意记录患者的恢复所需时间，作为下次体位变化的适应性练习和功能活动的直接参考依据。

（葛　杰）

第五节　康复护理

康复护理（rehabilitation nursing，RN）是护理学和康复医学结合所产生的一门专科护理技术。在康复计划的实施过程中，需由护士配合康复医师、治疗师等康复专业人员，对康复对象实施各种康复护理专门技术，以预防继发性各系统功能减退，帮助康复对象最大限度地改善机体功能并能重返社会。

重症监护环境是包括 ICU、高度依赖病房、烧伤监护病房、外科监护病房、内科监护病房和 CCU 等环境的统称。欧洲呼吸学会将 ICU 康复定义为帮助患者在恢复临床和生理相关指标的基础上恢复机体日常功能，达到个体最佳的生活质量。目前，我国重症心脏病康复护理概念尚未明确。临床上 CCU 的康复护理是在 ICU 康复护理的基础上的不断创新与提高，能够体现心脏康复特点的个性化护理理念。

一、意义

随着医疗技术的不断进步和发展，加之 20 世纪 80 年代 CCU 开始出现，使心血管急危重症的救治成功率大幅度提升，重症患者的存活率不断提高。但因疾病遗留下来的高级神经功能障碍和肢体功能障碍严重影响了患者及其家属的生活质量，所以重症医学工作者的任务已经从将患者救活拓展到最大可能地提高患者长期生存质量，争取其回归家庭和社会。

CCU 收治的危重症，主要是确诊或可疑急性冠状动脉综合征、暴发性心肌炎、严重恶性心律失常、急性心力衰竭或慢性心力衰竭急性加重、心源性休克等。在治疗上，患者常需要无创正压通气（noninvasive positive pressure ventilation，NPPV）、有创机械通气（invasive mechanical ventilation，IMV）、CRRT、IABP 甚至 ECMO 等设备支持。重症患者由于长期卧床，容易出现负性情绪、皮肤损伤、肺部感染和关节挛缩等并发症。

心脏康复护理是一种维持和预防疾病发展的全新护理模式，护士为患者提供 24 小时密切监测和照护，适当给予患者心理护理，缓解患者的焦虑和抑郁情绪。同时，康复护士积极配合康复师对患者进行床旁康复训练，提高运动耐力，降低心脏缺血事件和并发症的发生，最终促进患者心脏功能恢复，缩短住院时间，改善预后，提高患者生活质量。

二、康复护理的时机

对于患者早期康复护理的时机选择，专家们一致认为在 CCU 就应开始。越早进行康复护理干预就越能预防和减少各种功能障碍的发生，并为疾病后期的恢复创造良好条件。

（一）心肌梗死患者康复护理

心肌梗死是心脏危重症患者最为常见的病因。有研究发现心肌梗死后在心电监护下进行早期心脏康复治疗是安全可行的。国内相关学者对 AMI 患者进行了早期康复治疗发现可提高患者的活动耐量，改善患者心功能。只要患者血管再通，病情稳定，就应开始康复治疗。早期心脏康复治疗的优点可以避免患者长期卧床带来的血栓栓塞等并发症，改善患者的焦虑状态，提高患者对抗疾病的信心。

临床关于患者经皮冠状动脉介入术（percutaneous coronary intervention，PCI）术后康复护理时机的选择尚无统一定论，顾淑芳等认为，术后即刻康复训练可有效提高 AMI 患者左室射血分数，减少心绞痛和心律失常的发生。欧洲心脏病协会提出 PCI 术后病情较轻患者第 2 天即可进行运动康复，严重心肌损害患者需病情稳定后再开始运动锻炼。当然，并不是所有 PCI 术后患者均可进行即刻康复，多支病变或未完全血运重建的患者可从延缓康复时间、从床上被动关节运动开始。

（二）联合应用 IABP、ECMO、CRRT

心脏危重症患者病情严重，治疗中常需要应用 IABP、ECMO、CRRT 等辅助措施。护理操作技术要求高，护理难度大，各种仪器的使用和监护过程中易产生多种医源性和非医源性并发症。因此，联合应用各种辅助治疗设备的康复护理应遵循循序渐进的原则。目前，国内外尚没有统一标准的心脏康复护理指南和策略，目前护理方式主要包括定时更换体位、采用连续横向旋转治疗床等。通过以上措施防止患者压疮的发生及改善其通气功能，使患者逐渐恢复机体功能。

三、康复护理内容

(一) 康复护理模式

重症心脏康复常常采用多学科团队（MDT）合作模式，是以患者为中心、多学科专业人员为依托，为患者提供科学诊疗服务的模式，具体通过 MDT 病例讨论会形式开展。团队包括心内科医师、注册护士、理疗师、运动康复师、药剂师、心理咨询师、营养师等，共同沟通并协调患者进行康复。康复团队成员间分工和责任明确，多学科间互相协作，以一个紧密联系的整体来发挥作用。康复护士是 MDT 重要组成成员之一，不仅需要执行康复医师的康复运动处方、营养师的营养建议、医师的药物医嘱，还要配合心理咨询师对患者进行心理疏导，开展健康宣教等工作。

与普通或慢性疾病稳定期患者康复护理不同的是，重症患者康复训练必须遵循循序渐进的模式。进行下一项康复护理前要了解、判断患者对于前一次康复护理内容反馈如何。根据患者的反应制订下一步护理计划。因此，重症康复护理又被称为是一种"反应-依赖性"治疗，必须将患者的生理指标、临床表现整合到临床护理决策中，根据患者的个体情况逐渐升级康复护理内容。

(二) 康复护理的评定

康复护理过程中需实时密切观察患者的生命体征，并及时与心内科医师、康复医师、康复治疗师沟通反馈。

重症患者由于病情、环境变化等原因，ADL 会受到一定的影响，可使用 FIM 从运动功能和认知功能两个方面对患者的 ADL 进行测评。根据测评结果结合患者临床实际，给予个性化的康复护理指导与帮助。由于病情、环境、治疗设备等多种原因都能影响患者的情绪变化，很多患者会出现不同程度的睡眠障碍、认知障碍和精神异常等，导致出现焦虑、抑郁等负面情绪，影响疾病的恢复与预后。在患者入院初期，即使用 GAD-7 和 PHQ-9 评估其心理状况，针对性采取心理护理，给予心理支持。还可使用匹兹堡睡眠质量指数（Pittsburgh sleep quality index，PSQI）对患者进行睡眠质量评估，根据评分，采取多种干预措施，提高睡眠质量和促进机体康复。

重症患者往往因长期制动出现压疮问题。因此，如何快速高效对患者进行评估，减少压疮的发生十分重要（表 4-10）。在进行压疮评估时需注意以下几点。

1. 评估对象：①特级护理；②报病重；③报病危；④特殊患者；⑤新入院。

2. 同一患者在本科室住院期间，如连续几周评估值都在上报区域内，仅需首次上报，同一患者转入其他科室，按新入院患者进行评估。

3. 患者出现新发皮肤状况时应及时重新评估，高危患者每周评分一次，评分≥15 分的高危患者需上报护理部，采取护理措施，悬挂警示牌，转为中危时可取消警示牌。

表4-10　××医院患者压疮评估表

患者姓名：_____　性别：_____　年龄：_____　诊断：_____

家属签字：_____　关系：_____　日期：_____　特殊事件：_____　科室：_____

参数	项目	分数
体形	中等	0
	超过中等	1
	肥胖	2
	低于中等	3
皮肤类型	健康	0
	薄如纸	1
	干燥	1
	水肿	1
	潮湿	1
	颜色差	2
	裂开或红斑	3
性别和年龄	男性	1
	女性	2
	14岁至49岁	1
	50岁至64岁	2
	65岁至74岁	3
	75岁至80岁	4
	81岁以上	5
组织营养	恶病质	8
	心力衰竭	5
	外周血管病	5
	贫血	2
	吸烟	1
控便能力	完全控制	0
	偶尔失禁	1
	尿或便失禁	2
	大小便失禁	3
活动能力	完全	0
	躁动不安	1
	冷漠的	2
	限制的	3
	迟钝	4
	固定	5
食欲	中等	0
	差	1
	鼻饲	2
	流食	2
	禁食	3
	厌食	3
营养缺乏	糖尿病或截瘫	5
	大手术或创伤	5
	腰以下或脊椎手术	5
	手术时间大于2小时	5
药物	类固醇	4
	细胞毒性药物	4
	大剂量消炎药	4
总分		
评级		
护士签名		

4. 新入院患者皮肤有特殊情况如周身青紫等，可记录在特殊事件中，让家属签字。

5. 根据评分结合实际情况采取相应的护理措施。

（三）重症康复护理的实施

1. 人文关怀　人文关怀最早于 20 世纪 50 年代由美国学者 Watson 提出，20 世纪 90 年代我国开始研究并实施人文关怀护理。《中国护理事业发展规划纲要（2016—2020）》提出："推进优质护理，注重体现人文关怀"。护理人文关怀是指在医疗工作中护士以人道主义精神对患者的生命与健康、权利与需求、人格与尊严给予真诚的关怀和照顾，其核心是护理，现象是护理人文，是人文关怀与基础护理的结合。通过人文关怀可有效缓解患者的紧张焦虑，提高患者的舒适度与满意度，加强患者对医护人员的信任感。

重症监护室是一个充满压力与不确定因素的地方，患者会出现生理及心理压力，且许多重症患者尚需面对死亡的威胁，而家属在照顾患者的过程中也需要面对来自患者、医护人员、医院环境、经济负担及治疗过程中的种种压力。医护人员可为其提供包括生理、心理及社会等层面的支持，只有顾及患者及其家属的需要，才能真正协助他们度过危机。护理工作中的"人文关怀"是把对人的关怀作为一切护理工作的出发点和归宿。

（1）加强教育，提升基础护理：通过教育、宣传使护理人员认识和理解当今护理领域的转变。要求护士树立 "人文"观念，尊重患者权利，满足患者"医疗+舒适"的需求，提高护士服务质量和态度。例如：亲切地称呼患者为爷爷、奶奶、伯伯、阿姨、叔叔等，每日协助患者洗漱、梳头，给予清洁口腔；对发热出汗多的患者增加擦身次数及更换床单等；每周为患者洗头并吹干，修剪指甲、刮胡须等，使患者感到舒适。从细微之处入手，从小事做起，把人文关怀贯穿于基础护理。

（2）加强沟通，增加信任

1）重视语言沟通：对于清醒的患者，护士应详细告知所在环境和主要医疗措施，例如：与 PCI 术后的患者交谈："我是您的责任护士小冯，您的手术已经做完了，现在监护室观察，您的家人在外面等候，您现正在用呼吸机帮助呼吸，身上还带有多条管道，我们需要您的配合……"这样的告知使患者减轻恐惧及无助感，能够踏实、安心地配合护理工作。为患者做任何操作前都要解释操作的目的、方法、必要性及可能引起的不适，特别是使用各种约束带时，向家属做好解释工作，避免误会。尽量避免在患者床旁讨论病情，对昏迷患者的用语也要谨慎。对意识不清、气管插管的患者，在操作前也要进行告知。

2）加强非语言性沟通：危重症患者常因疾病或使用呼吸辅助设备而无法言语，护士在与患者交谈时要集中注意力，态度诚恳，并不时地加以点头或手势使患者深切体会到医护人员对他的关心，并通过患者的表情、手势、口形等来判断患者所要表达的意图。为有书写能力的患者准备写字板和笔，使用印有常见需求的卡片如喝水、见家人等，卡片上除了文字还配有图片，以备不识字的患者也能表达出自己的需求。

（3）加强病房管理，提高患者舒适度

1）营造良好环境：床边每件物品的摆设和使用都要从患者舒适方便的角度出发。及时清除解决各种报警声，做到"四轻"：说话轻、走路轻、关门轻、操作轻，降低噪声，尤其夜间，注意营造良好的休息环境。合理安置患者，将稳定期与急性期患者隔开；对烦躁不安、痛苦呻吟的患者，及时查明原因并给予处置，必要时单独安置。在抢救危重患者时，拉上屏风遮挡，并注意保护周围患者。在护理私密部位时要注意遮蔽，维护患者尊严。

2）改善入睡条件：白天通过打开窗帘，增强光线等方法来保持患者清醒的状态，促使夜间睡眠质量的提高。在患者可视范围内悬挂时钟，满足其时间概念的需求。根据患者的病情为其提供热水和热牛奶，促进睡眠。仔细检查患者的穿刺部位等情况，必要时更换敷料。确保患者的睡眠姿势舒适，适当为其按摩肩、背、腰等部位。患者入睡时可拉上床帘，条件允许时在夜间关闭大灯，仅开必需的照明灯。

将人文精神渗透进日常护理中可以起到医、护、患良好沟通的润滑剂作用。重症患者对人文关怀的需求要远高于其他患者，对其应全程贯穿人文关怀护理理念，满足需求，消除不良情绪，增加信任感，促进良好的医护患关系，促进其配合治疗，以良好的心态面对疾病，战胜疾病。

2. 重症康复护理处方

（1）药物处方实施：药物治疗在心血管疾病治疗与康复中具有不可替代的地位。在心脏康复中，应为患者制订科学合理的个体化药物处方，同时监督并鼓励其坚持用药，并针对患者生理、心理或经济问题调整用药方案，提高患者用药的依从性。

心脏疾病患者大多需要口服药物辅助治疗，但患者受记忆力和药物不良反应等多因素影响，患者无法有效管理药物，且心脏监护病房的患者均属重症，缺乏自我管理的能力，需要专业人士帮助其完成。监护病房护理人员为了保证患者的口服用药安全，对口服药物的管理有一套独特的方法。

1）护士服药到口，保证服药剂量用法准确：为了保证患者正确、及时、有效的服用药物，护理人员对口服药物遵循 5R 原则（正确药物、正确患者、正确时间、正确剂量、正确途径）统一管理发放，详见图 4-16。

2）药品管理原则：成立品管圈（quality control circle，QCC），由责任心强、临床经验丰富的护士组成。根据实际情况，制订小组计划，详见图 4-17。

（2）运动处方实施：运动康复是心脏康复的核心措施之一，包括运动种类、运动强度、运动时间和运动频率的制订等，是一种帮助其恢复身体功能、促进身心健康的康复手段。在保证安全的基础上，从改变体位开始，配合呼吸排痰训练，逐步开展相应的康复治疗。

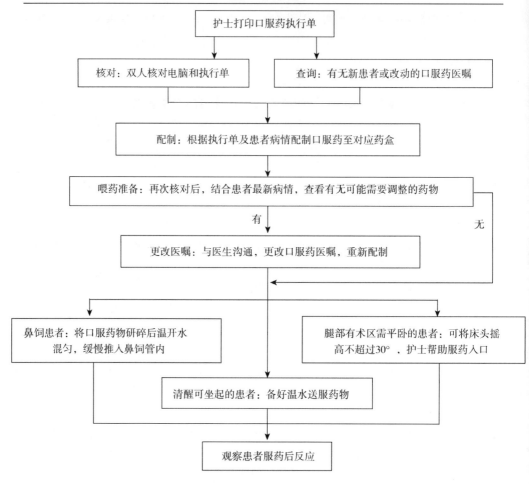

图 4-16　口服药物发放流程

1）体位管理：适用于有创机械通气、皮肤高危等患者。在康复师的指导下帮助患者采取平卧、半卧、侧卧、俯卧等不同体位，增强患者的舒适度，预防压疮的发生，必要时可使用软垫、软枕等工具。同时监测患者的生命体征、意识状态等，观察有无不适。注意患者的各种管路是否固定妥善，防止脱出、弯折，保持有效监测和引流通畅。观察穿刺术区有无出血、血肿，皮温、皮色是否正常，如有异常，应立即停止并通知医师。

2）排痰技术

① 有效咳嗽：适用于神志清醒且痰多黏稠、不宜咳出的患者。训练时间不宜过长，可在晨起后、睡前或餐前半小时进行。将患者置于半坐卧位，特殊患者可采取平卧位。操作过程中应严密观察患者病情变化、生命体征、血氧饱和度，及面色有无发绀等，备齐吸氧、吸痰等设备。操作后，协助患者漱口，观察排痰效果及患者的感受。

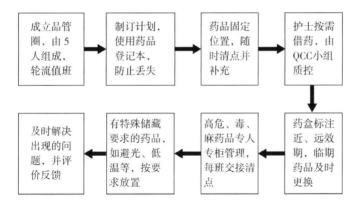

图 4-17 药品管理流程

② 体位引流：适用于心力衰竭及合并肺脓肿等有大量痰液而排出不畅者。宜晨起后进行，将病变部位置于高处，使支气管的开口方向向下。注意多种监测治疗设备的管线，避免脱落并为体位引流留出足够的空间。观察患者的反应及生命体征的变化，如出现异常应立即停止。操作后，协助患者漱口，观察治疗效果。

③ 机械排痰：适用于有创机械通气和无力咳嗽的患者。在严密监测下，为患者穿戴充气式背心，固定稳妥，设定排痰时间，以 5～20Hz 的频率压迫胸壁，通过气流振荡、管壁的振动增加痰液清除能力，有效降低肺部感染。同时了解患者的耐受程度并观察排痰效果，排痰后听诊肺部呼吸音有无改变。

（3）心理处方：实施"双心医学"：又被称为"精神心脏病学"或"行为心脏病学"，是研究心脏疾病与精神心理疾病相关性的一门学科，其强调应把对患者的身心健康干预融合在一起，医生需同时解决患者存在的躯体痛苦和精神心理创伤。心脏重症监护病房随时会出现抢救的场景，而监护病房一般没有家属陪护，患者在受到病痛折磨的同时也会出现心理问题，成为"双心"患者。患者常见的心理问题有紧张、恐惧、焦虑、抑郁、孤独、自杀倾向、睡眠障碍等，可导致抗拒心理，使病情加重。因此，要给予患者心脏、心理两个方面的护理，实现心理健康、身体康复的目的。

（4）饮食处方实施：营养风险指现存的或潜在的营养和代谢状况所导致的疾病或手术后出现相关临床结局的可能性。重症患者常会发生严重的代谢紊乱，其营养风险指数较高。有资料指出，有护理人员参与的规范化营养支持治疗可改善患者临床结局和成本效果比。护理人员在实施营养计划的同时，需常规对患者进行营养风险筛查，监测营养状况。

1）营养护理监测：临床常采用皮脂厚度计来测定皮下脂肪（表 4-11）。由于我国目前缺乏人体皮褶厚度数据评价标准，WHO 推荐选用以下 3 个测量点。

上臂部——右上臂肩峰与尺骨鹰嘴连线的中点。

背部——右肩胛下角下方 1cm。

腹部——脐右侧 2cm。

表 4-11　营养状况评价标准

性　别	瘦	正　常	肥　胖
男	<10mm	10～40mm	>40mm
女	<20mm	20～50mm	>50mm

测定结果有疑问时，应与主管医师复核确认；对于结果异常者，应向主管医师汇报，并协助营养师修订饮食营养支持计划。

2）饮食管理

① 饮食途径

经口饮食：主要为普食。根据患者的意向、口味、咀嚼情况准备食物，可将长纤维或者大块的食物切割成小块，防止呛咳，保证食用安全；对于不能自行进食的患者，可给予喂食（图 4-18）。

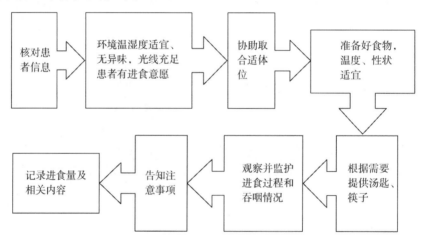

图 4-18　进食护理流程

鼻饲饮食：主要为流食。适用于：不能经口进食者，如昏迷、气管插管等病情危重的患者；拒绝进食的患者。可将营养配比合理的食物搅碎，搅拌均匀后经胃管缓慢推入（图 4-19）。

注意事项：减缓进食速度，充分咀嚼；进餐时观察有无呛咳、恶心、呕吐的症状，口腔内有无残留物，食欲如何及有无生命体征变化；进餐后观察有无腹胀、腹泻、便秘等。根据患者进餐情况，协助营养师及时调整饮食方案。

② 饮食指导：康复护理人员根据营养计划，制订饮食方案，并给予家属相关营养教育，指导其合理配餐。

急性心肌梗死患者需卧床治疗，指导家属先制作流食，如果汁、菜汤等，再逐渐变更为稀粥、面条等易消化食物。

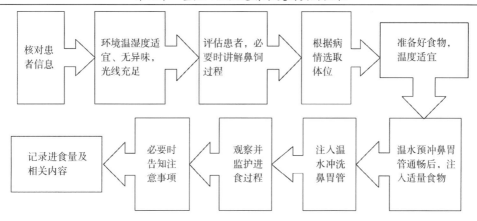

图 4-19　鼻饲护理流程

指导 PCI 术后患者适当多饮水，以术后 3～4 小时进 1500～2000ml 为宜，少量多次缓慢饮用，以尽快排出造影剂。

建议家属使用标准盐勺，精确盐的摄入量；避免提供不咸但含盐量高的食物，如切片面包、蜜饯等。

建议使用带刻度的水杯、固定容量的食盒，便于测算饮食量。

大量研究结果表明，饮食营养护理管理可提高心脏重症患者的免疫功能，促进身体功能恢复，减少并发症的发生及降低死亡率，对重症心脏病患者的康复具有重要意义。

（马国娣）

第六节　中医康复

一、临床意义

中医文献里有很多心病相关记载，主要见诸心痛、胸痹、胸痛等部分。如《黄帝内经》对"心痛"概念的论述："心病先心痛"（《素问·标本病传论》）；《灵枢》记载："邪在心，则病心痛喜悲，时眩仆。"后汉张仲景在《金匮要略·胸痹心痛短气病脉证治》首次提出"胸痹心痛"病名。目前认为胸痹心痛的发生大多与劳倦内伤、年迈体虚、寒邪内侵、情志失调、饮食不节等有关。以上众因均能引起痰湿、血瘀困于心脉，心脉不通则痛。从病位而言，心主血脉，心病失于推动，血行瘀滞；肝失去疏泄，气滞血瘀；脾虚失去健运，聚生痰湿，气血乏源；肾虚藏精失常，或肾阴亏虚，或肾阳虚衰等问题，皆可引起患者心脉痹阻，而发为胸痹心痛。胸痹心痛实乃本虚标实之病，胸痹心痛发作期标实突出，多以痰瘀互结，缓解期则本虚标实，以气血阴阳亏虚为主。

中医康复指在中医学理论指导下，在伤病早期介入，以保存、改善和恢复患者受伤病影响的身心功能，提高患者生活质量为主要目的的一系列传统治疗方法和措施，它包括针灸、推拿、中药内外治法及传统功法。中医康复重点关注于功能观，其是建立在中医学恒动观基础之上的，中医恒动观认为，精气是构成生命的物质基础，人的四肢、五官九窍、内脏活动以及精神意识、思维活动，都是以精气为源泉和动力的。精气流通是生命活动的基本特征，人体精气有规律地流通畅行，正常地升降出入，生命活动才能得以正常。人体新陈代谢的过程，即是精气流通、升降出入的过程。因此中医康复在心脏病患者康复中的临床意义主要有 4 个方面。

（一）整体康复与辨证康复

整体康复指人体各部分的康复相统一，人体康复与自然环境相统一，人体康复与社会环境相统一，即是生物-心理-社会模式的统一。心脏病患者不仅只有心脏的问题，还有很多其他部位的问题，例如高血糖、高血脂、肥胖、焦虑抑郁等，因此在中医康复治疗中也需全面治疗，不止局限于心脏。辨证是决定治疗的前提和依据，治疗则是根据辨证结果，确定相应的治疗原则和方法。在康复治疗中因人而异、因证而异的个体化辨证治疗，体现了康复治疗的针对性，从而提高疗效。

（二）形体康复与心神康复兼顾

形神兼顾是中医康复的精华之一，形与神，是相互制约、相互为用的统一体。中医康复既有主要以"养形"为主的形体康复方法，又有主要以"养神"为主的精神康复方法，在临床中两种方法也常结合应用，从而达到"形与神俱，而尽终其天年"。心脏康复患者的运动多选择太极拳、五禽戏、八段锦、易筋经等动作轻柔自然的锻炼方式，不仅能锻炼形体，也可以形神结合，达到形神统一的状态。中医康复认为"形宜动，神宜静"，这里强调形体宜动，只有通过运动，才能促使精气流通，气血运行和调，气机升降有序，并且动也是生命的基本特征，心脏病其中重要的问题即是运动受限；心神宜静，要求心神安静内守，情绪平静和稳定，即是恬淡虚无，情志稳定，愉悦自得，避免过度焦虑。

（三）预防康复与临床康复并举

中医康复在强调临床康复的同时，也重视康复预防，即"治未病""未病防变"。其所采用的许多方法，如中药、针灸、推拿、传统运动功法等，都是通过调养精神和形体，以增强机体的恢复能力和适应能力，改善整个机体功能。目前认为心脏康复是一项全程、全面、持续性医疗服务模式。总体上分为 3 期，即 I 期康复（院内康复期）、II 期康复（门诊康复期）和III期康复（院外长期康复期），这与中医康复不谋而合。

（四）简便廉验，易于坚持

中医康复中的传统运动功法简单易学，成本低廉，不需要特殊的设备、场地。既适用于正规的康复机构，也可以在社区、公园进行，这样患者容易坚持，可以以较少的人力、物力、财力投入，满足心脏病患者的康复需求。另外，传统运动功法动作比较多，可以循序渐进地提高，不会产生枯燥乏味的感觉。美国布朗大学的一项临床研究指出，超过 60% 的心脏病患者认为自己不能接受心脏康复运动处方的治疗，大多数心力衰竭患者认为心脏康复运动处方会增加他们的痛苦和心力衰竭症状，并增加他们内心的焦虑与不安。对比现代心脏康复运动，中医传统康复方式动静结合，更易被心脏病患者所接受并坚持。

二、中医康复的临床应用

中医康复在心脏病患者康复中有很多应用，主要有中药、传统运动功法、针灸推拿等。心脏康复五大处方包括运动处方、营养处方、药物处方、心理处方及危险因素管理和戒烟处方。

中医治疗中，改善心脏功能，提高运动能力的传统运动功法有很多，包括六字诀、太极拳、八段锦、易筋经、五禽戏等。目前各国遵循的心脏康复模式比较倾向分为 3 期，即 I 期（院内康复期）、II 期（院外早期康复或门诊康复期）、III 期（院外长期康复期），其中 II 期康复是冠心病康复的核心阶段，包括有氧运动、抗阻运动、柔韧性运动，而传统运动功法既包括有氧运动，又包括柔韧性运动。

对于心理疗愈处方，中医"五行音乐"有着独特的功效。早在 2000 年前，中医就提出了"五音疗疾"的理论。传统的音乐疗法是与中医学理论紧密结合在一起的，五音疗疾首见于《黄帝内经》，是古人把五音阶中宫（Do）、商（Re）、角（Mi）、徵（Sol）、羽（La）与人的五脏（心、肝、脾、肺、肾）和五志（喜、怒、忧、思、恐）等多方面内容运用阴阳五行学说相应地、有机地联系在一起，并以此作为中医五音疗法的理论指导。

（一）传统功法

传统运动功法的主要热点是动静结合、刚柔相济、意气相随，内外兼修，身心并重。静则收心纳意，轻松自然，全神贯注，以培育正气，即在精神舒畅和情绪安宁的状态下进行锻炼；动则行气活血，疏经通络，强筋壮骨，滑利关节，以壮形体、调脏腑。动以养形，静以养神。动中有静，静中有动。"动中有静"即在运动时要保持精神宁静的状态，要全神贯注；"静中有动"即要保持呼吸和意念的自然和谐、流动顺畅。传统运动功法，强调练意识以养神，以意领气；调呼吸以练气，以气行推动血运，周流全身；以气导形，通过形体、筋骨关节的运动，使周身经脉畅通，营养整个机体。只有动静结合，意念、呼吸、形体三者紧密配合，才能练精化气生神，内养脏腑气血，外壮筋骨皮肉。形体要求锻炼者充分地屈曲、伸展、内收、扭转等动作，可以起到牵拉肌群、肌腱、韧带的作用，有效提高了柔韧性，增加了肌肉的耐受性；呼吸要求锻炼过程中吸气深长有力、呼气均匀缓慢，延长通气时间，增加肺泡弥散；而腹式呼吸的同时还增强了膈肌力量、缓解肋间肌肉疲劳，使呼吸肌进行等长收缩和等张收缩，从而增强呼吸肌的收缩耐力，最终改善呼吸功能；意念则要求心神宁静，注意力集中，减少焦虑、烦躁的情绪。

中医传统运动功法作为一种中低强度的有氧运动，在心血管疾病临床应用中具有以下优势。①改善心肺功能：改变心肌微细结构，使心肌纤维变粗，瓣膜弹性提高，增强交感神经兴奋水平，进而增强心肌收缩力，使心脏泵血能力得到提高，加强呼吸肌的锻炼，改善肺的通气功能，有效提高机体的心肺功能。②提高生活质量：减少心血管病发作次数及时间，有效改善心血管病临床症状，降低再住院率、心血管事件发生率和死亡率。③降低心血管疾病危险因素：通过对血压、血脂、血糖水平的控制，降低心血管疾病的易患风险，抑制血小板聚集，改善血管内皮功能，从而达到对心血管疾病的预防作用。④增强依从性：中医传统运动功法运动负荷较轻，老年人、中高危患者也可进行，该运动具有群体性，适宜在社区推广。美国心脏病杂志曾发表的一项研究认为，心脏病患者通过打太极拳训练可以获得与现代医学运动康复方式相同的康复效果。太极拳应用于社区心脏康复中，患者的自感有效性和依从性提高，可在社区康复中作为患者的补充选择。

1. 太极拳　现代研究表明，八段锦、太极拳等传统运动融合动静结合理念，促进血液循环，减轻体重、降低血脂，减轻动脉粥样硬化程度，进而有效减轻心脏前后负荷，提高心功能，从而改善心力衰竭症状。其主要表现在对心率、心脏侧支循环形成、冠状动脉供血量、心肌内在收缩性等方面的影响。在结构上，适当运动可以促进心肌毛细血管的增殖，使心肌小动脉增大、改善微小动脉弹性；足够的刺激能够作用于心脏迷走神经心率-压力反射。在功能方面，运动对于增强心脏功能的适应性以及冠状动脉弹性和血液供应能力等方面具有积极影响。太极拳行功走架，柔和缓慢，以意导气，以气运身，上行百会、下至涌泉、通达四梢，助心行血，疏通经络，循行的血液濡养四肢八节、筋骨皮毛到五脏六腑。太极拳的锻炼过程主要是调节身心。《太极拳谱》开篇提："中气贯足，精神百倍。"身心各部讲究松、静、空、灵，举手投足、身形变换要求顺应自然，来往进退之间状若行云流水。太极拳与其他拳种的最大区别在于以意念支配形体运动，意动身随，意静形止。

太极拳的特点，主要有以下6个方面：①心静体松，神舒气敛；②柔和缓慢，连绵不断；③立身中正，支撑八面；④动静相生，刚柔相济；⑤开合相寓，虚实相伴；⑥气沉丹田，呼吸自然。太极拳遵循天地自然循行之理，以促进人身整体康复为目的，追求心神、意识、肢体、呼吸的协调统一，可提高有氧代谢、运动能力，促进血氧摄取、运输。太极拳作为传统中医康复运动方式之一，近年来被广泛应用于心血管康复领域。

2. 八段锦　八段锦是我国传统健身气功的一种，八段锦功法招式的编排和运动强度符合运动学和生理学规律，属于中低强度的有氧运动。

八段锦主要为以下8式。①第一式，"双手托天理三焦"：此式以调理三焦为主，通过清气纳入，畅通三焦，通行水液及一身元气。②第二式，"左右开弓似射雕"：开弓对拉，振奋胸中之阳气，助心行血。③第三式，"调理脾胃须单举"：拉伸两胁，可疏泄肝胆，健运脾胃。④第四式，"五劳七伤往后瞧"：牵拉胸腔，刺激任脉循行线上膻中穴，宽中顺气。⑤第五式，"摇头摆尾去心火"：摇头可刺激大椎穴，疏经泄热，配合尾闾摆动，疏通督脉和膀胱经，补充肾经经气，使肾水于上行，收敛心火。⑥第六式，"双手攀足固肾腰"：两掌摩运腰部，温养肾脏，助肾化精。⑦第七式，"攒拳怒目增气力"："肝主筋，开窍于目"，本式中"怒目瞪眼"可刺激肝经，使肝血充盈、肝气调达。⑧第八式，"背后七颠百病消"：通过震荡激发督脉阳气，调畅全身气血。

八段锦功法大部分要求马步站立，缓慢进行各肢体活动，可以很好地发展下肢大肌肉群的力量，提高肌肉泵的作用，增加回心血量，提高运动耐力。另外，在练习中需要加强两手臂的旋转用力，从而加大两手臂的肌力。健身气功八段锦练习不仅对肌肉骨骼有作用，对人体各组织器官均有积极作用，尤其是对中老年人心、肺功能有着积极的影响。八段锦练习中需要呼吸与动作密切配合，加深呼吸，放缓呼吸频率，这样有利于加大膈肌升降幅度，提高肋间外肌的伸展，从而使胸腔和腹腔的体积增大，使各脏器在体内有一定的挤压作用，对于血液循环具有极大的促进作用。因此八段锦功法是对人体气血经络、五脏六腑进行整体的调节，同时对肌肉耐力和躯体柔韧性、呼吸肌群进行锻炼，是机体内外全面调养的健身功法。在心脏康复中，八段锦体现了中国传统医学的精髓，通过人体自身的意念控制、姿态调整和呼吸配合，使身心整体协调发展。

3. **五禽戏**　五禽戏相传是由东汉后期著名医家华佗根据古代导引、吐纳之术，研究了虎、鹿、熊、猿、鸟 5 种动物的形态动作特点，并结合人体脏腑经络和气血的功能所编创。

五禽戏是模仿虎之威猛、鹿之安舒、熊之沉稳、猿之灵巧、鸟之轻捷的活动特点，各部分动作与五脏相对应。①虎戏：主肝，神发于目，威生于爪，目和爪皆属于肝，上提下扑，上肢循行于身体两侧，为肝经所运行的路线，导气血下行，调节人体上盛下虚，以期平肝潜阳、疏肝理气。②鹿戏：主肾，中医学认为"腰为肾之府"，鹿抵主要运动腰部，不断刺激肾脏，达到强腰健脾、益气补肾的功效。③熊戏：主脾，主要对应人体中焦部位运动，通过手型的导引动作，达到自我按摩内脏，健运脾胃，防治一些胃肠道疾病。④猿戏：主心，猿提，手臂夹于胸前，收腋同时挤压胸廓，心经循行于手臂内侧，该动作可使心气推动血行，流注全身，通血强心。⑤鸟戏：主肺，通过鸟飞、鸟伸等动作，一吸一呼之间，能调畅气机，纳气补肺，改善肺功能，也可提高人体的平衡能力。

五禽戏的锻炼可以改善老年人舒张压水平；降低安静心率，改善心脏功能；促进血液循环，提高心血管功能水平；对血脂、血压、血糖、情绪等有明显的改善作用，从而可以明显降低心血管事件的发生率。

4. **易筋经**　易筋经为古代导引术之一。"易"蕴含变化、运动之意，"弄壶中之日月，抟掌上之阴阳"（《易筋经》）传述的是易筋经蕴含阴阳变动，通过人身练习阴阳转换，以期达到气血、筋肉、形意、内外以及人与自然的和谐统一。"精气神无形之物也，筋骨肉乃有形之身也，无形者有形之本"，"筋壮则强，筋舒则长，筋劲则刚，筋和则康"（《易筋经》）。通过"易筋"内调脏腑、气血，外坚筋脉、骨肉，维持身体活动的平衡协调，强健体魄。易筋经动作柔缓，舒展自如，结合均匀深长呼吸，对老年心脏康复患者尤其适宜。易筋经的"调心"作用，包括两个方面：一方面，调整"心主血脉"的功能，包括心脏、血脉及血液，使心气充沛，血脉畅通，气血和畅，进而调节和增强人体各器官、各系统的功能；另一方面，易筋经的"调心"作用，是调整人体的意识、思维和情志等精神活动，在形体放松的基础上，集中意念，排除心中杂念，以达到"由动入静"的状态，从而改善人体的意识、思维和情志等精神活动。从理论上讲，易筋经的"调心"作用与"心主神明"理论是一脉相承、密不可分的。

易筋经主要包括 12 式：韦陀献杵第一式、韦陀献杵第二式、韦陀献杵第三式、摘星换斗式、倒拽九牛尾式、出爪亮翅式、九鬼拔马刀式、三盘落地式、青龙探爪式、卧虎扑食式、打躬式、掉尾式。

中医学认为，心主血脉，心脏的正常搏动，主要依赖于心之阳气的推动和温煦作用。易筋经通过形体导引，调畅经络气血，促进气血的循行；通过筋经、经络的牵拉运动，调节脏腑功能，使心脏主血脉的功能得到强化；通过神意与形气相合，激发全身之气、培补元真，从而达到改善心脏功能、强身健体之功。中老年人普遍存在左心室舒张功能异常，随着年龄的增长，体内脂肪和肌肉组织的比例发生变化，导致心肌代谢障碍，从而影响到心功能。随着我国人口老龄化程度的不断加剧，慢性心脏疾病的患病率正逐渐提高，运动作为一种应激反应会对机体各系统产生一定的影响，当身体负荷加重时，心血管系统也在神经体液调节下发生相应变化以适应代谢要求。

5. 六字诀　六字诀是吐纳功法中的一种，主要是在呼气时用 6 个发音不同的字疏通调和脏腑经络气血。六字诀的六字是"嘘、呵、呼、呬、吹、嘻"，其中嘘字配肝、呵字配心、呼字配脾、呬字配肺、吹字配肾、嘻字配三焦，通过呼吸配合发音，进行锻炼。通过运用六字诀，按照起势—嘘字诀—呵字诀—呼字诀—呬字诀—吹字诀—嘻字诀收势顺序进行重复练习，并配合肢体导引，可达到通心脉、调气血的功效，因切中病机，从而可显著改善病症及预后。

（1）嘘字功平肝气

1）读法：嘘，读（xū）。口型为两唇微合，有横绷之力，舌尖向前并向内微缩，上下齿有微缝。

2）练习方法：呼气念嘘字，踇趾轻轻点地，两手自小腹前缓缓抬起，手背相对，经胁肋至与肩平，两臂如鸟张翼向上、向左右分开，手心斜向上。两眼反观内照，随呼气之势尽力瞪圆。屈臂两手经面前、胸腹前缓缓下落，垂于体侧。再做第二次吐字。如此动作 6 次为一遍，做一次调息。

　　3）作用：可以改善患者的胸胁胀闷、食欲不振、两目干涩、头目眩晕等症。

　　（2）呵字功补心气

　　1）读法：呵，读（hē）。口型为半张，舌顶下齿，舌面下压。

　　2）练习方法：呼气念呵字，跗趾轻轻点地；两手掌心向里由小腹前抬起，经体前到至胸部两乳中间位置向外翻掌，上托至眼部。呼气尽吸气时，翻转手心向面，经面前、胸腹缓缓下落，垂于体侧，再行第二次吐字。如此动作 6 次为一遍，做一次调息。

　　3）作用：呵气功治心悸、心绞痛、失眠、健忘、盗汗、口舌糜烂、舌强语謇等心经疾病。

　　（3）呼字功培脾气

　　1）读法：呼，读（hū）。口型为撮口如管状，舌向上微卷，用力前伸。

　　2）练习方法：呼字时，跗趾轻轻点地，两手自小腹前抬起，手心朝上，至脐部，左手外旋上托至头顶，同时右手内旋下按至小腹前。呼气尽吸气时，左臂内旋变为掌心向里，从面前下落，同时右臂回旋掌心向里上穿，两手在胸前交叉，左手在外，右手在里，两手内旋下按至腹前，自然垂于体侧。再以同样要领。右手上托，左手下按，做第二次吐字。如此交替共做 6 次为一遍，做一次调息。

　　3）作用：可以改善患者的腹胀、腹泻、四肢疲乏、食欲不振、肌肉萎缩、皮肤水肿等。

　　（4）呬字功补肺气

　　1）读法：呬，读（si）。口型为开唇叩齿，舌微顶下齿后。

　　2）练习方法：呼气念呬字，两手从小腹前抬起，逐渐转掌心向上，至两乳平，两臂外旋，翻转手心向外成立掌，指尖对喉，然后左右展臂宽胸推掌如鸟张翼。呼气尽，随吸气之势两臂自然下落垂于体侧，重复 6 次，调息。

　　3）作用：可以改善患者的发热咳嗽、痰涎上涌、背痛畏寒、呼吸急促而气短等。

　　（5）吹字功补肾气

　　1）读法：吹，读（chuī）。口型为撮口，唇出音。

　　2）练习方法：呼气读吹字，足五趾抓地，足心空起，两臂自体侧提起，绕长强、肾俞向前划弧并经体前抬至锁骨平，两臂撑圆如抱球，两手指尖相对。身体下蹲，两臂随之下落，呼气尽时两手落于膝盖上部。随吸气之势慢慢站起，两臂自然下落垂于身体两侧。共做 6 次，调息。

　　3）作用：可以改善患者的腰膝酸软，盗汗遗精、阳痿、早泄、子宫虚寒等。

　　（6）嘻字功理三焦

　　1）读法：嘻，读（xī）。口型为两唇微启，舌稍后缩，舌尖向下。有喜笑自得之貌。

2）练习方法：呼气念嘻字，足四、五趾点地。两手自体侧抬起如捧物状，过腹至两乳平，两臂外旋翻转手心向外，并向头部托举，两手心转向上，指尖相对。吸气时五指分开，由头部循身体两侧缓缓落下并以意引气至足四趾端。重复 6 次，调息。

3）作用：可以改善病人的眩晕、耳鸣、喉痛、胸腹胀闷、小便不利等疾病。

（二）"五音疗法"

古代医学对于五音治疗的记载"五音"原称"五声"，有狭义和广义之分。广义的"五音"指的是天地间的一切声音。狭义的"五音"则仅仅指我国古代在阐述声音乐理过程中所确立的角、徵、宫、商、羽 5 种不同的音阶。《黄帝内经》最早把五音引入医学领域，天有五音：角徵宫羽商；地有五行：木火土金水；人有五脏：肝心脾肺肾。五脏可以影响五音，五音可以调节五脏。宫音雄伟，具"土"之特性，可入脾；商音清净，具"金"之特性，可入肺；角音属"木"，可入肝；徵音属"火"，可入心；羽音属"水"，可入肾。

对患有各种心脏疾病的病人出现的焦虑、抑郁症状运用中医"五音疗法"的五行相生相克规律，运用角、徵、宫、商、羽五音，针对不同体质和病证，施以不同曲目的中国特色音乐疗法。

1. 顺其脏腑施乐法　怒伤肝，可用角调式音乐补之；喜伤心，可用徵调式音乐补之；思伤脾，可用宫调式音乐补之；忧伤肺，可用商调式音乐补之；恐伤肾，可用羽调式音乐补之；五音疗法治疗的媒介是五行意象，通过五行系统，借以达到理解身心，治疗疾病的作用，具体应用如下。

（1）肝火扰心证：可选用《蓝色多瑙河》《草木青青》《绿叶迎风》《一粒下土万担收》等角调式音乐曲目，以调节肝胆的疏泄功能，促进人体气机的升发条畅。

（2）痰热扰心证：可选用《卡门序曲》《汉宫秋月》《喜相逢》《百鸟朝凤》等徵调式音乐曲目，以助养心气。

（3）心脾两虚证：可选用《月光奏鸣曲》《秋湖月夜》《鸟投林》《闲居吟》等宫调式音乐曲目，以调节脾胃的升降功能，促进全身气机的稳定。

（4）心肾不交证：可选用《汉宫秋月》《昭君怨》《塞上曲》等羽调式音乐曲目，以助养肾气，促进人体气机的下降。

（5）脾胃不和证：可选用《第三交响曲》《阳光三叠》等商调式音乐曲目，以健脾和胃，调和胃的受纳和通降，促进人的气机的内收。

2. 五行相克以情胜情的方法　根据中医五行相克中以情胜情原理，辨证论治，选择乐曲具体如下。

（1）悲胜怒：可选择《晚霞钟鼓》或《秋风清露》。

（2）恐胜喜：可选择《伏阳朗照》或《冰雪寒天》。

（3）怒胜思：可选择《玄天暖风》或《碧叶烟云》。

（4）喜胜悲：可选择《雨后彩虹》或《荷花映月》。

（5）思胜恐：可选择《黄庭骄阳》或《玉液还丹》。

乐曲播放方式：选择个人随身听或录音机，嘱患者全身放松、闭目养神，音量由小到大，尽量不超过 50 分贝，并尽可能保持环境安静。每天上、下午各 1 次，每次 30 分钟。

中医心脏康复注重整体康复、辨证康复、功能康复，采用的康复手段以中医理论为指导，均有长期的实践经验积累，在心脏康复中不止有传统运动功法提高运动能力，在解除临床症状，提高自身正气等方面中药等都有很好的效果，也起到举足轻重的作用。心脏康复的质量是追求的终极目标，只有实现全程管理、多位一体，患者坚持、心脏康复人才引导、医疗机构与家庭社区紧密结合，才能真正实现心脏康复利益最大化。心脏康复是一个双赢的体系，它反映了从以疾病为中心的传统医学模式向以患者为中心的生物-心理-社会医学模式的转变。中医康复有利于心脏康复完整体系的建设。用中医建设、丰富和发展我国的心脏康复体系，与现代医学相互补充、相辅相成，对于具有鲜明特色的心脏康复体系，意义重大。

（王　艳）

第五章

重症心脏病患者康复的整体策略

第一节　急性心肌梗死患者的评估与康复治疗

一、意义

根据国家心血管病中心组织编撰的《中国心血管病报告 2018》显示，自 1980 年起，AMI 出院人次不断增加，相应地 AMI 患者住院费用也在快速增长，2016 年 AMI 患者住院总费用为 190.85 亿元，次均住院费用为 26 056.9 元。尽管 AMI 的药物、介入等治疗方式正迅速发展，且诊疗流程愈发标准化和规范化，但 AMI 患者的预后及生活质量仍然不佳，近 50%的 AMI 患者于患病后 12 个月内没有重返工作岗位。基于上述情况，心脏康复的实施显得尤为重要。研究发现 AMI 患者进行心脏康复能够有效控制左心室重构且改善心脏功能，并且开始的时间越早，持续的时间越长，患者的获益越多。因此，在条件允许下，应及早对 AMI 患者进行心脏康复，以减少并发症、缩短患者 CCU 住院时间、降低医疗成本、避免医疗浪费，使患者获得最佳的医疗获益。

在欧美、日本等发达国家，AMI 心脏康复治疗已被纳入医保当中，成为常规心脏治疗的一部分。并且在发达国家中 AMI 康复治疗具有其标准化的诊疗内容和临床路径，这使得患者在住院期间具有较高的康复效率。然而在我国 AMI 的康复治疗仍面临着巨大的挑战。根据中国心血管疾病医疗质量改善-急性冠脉综合征项目（CCC-ACS）的最新研究结果发现，从 2014 年 11 月至 2017 年 6 月期间全部 62 227 例急性冠脉综合征（acute coronary syndrome，ACS）患者中，仅 9.7%的患者获得了个体化的心脏康复计划。中国 ACS 患者接受心脏康复指导的比例较低，反映了目前心脏康复治疗仍未成为我国心血管疾病常规治疗组成的一部分。多方面因素共同导致这一结果，其中心脏康复体系尚不完善，部分临床医务工作者对心脏康复了解不够，且患者对心脏康复依从性差、参与度不足是主要因素。为改变这一现状，完善心脏康复体系的建立，提高医患对心脏康复的认知度则变得尤为重要。由哈尔滨医科大学附属第二医院牵头的"十三五"课题"急性心肌梗死全程心肌保护体系构建及关键技术研究"之子课题五"早期康复质量评定改进体系对 AMI 后 HF 发生率影响的研究"的目的即为健全我国 AMI 心脏康复体系。因此，结合我国医疗特点和 AMI 患者心脏康复现状，根据《中国心脏康复与二级预防指南（2018 年版）》、国内外 ICU 康复以及我院 AMI 康复经验，进一步全方位完善 AMI 康复临床路径，期望为我国 AMI 康复治疗工作提供参考。

二、康复临床路径

AMI 患者的心脏康复大体分为 3 期：急性期、恢复期、维持期。急性期的心脏康复主要是给予低强度运动训练并进行患者教育，从而避免因长期卧床所引起的肌肉萎缩、血栓栓塞及全身性功能失调等问题，帮助患者逐渐恢复日常生活活动能力（表 5-1～表 5-3）。恢复期的心脏康复特点是整体性的康复，从五大处方出发，全方位地帮助患者回归社会。维持期的心脏康复是帮助患者建立具有可执行性的个体化自我管理方案，可居家或在心脏康复中心进行。

表 5-1　AMI 患者康复临床路径-CCU 早期评估

干预时间	评估策略	开始康复标准
术后24小时内	临床状况评估 ①全面病例信息采集：病史、CCU 病情、手术病情及血管情况、检查结果、检验结果、护理记录；②患者实时状况观察：基本生命体征、身体状况（食欲、睡眠、情绪等）、自觉症状、水肿程度、尿量、服药情况	过去 8 小时内无新发或再发胸痛 心肌酶学标志物无进一步升高 心电图无显著改变 40 次/分＜心率＜130 次/分
	意识状态评估 ①镇静程度（RASS）；②谵妄状态（CAM-ICU）；③指令执行情况（S5Q）	90mmHg＜SBP＜180mmHg 60mmHg＜DBP＜100mmHg 36℃＜体温＜38℃
	活动能力评估 ①肌肉力量与耐力（握力/MRC）；②关节活动度（ROM）；③平衡与协调（BBS 评分）；④肌张力（Ashworth）	5 次/分＜呼吸频率＜40 次/分 （一般认为＜30 次/分） SpO_2＞95%
	呼吸功能评估 ①呼吸困难程度（mMRC）；②呼吸模式（胸/腹/混合）；③呼吸肌活动度（膈肌超声）	机械通气时： 呼吸频率≤25 次/分
	疼痛感觉评估 ①胸痛程度；②关节与骨骼肌疼痛；③伤口疼痛	FiO_2 ≤60% PEEP≤$10cmH_2O$ 意识状态：−3＜RASS≤2
	营养状况评估 ①饮食状态评估（MNA）；②体重指数（BMI）；③肢体围度；④皮下脂肪情况	
	心理状态评估 ①焦虑程度（GAD-7）；②抑郁程度（PHQ-9）	

以上评估内容若达到开始标准可进行表 5-2 步骤，否则重复进行上述评估，寻找最佳康复时机。

表 5-2　AMI 患者康复临床路径-CCU 康复训练

干预时间	康复治疗策略	终止/加量指标
术后 24～48 小时或更长时间	第一步：若患者存在意识障碍或镇静状态时，主要采取以下康复治疗策略： 1. 体位管理　这一过程为被动操作过程，由康复治疗师与护士协同完成。主要以侧卧位为主，伴肺感染者尽量患侧在上方，便于引流。每 2 小时进行一次，直至可主动体位转移为止 2. 被动活动　由康复治疗师协助患者被动完成，全身大关节——肩、肘、腕、髋、膝、踝的屈伸，内收外展，内外旋等全范围、全运动方向的被动活动 第二步：若患者意识状态良好，S5Q≥3/5，主要采取以下康复治疗策略： 1. 体位转移　这一过程为主动-辅助操作过程，在康复治疗师与护士辅助监督下完成。首先侧卧位翻身训练，每 2 小时进行一次；其次床头抬高 30°～60°，每个角度 10 分/次即可 2. 主动-辅助运动　由康复治疗师辅助完成，全身大关节——肩、肘、腕、髋、膝、踝的屈伸，内收外展，内外旋等全范围、全运动方向的主动-辅助活动；亦可进行小强度床头主-被动踏车训练，20 转/分，5～10 分/次，每天 1～2 次	1. 活动时出现以下异常反应提示需终止运动： （1）收缩压降低≥10mmHg 或者收缩压增加>40mmHg；或者舒张压≥110mmHg （2）显著室性或房性心律失常 （3）出现二度或三度心脏传导阻滞 （4）出现运动不耐受的症状或体征，包括心绞痛，显著呼吸困难或心电图显示改变提示心肌缺血 2. 符合以下条件的 AMI 患者可以考虑活动加量： （1）活动时可有适当的心率增加，但需≤30 次/分，需排除心率变时功能不全 （2）适当的收缩压增加（较静息状态增加 10～40mmHg） （3）通过遥测心电图未发现新的心律失常和（或）ST-T 的非正常演变 （4）与以前的活动相比，没有新的心血管症状，如心悸、呼吸困难、过度疲劳或胸痛出现
术后 48～72 小时或更长时间	第一步：维持上述具体训练内容 第二步：可完成上述训练内容，且符合加量标准者，可在治疗师的指导协助下尝试床上坐起 10～20 分钟，进行坐位适应性训练 第三步：评估患者精神心理状态，轻度焦虑抑郁以运动疗法为主，明显焦虑抑郁给予药物治疗 第四步：评估患者睡眠状态及影响因素。解决患者心理问题，适当镇痛 第五步： 1. 有长期卧床风险患者可加用神经肌肉电刺激　上肢以三角肌、肱三头肌为主，下肢以股四头肌、胫前肌为主。电极并置，频率 4～20Hz，每次 5～10 分钟，每天 1～2 次 2. 机械通气患者可加用体外膈肌起搏治疗　频率 40Hz，刺激次数为 5～10 次/分，每次 10～20 分，每天 1～2 次	同上

以上训练内容若均能完成可进行以下表 5-3 步骤，否则重复进行以上康复治疗内容。

表 5-3　AMI 患者康复临床路径-病房康复训练

干预时间	康复治疗策略	注意事项
普通病房 1 天	1. 患者在床旁踢腿（屈膝—伸膝—屈膝）15～20 次 2. 床旁踝泵 20 次 3. 可在治疗师指导协助下，床旁站立 3～5 分钟 4. 床旁踏步 20 次 5. 床旁扶桌子提踵 10～15 次	1.询问患者症状 2.如在病房需注意监测生命体征：如血压下降、心率加快、气急等停止治疗，与临床医生沟通，调整治疗方案
普通病房 2 天	1. 方案同第 1 天 2. 室内步行 100m（告知患者不能独立行走）	同上
普通病房 3 天	1. 方案同第 1 天 2. 室内步行 200～300m	同上
普通病房 4 天	1. 出院前评估：6MWT 或 CPET 2. 回家需要爬楼梯的患者，在治疗师监护下试走 1～2 层楼梯或独立行走 400m 3. 出院指导 （1）参考临床指标及康复评估，制订个体化运动处方，并携带监护设备指导患者在康复中心执行运动处方 1 次 （2）康复宣教：危险因素、回家注意事项、突发心脏事件的处理、戒烟限酒 （3）饮食指导 （4）心理指导 （5）药物指导 （6）对患者进行答疑并留存联系方式，方便患者日后随访（公众号及电话号）	参考 6MWT 或 CPET 适应证、禁忌证、终止指标等

出院评估完成后可将患者纳入居家康复管理范畴，进行规律随访。

三、康复评估

AMI 患者的心脏康复通过患者病史评估、活动能力评估、日常生活活动能力评估、呼吸功能评估、疼痛感觉评估、营养评估、心理状态及出院前评估等，了解患者的整体状态、危险分层及影响其治疗效果和预后的各种因素，从而为患者制订急性期和慢性期最优化治疗方案。此外，不适当的运动还可能引发 AMI 患者出现心脏扩大、心功能减退、心脏破裂等并发症，进而造成严重后果。因此掌握患者的各项基本情况非常重要，也是康复治疗的前提。

（一）临床评估

1. 病史采集　详细记录患者基本信息。首先，了解患者平素健康状况，既往疾病史（如高血压、糖尿病）、个人史（如有无吸烟饮酒习惯）等。其次，明确患者的主诉及现病史，主要了解患者目前是否存在心绞痛、心律失常、心力衰竭、低血压、休克等情况，以及是否出现心肌梗死后严重并发症如乳头肌功能失调或断裂、室间隔穿孔、心室壁瘤形成等。上述基本信息的采集用以评估患者心脏康复治疗的风险，明确是否能对患者进行后续康复干预。

2. 体格检查　康复治疗师通过患者综合病情分析和疾病进展程度制订康复干预时机，其中体格检查主要有基本生命体征情况（包括体温、呼吸、脉搏、血压、发育、体型、营养状态、意识状态、面容表情、体位、皮肤等）、头部检查、胸部检查、腹部检查、脊柱与四肢检查、神经系统检查等。需重点关注 AMI 患者的胸部检查和心肺系统的查体情况，观察呼吸运动、胸廓扩张度、心尖及心前区搏动等，听诊是否存在异常呼吸音、啰音、病理性杂音等。并且在康复过程中要严格监测患者的生命体征。

3. 相关检查检验　辅助检查可以更好地帮助康复治疗师评估患者病情，制订个性化的治疗方案，包括血常规、生化系列、凝血功能、尿常规、粪常规、血脂血糖、血气分析等。重点关注心肌损伤标志物（肌钙蛋白、心肌酶）、BNP、心电图、心脏超声、冠状动脉造影、光学相干断层扫描（optical coherence tomography，OCT）等，以此充分客观了解患者的心脏损伤程度。

（二）意识状态评估

意识是指人对周围环境和自身状态的认知和觉察能力，是大脑高级神经中枢功能活动的综合表现。由于住院期间活动减少，与他人交往减少，患者对周围环境缺乏足够的感官刺激，导致住院期间知觉剥脱，长时间卧床老年患者中有近 1/3 存在认知功能障碍，此外不适当的使用镇痛、镇静药物和制动可使患者患上 ICU 获得性谵妄的风险增加。当患者出现意识障碍时会影响康复治疗的效果，影响患者的治疗信心，延长 CCU 住院时间，增加经济负担，直接结果是患者预后较差。因此，掌握患者意识状态十分重要。一般采用镇静评分（RASS）、ICU 患者意识模糊评估量表、标准化 5 问题问卷（S5Q）等来评估患者的镇静程度、谵妄状态、指令执行情况。

（三）疼痛感觉评估

疼痛感觉评估更能准确地判定疼痛的部位和性质，便于选用最恰当的治疗方法，及时进行药物调整和把控介入治疗的时间。由于过度的疼痛会降低患者的积极性和配合度。因此对于患者疼痛的控制可以显著提升患者康复治疗的参与程度。疼痛的管理是临床当中的重要项目，常用的评估方法有 NRS 和 VAS 疼痛评分量表。

（四）呼吸功能评估

严重的 AMI 患者一般处于长期制动状态，而长期制动会使患者出现呼吸肌萎缩、肌力下降、肌耐力下降等不良结果，进而影响患者的呼吸功能。康复治疗师通常采用徒手评定 AMI 患者的呼吸模式，使用 mMRC 呼吸困难量表评估呼吸困难程度，通过膈肌超声评定患者的膈肌力量等。

（五）活动能力评估

长期卧床会对患者的肌肉、关节造成一定的损伤，可导致肌萎缩、肌肉的毛细血管密度降低、肌代谢紊乱、关节挛缩等，从而造成肌力和肌耐力下降、关节活动范围减少、肌张力低下等不良后果。因此对 AMI 患者进行肌肉力量与耐力、关节活动度、肌肉的平衡与协调、肌张力评估是十分必要的。目前国内外常应用徒手肌力检查（manual muscle test，MMT）的方法，以 MRC 分级、ROM、Berg 平衡量表和 Ashworth 肌张力分级等标准来对患者进行活动能力评估。

（六）营养状况评估

重症 AMI 患者因食欲缺乏导致营养不良，营养不良会使患者免疫功能下降，增加感染风险。一旦感染后机体处于应激状态，炎症反应会促使机体分解代谢增加，从而加重营养不良，使其形成恶性循环，甚至出现器官衰竭和预后不良的风险。因此，营养状况评估对患者是很有必要的。营养状态与食物的摄入、消化、吸收和代谢密切相关，其好坏可作为鉴定健康和疾病程度的标准之一。常用主观全面营养评价法、营养风险筛查法、微型营养评定（mini nutritional assessment，MNA）量表等评估患者的营养状态。

（七）心理状态评估

相当一部分 AMI 患者在患病后存在对自身病情的担忧，担心增加家人的负担，甚至担心不能回归正常社会、生活等情况，容易引发紧张、不安、焦虑和悲观等不良情绪，甚至部分患者会有抑郁表现。抑郁障碍会不同程度地影响患者的预后和生命质量。我们可采用焦虑自评量表（SAS）、抑郁自评量表（SDS）、GAD-7、PHQ-9 等对患者心理状态进行评估，及时对患者进行心理康复和干预治疗。

（八）日常生活活动能力（activity of daily living，ADL）评估

ADL 评估是指人们为了照料自己的衣、食、住、行，保持个人卫生整洁和进行独立的社区活动所必需的一系列基本能力，是人们为了维持生存和适应环境而每天必须反复进行的、最基本和最具有共性的活动。通常分为基本、躯体和工具性 ADL。ADL 评估对确定患者独立能力程度、判断预后情况、评估治疗效果、制订和修改处方、最终能否回归社会等十分重要。通常采用 Barthel

指数、功能独立性评测指标、工具性日常生活活动能力量表、Frenchay 活动指数、功能活动问卷、快速残疾评定量表等。目前临床上对于 AMI 患者的生活质量越来越重视，除了基本运动功能评定外，增加对患者的 ADL 评估将是必然趋势。

（九）出院前评估

1. 心肺适能评估　心肺适能评估可了解患者心血管系统、呼吸系统功能储备以及有氧运动能力等，是制订个体化运动处方的基础，有助于评价治疗效果，调整运动处方。

（1）心肺运动试验（cardiopulmonary exercise test，CPET）：CPET 是评估心肺适能的金标准。有经验的心脏康复中心可以对已血运重建且无并发症的患者（心电图需稳定 48～72 小时）在 7 天后进行低水平心肺运动试验。根据笔者中心实践经验，把运动时心率较静息增加 20～30 次/分、收缩压增加不超过 20～40mmHg 或 RER＜1.05 作为低水平心肺运动试验标准，在确保安全的前提下进行低水平心肺运动试验，用以制订个体化定量运动处方。随着患者随访的进行，有必要恢复期再次行 CPET，更新运动处方。

1）无氧阈：机体随着运动负荷的增加，有氧代谢不能满足全身组织的能量需求，组织必须通过无氧代谢提供更多的能量，此时血乳酸开始增高、血 pH 开始下降，此临界点称为无氧阈。通常采用 V slope 方法判定，可以通过无氧阈制订个体化运动处方。

2）峰值耗氧量（peak VO_2）：峰值耗氧量可明确患者的最大运动能力，低于预测值的 84% 被认为是 peak VO_2 降低。可根据 peak VO_2 和 VO_2AT 进行心功能分级（表 5-4）。

表 5-4　peak VO_2 和 VO_2AT 心功能分级 ［ml/（mg·kg）］

分　级	peak VO_2	VO_2AT
A	＞20	＞14
B	16～20	11～14
C	10～16	8～11
D	＜10	＜8

3）峰值呼吸交换率（peak RER）：peak RER 是判断患者运动用力程度的最佳无创指标，一般认为 peak RER＞1.10 表示运动费力程度较高。

4）氧脉搏：氧脉搏＝ VO_2/同时间的心率，等于每搏量与动脉-混合静脉血氧含量差 ［C（a-v）O_2］ 的乘积，表示一次心脏搏动摄入肺血液的氧量。氧脉搏可通过每搏输出量随运动负荷增加氧的时相性反应来评价心脏功能，正常应随运动增高而增加，若出现异常则对可疑心肌缺血患者具有诊断价值。服用 β 受体阻滞药的患者，峰值氧脉搏的实测值可能明显高于预测值。

5）VO_2 和功率的关系：正常情况下 VO_2/功率在运动过程中呈线性关系，正常值为 8.4～11.0ml/（min·W）。若 $\triangle VO_2$/$\triangle$功率降低则提示氧输送功能障碍。对于心脏病患者，低 $\triangle VO_2$/$\triangle$功率可能与心肌缺血相关。

6）二氧化碳通气当量（VE/VCO_2）：VE/VCO_2 是每分钟通气量与二氧化碳排出量的比值，正常值为 20～30，随着年龄增长可能轻微上升，>34 可作为心力衰竭患者高危的预测因子。

7）心率：通常 VO_2 每增加 3.5ml/（min·kg），心率增加 10 次/分。心率储备（HR reserve，HRR）=预计峰值心率-实测峰值心率，反映最大运动时心率增加的潜能。由于心率易受 β 受体阻滞药等影响，因此不应将峰值心率作为患者运动用力程度的评价指标。最大心率与运动后 1 分钟恢复时的心率差可反映副交感神经反应速度，正常值>12 次/分。

8）运动血压：反映了心血管对运动反应情况，一般随运动量的增加而增高，运动量每增加 1MET，收缩压增加 10mmHg 左右，若血压随运动量增加反而下降则提示患者存在严重心功能障碍。

（2）6 分钟步行试验（6-minute walk test，6MWT）：部分 AMI 患者因病情限制及其他因素影响不宜进行 CPET 时，可通过测量患者 6 分钟内可达到的最远距离来评估心肺功能。在评估过程中需要监测患者心率、血压、血氧饱和度、自我感知疲劳程度评分。级别越低，患者的心肺功能越差。我们也可根据 6MWT 结果为患者制订个性化运动处方。①心率储备法：目标心率=（最大心率-静息心率）×（60%～80%）+静息心率，此方法不受 β 受体阻滞药影响，目前临床上最常用。②根据 6 分钟总距离制订运动处方：6 分钟总距离/6×（60%～80%）×处方时间。

2. 协调性评估 协调性评估旨在评定肌肉及肌群共同完成一种功能活动的能力，可以协助临床医师和康复治疗师了解患者协调障碍程度、类型和引起协调障碍的原因，为康复计划的制订和实施提供了依据。协调性评估主要包括指鼻试验、指指试验、跟-膝-胫试验和轮替试验等。

3. 柔韧性评估 柔韧性的影响因素包括关节周围粘连组织形成、长时间制动、缺乏运动、慢性疼痛和保护性肌痉挛等。柔韧性降低影响患者的日常活动能力，并限制了患者正常的身体运动，其直接结果是进一步加重了肢体功能障碍。柔韧性评估方式可通过抓背试验或座椅前伸试验进行测试。

四、AMI 心脏康复的条件

（一）开始条件

AMI 患者住院期间是接受心脏康复教育和干预的最佳时间，康复治疗师应尽早介入，如患者生命体征平稳且符合以下条件时可以进入早期康复阶段。每一名 AMI 患者均需通过评估以下条件来确定是否可以开始进行早期心脏康复治疗。

1. 过去 8 小时内无新发或再发胸痛症状。

2. 心肌损伤标志物水平（肌酸激酶同工酶和肌钙蛋白）无进一步升高。

3. 无明显心力衰竭失代偿征兆（静息时呼吸困难伴湿啰音）。

4. 过去 8 小时内无新发严重心律失常（如室性心动过速、心室颤动）或新发缺血性心电图改变。

5. 生命体征平稳。

（二）必备条件

患者的日常活动进展取决于患者的初步评估以及患者的每日评估结果，在心脏康复过程中符合以下标准且无不良体征时，可考虑患者继续进行活动或活动加量。

1. 活动时可有适当的心率增加，但需≤30 次 / 分，需排除心率改变时心功能不全。

2. 适当的收缩压增加（较静息状态增加 10～40mmHg）。

3. 通过遥测心电监测未发现新发心律失常和（或）ST-T 段的非正常演变。

4. 与之前活动相比，没有新发心血管症状，如心悸、呼吸困难、过度疲劳或胸痛的出现。

（三）终止康复治疗的条件

如果患者出现循环系统异常，如血压波动变化大、活动期间血压不升反降、意识状态改变、呼吸急促、胸痛、胸闷症状出现等应及时停止康复治疗，并注意观察患者生命体征变化情况，及时与医师沟通，甚至给予必要的抢救以确保患者生命安全。

1. 异常血压变化，包括收缩压降低≥10mmHg 或增加＞40mmHg 或舒张压≥110mmHg。

2. 显著的房性（房性心动过速、心房扑动、心房颤动）或室性心律失常（室性心动过速、心室颤动）。

3. 出现二度Ⅱ型或三度房室传导阻滞。

4. 出现运动不耐受的症状或体征如心绞痛、呼吸困难或心电图 ST-T 显著改变。

五、AMI 患者的康复治疗

（一）康复宣教

床旁宣教是心脏康复治疗的重要组成部分，康复治疗师需要对患者及其家属讲解 AMI 早期康复的意义，树立正确的认识，提高患者的参与度。初发 AMI 患者对疾病的病因和进展情况并未完全了解，对于疾病的严重性和远期预后也处于迷茫状态，此时患者更容易接受康复教育。因此该阶段为患者康复教育的最佳时期。宣教的内容主要包括患者的自我管理、心脏康复的注意事项等（表 5-5）。康复宣教的目的是让患者了解何为心脏康复，心脏康复对患者到底有何益处，如何提高患者康复训练的依从性。

表 5-5　心脏康复中心宣教表

病区		床号		姓名		性别		住院号	
日期	内容					评分	日期	再评分	
	一、入院期间指导								
	1.告知患者病情及临床处置，让患者了解自己发生了什么								
	2.对患者进行疾病宣教，了解相关概念								
	3.对相关疾病的危险因素进行宣教（如高血压、糖尿病、吸烟、饮酒、饮食、生活习惯等）								
	4.对住院卧床期间可能发生的危险进行预防及宣教（压疮、跌倒、坠床等）								
	5.对患者进行心理疏导，帮助其建立信心，稳定情绪								
	6.向患者讲解住院期间早期活动的必要性、注意事项等								
	7.给予患者疾病急性期的饮食建议								
	8.对患者住院期间进行康复指导并对患者进行心脏康复宣教，使患者了解心脏康复的益处、形式、内容等								
	二、出院指导（出院前进行）								
	1.向患者讲解口服药的作用、注意事项、副作用等								
	2.制订个体化运动治疗方案，教会患者正确的运动方法，并留下文字资料								
	3.给予患者长期饮食建议								
	4.烟酒教育								
	5.危险因素管理（情绪、睡眠等）								
	6.告知患者随访相关内容及重要性，强调定期复查，留有联系方式方便患者以后的答疑								

注：①评分（1 分：患者了解并接受较差，2 分：患者了解并接受一般，3 分：患者了解并接受良好）；②针对单项评分较低的患者，在住院期间会对其进行再次强化教育，直至患者接受良好

　　心脏康复宣教前，康复治疗师应根据患者的实际情况选择宣教形式。如患者的年龄、文化程度、性格和病情的差异。对于文化程度高、理解能力较强的

患者，常采用口述宣教；对于文化程度较低、理解表达能力较弱的患者，常采用图片、录音、肢体动作等形式进行宣教。心脏康复宣教内容需语言简明、通俗易懂。

（二）床上体位管理

对于长期卧床的患者，仰卧位通常会使小气道过早关闭，而改变患者体位由仰卧位至直立位时，患者功能残气量和呼吸效率增加，小气道塌陷减少、气道阻力减少。此外有研究表明，针对患者病情的不同，采取合适的体位，可以预防因长期卧床不动，体位无变化所引起的并发症。对 AMI 患者进行体位管理和早期活动，不仅不会增加并发症的发生率，反而可以很大程度上增加患者的舒适度，缩短住院时间，减少住院费用。

翻身训练：对于急性期患者，需要在康复治疗师和护士协助下进行缓慢的翻身训练，要求每 2 小时至少翻身一次。随着病情缓解，患者可以借助床边缓慢翻身，需循序渐进，直到可以独自坐起。

坐起训练：尽可能主张患者在血压、心率、血氧、呼吸等各项生命体征平稳后再练习坐起。AMI 患者早期坐起训练借助抬高床头的方式展开，逐步过渡到患者借助外力进行翻身训练，翻到一侧之后，要尽可能地用对侧上肢扶床面，头往对侧偏离，用对侧手推离床面，再用另一侧上肢做辅助，如果不能辅助则需尽可能让患者躯干发力，从床边坐起。

（三）床上康复运动

早期康复运动不仅能预防和治疗 ICU 患者获得性衰弱，而且能缩短患者机械通气时间和住院时间，降低病死率。ICU 患者早期康复运动分为床上运动和下床运动，床上康复运动是 ICU 患者实现早期康复运动的开始，也是医务人员倾向于选择的方式。床上康复运动作为一种治疗方式，理想的状态是患者入ICU 后，在保证安全的前提下，尽早选择合适的康复运动方式以达到最佳的治疗效果，从而维持患者肌肉、骨骼和神经的功能，最终延缓或避免制动相关并发症。CCU 患者床上康复运动主要参照 ICU 的经验，包括被动运动、主动辅助运动和主动运动（抗阻运动）三大类，各种运动方式在重症患者疾病不同阶段有着不同的优势。

1. 被动运动

（1）体位管理。

（2）肢体被动运动：肢体被动运动可促进关节本体感觉重建，从而维持关节的稳定性和身体平衡能力，为患者早期床边活动打下良好的基础。

被动运动有人工和机械化两种方式，各有优劣势：人工运动耗时费力，但能对损伤或痉挛的肢体提供较好的个体化康复。机械化运动装置（如床旁有氧踏车等）较人工运动操作者相对省力。即使在患者肌力 0 级的情况下也能根据预设的频率、幅度和时间要求完成目标运动量，达到肌肉能量消耗的目的，避免或延缓了患者肌萎缩、关节僵硬、骨质疏松的发生。

2. 主动辅助运动

（1）支点辅助型：当患者卧位时难以形成运动支点，通过人为设立的支点有助于患者完成相应的体位移动。如患者自己拉住床栏完成侧卧翻身是最简单和常见的支点辅助方式。

（2）力量辅助型：在重症患者肢体力量不足以完成某项动作时，给予其一定的力量协助其完成。如应用脚踏车对肌力较低的 CCU 患者进行辅助自主踏车运动，使患者在床上不但能完成下肢运动，保持肌肉容积，对抗失用性肌萎缩，而且还能在运动中适当提升患者的心肺适能。

3. 主动运动和抗阻力运动　主动运动包括患者自行在床上进行翻身、床上（沿）坐起和踏踩无阻力床旁有氧踏车等。一般建议 AMI 患者规律有氧训练 4 周后，逐渐开始进行抗阻训练。阻力的来源可以是弹力带或可叠加重量或增加气动阻力的机器。弹力带和弹簧拉力器是临床上常用的简易抗阻力运动器材。最佳的抗阻力仪器应该能根据患者耐受情况逐步调节个体化阻力，从而避免患者的不适感或过度疲劳感。

4. 具体操作

（1）头部、颈肩部活动：一般以患者主动活动为主，可进行颈部的前屈、后伸、左右侧屈，以及肩胛骨上抬、下降、前伸、后缩等活动。活动时不需要强调活动角度，若发现患者肌肉过度紧张，可辅助其进行肌肉放松。

（2）上肢运动：主要以上肢上抬为主（肘关节伸直时肩关节前屈），角度一般达到肩关节前屈 90°即可，一次治疗一般 2～3 组，每组 5～10 次。活动过程中注意呼吸的配合。有两种配合方式，如果为了锻炼肌力，需要发力时呼气；如果为了增加通气量，则需要做扩胸运动时（如手臂上抬）吸气。

（3）下肢运动：主要以髋、膝、踝关节的活动度训练及股四头肌肌力训练为主。髋、膝、踝关节各方向全范围活动（屈伸、内收外展、内外旋）5～10 次/组，直腿抬高训练 5～10 次/组，一次治疗 2～3 组。

（四）呼吸训练

呼吸训练作为一种辅助疗法，主要用于纠正异常呼吸模式，提高呼吸肌力量，改善患者通气功能。此外，对 AMI 患者进行呼吸训练有助于降低心率。呼吸训练减低心率的原理主要是通过刺激副交感神经（迷走神经）兴奋性从而影响心脏窦房结的功能所实现的。呼吸训练还可以通过调节自主神经功能，达到放松的目的，避免焦虑和失眠。呼吸训练包括胸部松动训练、呼吸肌力量训练、呼吸模式训练等。

1. 胸部松动训练　胸部松动训练是躯干或肢体结合深呼吸所完成的主动运动。其作用是维持或改善胸壁及肩关节的活动度，增强吸气深度或呼吸控制，还可将胸腔松动练习配合音乐编成体操，以达到增强体力、提高肺功能的目的。一种松动练习可重复 5～10 次，一日多次进行。其步骤主要包括：松动单侧的胸腔、松动上胸部及牵张胸肌、松动上胸部及肩关节、纠正头前倾和驼背姿势、深呼吸时增加呼气练习。

2. **呼吸肌训练** 呼吸肌训练包括力量训练和耐力训练。力量训练的原则是高强度、低次数，耐力训练的原则是低强度、高次数。

3. **纠正呼吸模式** 异常呼吸模式可能导致身体的酸碱平衡失调，使肌肉张力增加，运动控制减少，肌肉痉挛增加，并且可能改变脊柱稳定性。因此纠正异常呼吸模式对于患者来讲十分重要。

（1）腹式呼吸：将左、右手分别按放在上腹部和前胸部，采取较慢较深的呼吸，经鼻缓慢吸气，吸气时尽量应用膈肌，使上腹部隆起；呼气时使腹肌收缩令膈肌上移，训练期间应保持胸廓活动幅度较小。

（2）缩唇呼吸：采用鼻吸口呼的形式，吸气时间约 2 秒，呼气时间 2～3 秒，吸呼比在 1：1 或 1：2 左右，整个呼气过程中嘴唇呈吹口哨状以缓慢地呼气。

（五）物理因子治疗技术

1. **神经肌肉电刺激** 部分 AMI 患者由于病情较重和机械辅助等原因不得不长时间卧床或进行局部体位固定，卧床期间缺乏锻炼，而长时间的制动会造成失用性肌萎缩。神经肌肉电刺激作为改善肌萎缩的一种常用物理治疗手段，可诱导骨骼肌非自主收缩，替代失用状态下肌肉活动，限制或逆转失用状态下肌萎缩的发生。

为了使神经肌肉电刺激达到有效治疗的目的，通常会使用 2 个电极片放置在肌肉上方的皮肤上：一个置于近端，另一个置于远端。治疗频率一般以 4～20Hz 较为安全。神经肌肉电刺激的禁忌证包括骨折和伤口或电极片刺激区域的肢体病变，此外孕妇和心脏起搏器患者也不适用（表 5-6）。

表 5-6 AMI 神经肌肉电刺激强度参数

患者情况	目 的	强 度	频 率
术后急性期、NYHA Ⅲ～Ⅳ级心功能不全	恶病质与抗炎症的预防与治疗	4Hz	每天 1 次
NYHA Ⅱ级心功能不全	提高神经传导与肌肉质量，增强肌力	4Hz	每天 1 次
运动受限的疾病	增加肌肉力量	4～20Hz	每天 1～2 次

2. **体外膈肌起搏器（external diaphragm pacer，EDP）** 长期制动会导致 AMI 患者呼吸肌功能下降、胸廓弹性阻力增加、肺顺应性降低、肺活量减少等，且合并心力衰竭和（或）既往有 COPD 病史的患者表现得尤为明显。膈肌是参与人体

呼吸的主要肌群，膈肌功能下降会影响患者的呼吸功能。功能性电刺激-膈肌起搏作为一种被动式呼吸肌锻炼方法，通过电刺激膈神经，保持膈肌规律有效地收缩，可增加膈肌血流量，使膈肌肌纤维增粗，并提高膈肌肌力和膈肌耐力，减轻膈肌损伤，从而改善呼吸功能。但若患者存在气胸、活动性肺结核及安装心脏起搏器等情况则不能进行膈肌起搏。

（1）操作步骤

1）将皮肤治疗小电极贴（负极）置于双侧胸锁乳突肌外侧缘下 1/3 处，另一个治疗大电极贴（正极）置于双侧锁骨中线第 2 肋间胸大肌皮肤表面上。

2）开通 EDP 电源。

3）电流刺激强度由弱开始，逐渐加大刺激，直到患者可以接受为止，并要求患者在电流刺激瞬间主动加大呼吸力度。

每次 EDP 治疗时间 30 分钟，起搏次数为 9 次/分，频率为 40Hz。每天 1 次，每周至少 5 次。

（2）注意事项

1）严禁将电极贴在胸锁乳突肌前缘，以免刺激颈动脉窦压力感受器，使患者血压急剧升高。

2）如果在治疗过程中出现摆头或抬头的动作，表明电极贴太贴近胸锁乳突肌的位置，建议重新调整电极贴的位置。

3）治疗过程中，注意要让患者保持平静，尽量减少言语转头以及走动，以免电极贴松动，无法有效刺激膈神经。

4）对于偏瘦的患者，胸锁乳突肌后缘的电极贴容易松动，建议用胶带固定。

5）注意治疗时间及频率，以防出现膈肌疲劳或呼吸衰竭。

3. 脑电仿生电刺激仪　患者住院环境的改变和 AMI 疾病引起的应激状态，通常可导致患者出现睡眠障碍，影响心脏恢复进程。充足的睡眠对维持一个人的心理、生理平衡状态具有十分重要的意义。脑电仿生电刺激是一种较为安全有效的物理治疗技术，它在改变睡眠结构过程中通过增加睡眠时间尤其是深睡眠时间来提高睡眠质量，并有效提升个体的睡眠效率。有研究显示，用脑电仿生电刺激治疗能缩短入睡时间，延长睡眠时间，提升睡眠效率，改善睡眠质量，缓解睡眠障碍和提高患者的日间生活质量。

（六）日常生活活动能力训练

日常生活活动是人们为了维持生存及适应生存环境而每天必须反复进行的、最基本的、具有共同性的身体活动，是个体在发育过程中逐步习得，并通过反复实践不断得到发展和完善的技能。AMI 患者在进行日常生活活动时应尽量减少心脏负担。因此在进行日常生活作时要保持缓慢的、自己较为适应的节奏。日常生活活动训练是以改善或恢复日常生活活动能力为主要目的而进行的一系列针对性训练。具体包括穿脱衣物、修饰、进食、床椅转移、如厕等。

六、居家指导

近年来，由于住院时长的缩短，有些患者在住院期间没有接受充分的运动指导，为了防止疾病的复发，改善患者的预后，需要对患者的生活习惯和危险因素进行相关指导。出院指导的内容包括宣传教育、药物处方、运动指导、营养指导及日常生活活动指导等方面。

（一）宣传教育

1. 告知患者心脏病可能会突然发作。胸痛发作的时候，首先要应急处理。可以尝试服用硝酸甘油等硝酸类药物扩张冠状动脉血管，要注意观察反应，如果应用后仍不能缓解疼痛或出现恶心、呕吐、大汗、脉搏紊乱甚至意识不清等症状，应立即呼叫救护车。

2. 注意减少感染风险，勤洗手，出现发热、感染迹象时及时就医，根据病情，必要时合理应用抗生素。

3. 简单介绍居家康复的意义、居家康复的内容以及康复训练中的注意事项，如何更好地控制血压、血脂、血糖等危险因素。指导患者如何从药物、运动、饮食、心理、烟草控制等方面进行全面的疾病自我管理。

（二）药物处方

为患者开处方药物时，需要个体化调整药物剂量，注意药物副作用。我们应教育、监督、鼓励患者坚持用药，及时发现患者的心理、生理和经济问题，结合患者具体病情适当调整治疗方案，提高用药的依从性（表5-7）。

表5-7　心血管疾病患者常用药物指导表

药物类型	作　用	代表药物名称	注意事项
抗血小板药物	抗血小板凝聚，防止血管支架内形成血栓	1.阿司匹林肠溶片 2.硫酸氢氯吡格雷 3.替格瑞洛片	1.服药期间内保持血压稳定 2.注意出血倾向、黑粪等 3.若有胃部不适加用胃药
β受体阻滞药	心肌梗死二级预防、降压、减慢心率、保护心脏、预防心力衰竭、防止猝死、调整心律失常出现的症状，从而改善患者的远期疗效	1.美托洛尔 2.比索洛尔	同时监测心率及血压，若血压＜90/60mmHg或心率＜55次/分，停用

续表

药物类型	作 用	代表药物名称	注意事项
他汀类药物	稳定动脉粥样硬化性斑块，调节血脂，抑制肝脏合成过多胆固醇	1.瑞舒伐他汀钙片 2.阿托伐他汀钙片	4～6 周复查肝肾功能、肌酸激酶、血脂
血管紧张素转化酶抑制药（ACEI）	控制血压、改善心室重构、减轻心脏负荷、预防心力衰竭、改善心功能	1.培哚普利片 2.盐酸贝那普利片 3.福辛普利钠片	如血压<90/60mmHg，停用；不良反应主要是刺激性干咳和血管性水肿
血管紧张素 II 受体拮抗药（ARB）	减轻心脏负荷，预防心力衰竭、改善心肌功能；降低血压，当 ACEI 类不能耐受时，可选择 ARB 类药物	1.厄贝沙坦 2.缬沙坦 3.氯沙坦钾片	如血压<90/60mmHg，停用
硝酸酯类药物	改善缺血症状，扩张血管，青光眼禁用	硝酸甘油片	如舌下含服后5分钟无效可重复，若重复两次仍不缓解，及时就医开瓶后每月更换
硝酸酯类药物	改善缺血症状，扩张血管，青光眼禁用	单硝酸异山梨酯缓释片	1.部分患者可出现头痛，随着时间的推移和持续应用会逐渐减退 2.低血压、嗜睡、恶心等症状
ARNI	降血压、改善心室重构、纠正心功能不全	沙库巴曲缬沙坦钠	关注血压、初次应用减量

（三）运动指导

运动处方是出院指导的重要组成部分，需根据危险分层（表 5-8）评估患者在运动中发生心血管事件的风险，从而帮助患者制订个体化运动计划。患者需在心电、血压监护下进行低到中等强度的运动训练。建议运动次数为 36 次，不低于 25 次，平均每周 3～5 次，共约 3 个月。在此期间建议每 1～3 个月复查心肺运动试验，及时调整患者运动处方。心脏康复运动处方主要包括有氧运动处方、抗阻训练、柔韧性训练等（表 5-9）。

表 5-8 运动危险分层

低 危	中 危	高 危
运动或恢复期无心绞痛症状或心电图缺血改变	中度运动或恢复期出现心绞痛的症状或心电图缺血改变	低水平运动（<5METs）或恢复期出现心绞痛的症状或心电图缺血改变

续表

低 危	中 危	高 危
无休息或运动引起的复杂心律失常		在静息或运动时出现复杂的室性心律失常
AMI 溶栓血管再通 PCI 或 CABG 术后血管再通且无合并症		AMI、PCI、CABG 术后合并心力衰竭或心源性休克
无心理障碍（抑郁、焦虑等）		心理障碍严重
LVEF>50%	LVEF40%～49%	LVEF<40%
功能储备≥7METs		功能储备≤5METs
血肌钙蛋白正常		血肌钙蛋白升高
每一项都存在时为低危	不符合典型高危或低危者为中危	存在任何一项者为高危

表 5-9 居家运动康复处方

姓名：　　性别：　　年龄：　　诊断：
运动处方依据：（　　）1.6 分钟步行试验；2.运动平板；3.心肺运动试验
运动目标心率：　　次/分　　　　　　Borg 评分：
1.运动平板：　　km/h，倾斜　　%：
2.步行速度：　　km/h：约等于　　步/30 分钟，　　步/分
居家运动建议：
1.运动频率：每周　　天
2.步行时间：每天运动 30～60 分钟，从每天 30 分钟开始
第一周 每天快速步行　　分钟，运动心率达到　　次/分，步行速度达　　km/h，运动前后需慢走各 5～10 分钟，平时慢步走时间不限，以后每周将每天运动时间增加 5 分钟，直至每天 1 次快速步行时间达 30 分钟，加上运动前后各慢走 5～10 分钟，每天运动时间 40～50 分钟
3.力量训练
运动要求：注意呼吸方式，用力时呼气，保护足踝，提踵 10 次/日，坐位勾脚尖 10 次/日
运动频率：隔日 1 次，每周 2～3 次
运动类型：
上肢：　　　　　　下肢：　　　　　　躯干：

1. 有氧运动　常见的有氧运动包括步行、慢跑、踏车、游泳、健身操等。每次运动 20 分钟，运动频率一般为 3～5 次/周。为保证 AMI 患者运动康复的安全性和有效性，有氧运动处方应根据危险分层选择安全适宜的运动强度：运动强度可设定为最大运动能力的 40%～80%，高-中危患者初始强度选择 40%～50%，低危患者初始强度 60%，随着体能、病情改善，应逐步增加运动强度，对于体能特

别好的患者最大可达 80%。目前，临床上常用的确定 Ⅱ 期 AMI 患者运动强度的方式包括以下几种。

（1）无氧阈法：无氧阈一般为最大运动能力的 40%～60%，常通过 CPET 获得。

（2）如在 CPET 中出现动态缺血，则选择稍低于出现动态缺血的强度作为运动强度。为保证 AMI 康复运动的安全性和有效性，应将运动强度控制在有氧代谢和无新发缺血的范围内。如运动处方为直线递增方案，建议选择较出现无氧阈和缺血阈时的强度低 10W 或心率低 10 次/分时的数值作为有氧运动的强度参数。建议结合自我感知疲劳程度分级法（如 Borg 评分），Ⅱ 期 AMI 患者康复运动中的评分应为 12～14 分。

2. 抗阻训练　建议 AMI 患者于患病后至少 5 周开始，且在连续 4 周有医学监护的有氧运动之后进行，上下肌群交替训练，每周 2～3 次或隔天 1 次，每次 8～12 组肌群，每次训练前必须进行 5～10 分钟的有氧运动热身或单纯的抗阻训练热身运动。患者抗阻训练时的 Borg 评分应为 11～13 分。

3. 柔韧性训练　柔韧性训练时应遵守缓慢、可控制、逐渐加大训练强度的原则。建议每周进行 3～5 次，每次总时间 10 分钟左右，每组动作时间 6～15 秒，逐步增加到 30 秒，如果可以耐受则可到达 90 秒，强度以患者感觉有拉伸感但却无疼痛感为标准。训练前要充分热身，避免肌肉韧带拉伤。

4. 其他康复方法　太极拳、八段锦等中医传统康复方法也有利于 AMI 患者康复。

（四）营养指导

大量研究证实，心脏康复项目中营养与运动疗法对于改善患者的血脂状态和减重方面有显著效果，从而降低再发病率并且对改善患者生活质量有重要意义。AMI 患者饮食应注意以下几点。

1. 维持血钾和血钠平衡，对合并高血压或心力衰竭患者应注意钠盐的摄入，应用利尿药的患者不宜过严限制盐的摄入；AMI 患者使血钾水平能够稳定在 4.5mmol/L 为理想，此外应适当摄入镁，每日摄入量应为 300～450mg。

2. AMI 患者饮食应该控制总热量的摄入，调整好糖类、蛋白质、脂肪的摄入量，体内摄入的热量和需求消耗的热量保持平衡。

3. 低脂、低胆固醇、高不饱和脂肪酸饮食。

4. AMI 患者若合并肥胖或糖尿病应控制能量和糖类的摄入。

5. 避免食用辛辣刺激食物，如辣椒、浓茶、咖啡等。

6. 少食多餐，以七八分饱为宜。

（五）心理指导

AMI 患者出院后，通过心理干预可使患者正确认识疾病，减轻对疾病的恐惧。

应针对康复过程中各阶段的心理问题进行干预,从而提高患者治疗及康复依从性,使康复得以顺利进行,进而提高患者生活质量。

对 AMI 患者可进行综合性心理干预来缓解患者的不良情绪,包括健康指导、呼吸训练、放松训练、社会支持等。首先,通过对患者病情的宣教使患者深入了解自身情况,同时配以呼吸训练和放松指导;一方面降低患者心理压力,转移注意力,减少疼痛敏感程度;另一方面帮助患者恢复正常生活。其次,通过呼吁家庭、亲属、朋友等给予患者物质和精神上的援助,消除患者对日后回归生活的担心。

(六)危险因素管理

冠心病相关危险因素均易导致 AMI 的发生发展,因此及时有效地控制 AMI 患者的危险因素对于心脏康复十分必要。AMI 患者主要危险因素包括肥胖、高血脂、糖尿病、高血压、吸烟、体力活动不足、不良饮食习惯、心理等。AMI 患者心血管危险因素和需要达到的目标值见表 5-10。

表 5-10　心血管危险因素和 AMI 患者需要达到的目标值

危险因素	目标值
肥胖	BMI＜24.0kg/m^2
高血脂	LDL-C＜1.8mmol/L
	TG ＜1.7mmol/L
	HDL-C＞1.0mmol/L
糖尿病	HbA1c（%）＞7.0
	空腹血糖 4.4～7.0mmol/L
	非空腹血糖≤10.0mmol/L
高血压	一般情况＜140/90mmHg
	糖尿病、慢性肾脏病、心力衰竭或病情稳定的冠心病合并高血压患者血压＜130/80mmHg
	老年人血压＜150/90mmHg,如果可以耐受,血压＜140/90mmHg
	80 岁以上目标值为＜150/90mmHg
吸烟	戒烟且避免接触二手烟
体力活动不足	根据运动处方进行锻炼
不良饮食习惯	低盐、低脂（糖尿病）饮食,每餐七八分饱,避免暴饮暴食
心理	调整心理状态,学会控制应激和不良情绪,必要时可至心理科就诊

(七)日常生活活动指导

患者在日常生活中,所有的行为动作要保持缓慢的、自己适应的节奏。因此,尽量一个行为动作完成后休息 30 分钟以上,再进行另一个行为动作。

1. 洗澡　建议使用淋浴,避免长时间抬高手臂,水温以 38～40℃为宜,要注意补充水分，脱衣擦拭身体时也不可过快。为了防止意外的发生，尽量在有家人的时候进行洗澡。

2. 排便　尽量避免过度用力排便从而产生过度心脏负荷。多食用粗纤维食物，适当补充水分。

3. 开车　轻度劳动量，但易产生精神紧张，引起血压上升。发病后半年内尽量避免经营性驾驶车辆。

4. 睡眠、休息　注意睡眠和休息，避免产生疲劳感。

5. 晨起　早晨为心肌梗死的易发时间段。起床后身体处于脱水状态，血管会更容易出现栓塞。养成早睡早起，起床后不慌张、不着急的好习惯，可以在晨起后空腹口服一杯温开水。

七、定期随访

（一）随访时间点及随访内容

AMI 患者出院后，相关医护人员应保留好相关信息，定期随访（表 5-11），督促患者进行相关检查，从而加强患者自我检查的意识，在一定程度上降低疾病发生率。

表 5-11　随访时间点及随访内容

随访时间	随访内容
术后 1 个月	生化系列、血常规、肌钙蛋白、心脏彩超、12 导联 Holter、心肺运动试验、吸烟评估、合并用药、GAD-7、PHQ-9、匹兹堡睡眠质量指数等
术后 3 个月	生化系列、血常规、B 型尿钠肽前体、心脏彩超、12 导联 Holter、心肺运动试验、吸烟评估、合并用药、GAD-7、PHQ-9、匹兹堡睡眠质量指数等
术后 6 个月	生化系列、血常规、心电图、心脏彩超、心肺运动试验、吸烟评估、合并用药、GAD-7、PHQ-9、匹兹堡睡眠质量指数等
术后 1 年	血管造影复查：了解支架置入后血管恢复情况，有无支架内再狭窄、晚期贴壁不良等；检查其他血管病变的进展情况；药物治疗的效果及是否需要调药；心肺运动试验、营养、运动、生活质量评估、GAD-7、PHQ-9、匹兹堡睡眠质量指数等
自 1 年开始，此后的每一年	生化系列、血常规、心脏彩超、12 导联 Holter、心肺运动试验、吸烟评估、合并用药、营养、运动、生活质量评估、GAD-7、PHQ-9、匹兹堡睡眠质量指数等

（二）随访注意事项

1. 复查当日早上需要空腹。

2. 注意携带患者身份证和随访手册到医院的随访中心开处方，然后到门诊交费进行检查。

3. 若出现鼻出血、牙龈出血、身体瘀斑淤青、黑粪等情况可加做血小板功能测定。

4. 如有任何不适，请及时入院检查。

（吴　健　吴孝军）

第二节　重症心力衰竭患者的评估与康复治疗

心力衰竭（heart failure，HF）简称心衰，是多种原因导致心脏结构和（或）功能的异常改变，使心室收缩和（或）舒张功能发生障碍，从而引起的一组复杂临床综合征，主要表现为呼吸困难、疲乏和液体潴留（肺淤血、体循环淤血及外周水肿）等。重症心力衰竭多数指急性失代偿心力衰竭或慢性心力衰竭急性加重，可表现为急性肺水肿、血流动力学不稳定、休克等，严重者危及生命。据《中国心血管病报告 2018》报道，目前我国心血管病患病率及死亡率仍然处于上升阶段，据推算心血管病患者人数达 2.9 亿人，其中心力衰竭达 450 万人。中国心力衰竭患者注册登记研究（China-HF）对 2012—2014 年 88 家医院 8516 例心力衰竭患者资料分析显示，心力衰竭患者住院病死率为 4.1%，高血压、冠心病为心力衰竭的主要病因，感染为最常见诱因。中国高血压调查（CHS）研究结果显示≥35 岁的成年人心力衰竭患病率 1.3%，左心室收缩功能障碍患病率 1.4%，中度或重度左心室舒张功能障碍患病率 2.7%。初次由于 HF 住院后，有 25% 的患者会在 30 天内再次住院，66% 的患者会在 1 年内再次住院。美国每年 HF 的新增病例是 825 000 人，2010 年的患病人数达到了 600 万人。

运动训练作为稳定型慢性 HF 患者的一个有价值的辅助治疗手段得到了 ACC 和 AHA 的推荐。运动训练还能提高 HFrEF 患者的运动能力（10%～30% peak VO_2）、中心血流动力学功能、自主神经系统功能以及外周血管和骨骼肌功能。运动训练能够改善临床结果（如住院）和健康相关生活质量等方面。

总而言之，这些适应性改变可以使患者在更高的峰值功率下运动或在特定亚极量强度水平运动时 HR 更低、主观费力程度更低、呼吸困难和疲劳水平也更低。因此，充分了解重症心力衰竭患者的评估与康复治疗十分重要（图 5-1）。

一、评估

（一）临床评估

医疗评估的目的是判断患者能否早日进行心脏康复治疗并从中获益。医疗评估包括病史、心功能状态、心力衰竭病因、全身各脏器功能状态和既往病史，包括手术、外伤等影响活动的各种因素，以及患者对药物或器械治疗的反应、治疗效果和副作用。

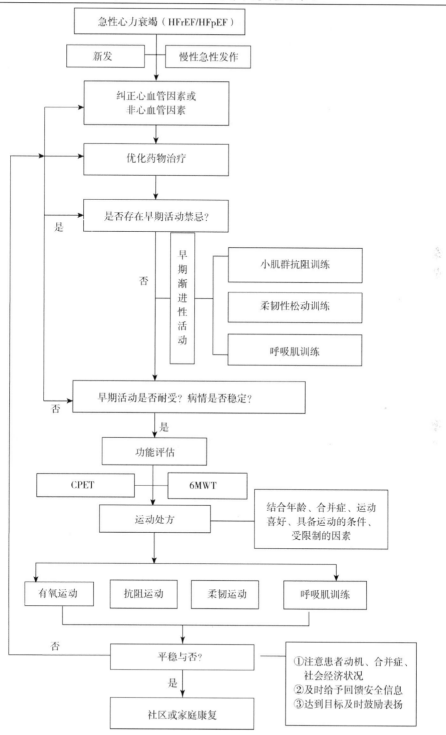

图 5-1　心力衰竭患者的康复流程

采用的评估工具包括：问诊、体格检查、生化检验及生物学标志物（BNP 或 NT-proBNP）、12 导联心电图、心血管影像学检查（包括心脏超声、外周血管超声，必要情况下为明确病因，有针对性地选择冠状动脉 CT、冠状动脉造影）等（表5-12）。

表5-12 临床评估辅助检查列表

静息心电图	了解有无静息心电图 ST-T 改变、严重心律失常等
心脏损伤相关标志物	血肌钙蛋白浓度、BNP/NT-proBNP、D-二聚体
超声心动图	心腔大小、心脏收缩与舒张功能、瓣膜功能
血生化指标	肝肾功能、电解质、血糖水平等
动脉血气分析	有无低氧及二氧化碳潴留及了解酸碱平衡情况
血管 B 超	了解下肢有无深静脉血栓
X 线胸片	有无肺水肿及心脏大小
冠状动脉造影	必要时需要了解冠状动脉血管情况

评估内容包括如下几个方面。

1. 病史采集：通过问诊，了解并记录患者的心血管疾病病史和其他脏器病史；患者病情变化及治疗经过；是否有感染、负荷增加等相关诱因；既往用药情况，包括 β 受体阻滞药、血管紧张素抑制药、醛固酮受体拮抗药；是否服用其他药物；了解并记录服药依从性和药物不良反应，未坚持服药的具体原因；了解并记录患者是否有心血管疾病家族史。

2. 生命体征和生化检测：通过监测患者的血压、心率、呼吸及体温情况了解患者生命体征是否平稳；检测血肝功能、肾功能、电解质、动脉血气分析等指标以及三大常规（血常规、尿常规、粪常规），了解患者是否合并多脏器功能衰竭；通过监测 BNP 或 NT-proBNP、肌钙蛋白、D-二聚体等，有助于对心力衰竭转归的判断。

3. 功能学检查：通过超声心动图、心电图、X 线胸片了解患者心脏结构和收缩舒张功能以及瓣膜功能、心电活动、肺水肿等信息。

4. 社会心理状态和生活质量评估：可选用 SF-36、SF-12、EQ-5D 等普适量表以及明尼苏达心力衰竭生活质量问卷等特制量表，评估患者的日常生活能力和生活质量；通过患者健康问卷 9 项（PHQ-9）和广泛性焦虑障碍量表（GAD-7）评估患者的精神心理状态；通过问诊了解患者对自身睡眠质量的评价；采用匹兹堡睡眠质量评定量表客观评价患者的睡眠质量，对高度怀疑有睡眠呼吸暂停的患者采用多导睡眠监测仪或便携式睡眠呼吸暂停测定仪了解患者夜间缺氧程度、睡眠呼吸暂停时间及次数。

5. 了解并记录患者饮食状态、液体出入量/体重管理、盐的摄入及营养状况。

（二）功能状态评估

心功能障碍表现为衰弱及运动耐力差、呼吸困难、水钠潴留。可以继发呼吸功能障碍、运动功能障碍、代谢功能障碍、行为功能障碍。

主要采用无创手段，包括器械评定方法和徒手评定方法。器械评定方法包括超声心动图及适宜的运动试验评估心肺耐力、吸气肌压力测试及膈肌 B 超检测；徒手评定方法主要用于评估肌力和肌肉耐力以及关节活动度等。

在生命体征平稳的情况下，需要对重症心衰患者进行衰弱程度、肌力、呼吸肌、运动能力及运动风险进行评定。

1. 衰弱程度评估　衰弱程度建议采用 SPPB（short physical performance battery）进行评估（图 5-2）。

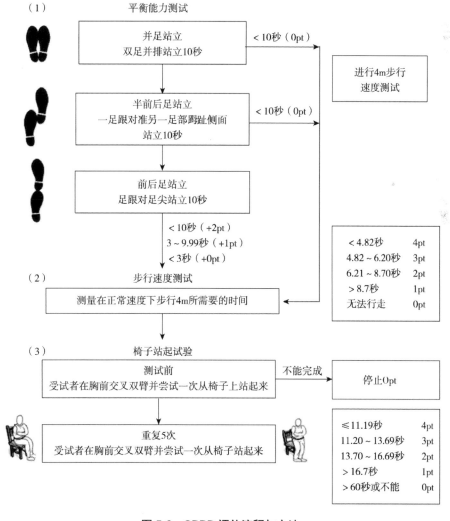

图 5-2　SPPB 评估流程与方法

2. 肌力评估　　心脏重症患者长期卧床可以导致肌萎缩和肌力下降，肌力评估是肌肉训练的前提。徒手肌力评定方法简单易行，应用较为广泛，根据患者的情况有选择性地采用，遵循循序渐进的原则（表 5-13）。

表 5-13　徒手肌力评定结果判断

评估方法	评估意义	操作方法
握力测试	衡量上肢功能	通过握力计测量个体在抓握物体时产生的最大力量，最大握力值达到 9kg 是满足日常生活各种活动的最低值
30 秒手臂屈曲试验	评估上肢肌群力量	测试受试者 30 秒内优势手负重情况下完成前臂屈曲的次数，测试时男性抓握 8 磅（1 磅=0.45kg）哑铃，女性抓握 5 磅哑铃
30 秒椅子站立试验	评估下肢肌群及核心肌群力量	测试受试者在 30 秒内能够完成的由"坐位"转换为"站立位"的次数
爬楼梯试验	评估腿部力量	测量受试者爬 10 级楼梯所需时间

3. 呼吸肌力量评估　　心衰患者吸气肌功能减退与心衰症状密切相关。吸气肌评估包括主观评估、吸气肌压力测试、超声评估。

（1）主观评估：正常呼吸表现为吸气时腹部鼓起，呼气时腹部凹陷。而吸气肌无力时则出现矛盾运动，吸气时腹部凹陷，呼气时腹部鼓起。

（2）吸气肌压力测试：包括用仪器测定最大吸气压（吸气肌力量）、最大呼气压（呼气肌力量）（MEP）及最大跨膈肌压（吸气肌力量）。最大吸气压是指在功能残气量（FRC），气流阻断的状态下，用最大努力吸气能产生的最大吸气口腔压，正常值：男性为 118.4cmH$_2$O ± 37.2cmH$_2$O，女性为 84.5cmH$_2$O ± 30.3cmH$_2$O。最大呼气压是指吸气至肺总量位后阻断气管状态下，嘱受试者做最大努力呼气，持续 1～2 秒，正常值：男性 MEP＞9.81kPa（100cmH$_2$O），女性 MEP＞7.85kPa（80cmH$_2$O）。最大跨膈肌压是指在功能残气位、气管阻断状态下，以最大努力吸气时产生的 Pdi（腹内压-胸内压）最大值，正常值：8.82～20.25kPa。

（3）膈肌超声评估：可以采用超声测量膈肌活动度和膈肌厚度来评定膈肌功能。

4. 运动能力及运动风险评估　　对于心脏重症患者运动能力及运动风险评估，可以大致分为以下 3 种情况。

（1）根据患者生命体征及血管活性药物应用情况判断病情是否稳定，若病情不稳定则不宜进行早期床上运动及离床运动。

（2）生命体征平稳者或伤口无活动性出血情况下，应尽早做床上-离床运动，根据患者活动时的心率反应（心率增加不大于 20 次/分）或患者 RPE 评分＜12。

（3）若患者病情稳定可在病室内或病室外行走，可以进一步行运动负荷试验检测。在运动负荷前需要全面了解目前病情、骨骼肌肉系统和并发症情况。老年患者需要注意听力、视力、智力等情况。需要系统地对患者进行体格检查及辅助检查。对于耐力较差的患者建议选择 6MWT、2 分钟踏步试验等。对于可以自由步行的患者，建议选择 CPET。与相同年龄的健康人相比，HFrEF 患者运动中的峰值 HR、每搏输出量和心排血量均较低。peak VO_2、每分通气量和二氧化碳生成量的斜线关系（V_E-VCO_2 斜线）与预后相关，可以用于帮助指导何时应该将患者转介给更高级别的 HF 专家或何时进行进一步的治疗评估，例如持续血流左心室辅助装置或心脏移植。

5. 心脏功能状态分级

（1）根据美国纽约心脏病学会心功能分级方法（NYHA 分级）可对重症心衰患者进行心功能分级（表 5-14）。

表 5-14　NYHA 心功能分级

分　级	症　状
Ⅰ 级	活动不受限。日常体力活动不引起明显的气促、疲乏或心悸
Ⅱ 级	活动轻度受限。休息时无症状，日常活动引起明显的气促、疲乏或心悸
Ⅲ 级	活动明显受限。休息时可无症状，轻于日常活动引起明显的气促、疲乏或心悸
Ⅳ 级	休息时有症状，稍有体力活动症状即加重。任何体力活动均会引起不适

（2）根据 6MWT 对重症心衰患者进行心功能分级（表 5-15）。

表 5-15　6MWT 分级

分　级	6 分钟步行试验距离（m）
1 级	<300
2 级	300～374.9
3 级	375～449.5
4 级	>450

（3）根据峰值氧耗量（peak VO_2）和无氧阈（VO_2 AT）进行心功能分级。

（三）主要问题分析与对策

重症心力衰竭患者病情危重，在快速判断冷、暖、干、湿的情况下，在体位管理、氧疗、出入量管理、维持体内酸碱平衡稳定的前提下，正确选择药物治疗（利尿药、血管扩张药、正性肌力药物、血管活性药等）及非药物治疗方法（机械循环与呼吸支持、超滤），在生命体征平稳的情况下，应进行早期康复干预，但是须做到个体化方案。

二、康复目标及康复治疗

（一）康复目标

重症心衰患者康复分为 3 期：Ⅰ期康复（住院期）、Ⅱ期康复（门诊）、Ⅲ期康复（维持期）。

Ⅰ期康复目标：由卧床→尽早起床活动，减少卧床带来的不利影响和并发症。

Ⅱ期康复目标：逐步恢复一般生活活动能力，回归家庭与社会。

Ⅲ期康复目标：巩固Ⅱ期成果，控制危险因素，改善或提高运动耐力和心脏功能，降低心血管事件发生。

（二）治疗方法

1. Ⅰ期康复　早期活动和日常生活指导计划（表 5-16）。

表 5-16　早期活动和日常生活指导计划

日　期	1	2	3	4/5/6
活动前	①无胸痛和呼吸困难等不适主诉，伤口无出血、血肿；②心率 50～90 次/分，血压 90～150mmHg /60～100mmHg，呼吸 16～24 次/分，血氧饱和度 95%以上；③血管活性药物剂量稳定			
功能活动	①仰卧位，双腿分别做直腿抬高运动，抬腿高度为 30° ②双臂向头侧抬高深吸气，放下慢呼气 ③每日上、下午各一次，每次 5 组 ④呼吸肌训练（腹式缩唇呼吸每次 5～10 分钟，每天 2～3 次）	①分别在床旁坐位、站立 ②根据患者情况，决定是否辅助站立 ③每天 2 次，每次 5 分钟 ④呼吸肌训练（腹式缩唇呼吸每次 5～10 分钟，每天 2～3 次）	①床旁行走 50m ②每次 10 分钟，2 次/天 ③呼吸肌训练（腹式缩唇呼吸每次 5～10 分钟，每天 2～3 次）	①病室内活动逐步增加距离至 100～200m ②每次 10 分钟，2 次/天 ③呼吸肌训练（腹式缩唇呼吸每次 5～10 分钟，每天 2～3 次） ④条件允许时出院前运动试验或 6 分钟步行试验
活动时观察	①在条件允许的情况下，连接心电监测设备，并严密监测患者症状及穿刺部位情况；②如出现胸闷、胸痛，心率增加大于 20 次/分，R≥30 次/分，SpO_2<95%，立即停止活动，连接心电监护设备行床旁心电图并通知医师；③第二天活动量减半或将活动计划推延一天进行			

停止运动指征：运动时心率增加>20 次/分；舒张压≥110mmHg；与静息时比，收缩压升高>40mmHg 以上，或收缩压下降>10mmHg；明显的室性、房性心动过速；二度或三度房室传导阻滞；心电图有 ST 动态改变；存在不能耐受运动的症状，如胸痛、明显气短、心悸、呼吸困难等。

2. Ⅱ期康复　由于 HF 患者运动训练的两个主要目标是逆转运动不耐受和降低继发的临床事件风险，因此其训练原则的特殊性在于选择已证明能够改善功能并获得临床益处的、在测试中使用的运动方式，但运动方案中必须包括有氧活动。

（1）运动康复禁忌证

1）绝对禁忌证：①生命体征不稳定、病情危重需要抢救；②不稳定型心绞痛、近期心肌梗死或急性心血管事件病情未稳定者；③血压反应异常者，直立引起血压明显变化并伴有症状、运动中收缩压不升反降＞10mmHg 或血压过高、收缩压＞220mmHg；④存在严重的血流动力学障碍，如重度或有症状的主动脉瓣狭窄或其他瓣膜疾病、严重主动脉弓狭窄、梗阻性肥厚型心肌病（左心室流出道压力阶差≥50mmHg 等；⑤未控制的心律失常（快心室率的心房颤动、阵发性室上性心动过速、室性心动过速、心室颤动）；⑥三度房室传导阻滞；⑦急性心力衰竭或慢性心力衰竭急性加重；⑧夹层动脉瘤；⑨急性心肌炎或心包炎；⑩可能影响运动或因运动加重病情的非心源性疾病（如感染、甲状腺毒症、血栓性疾病等）或患者主观拒绝。

2）相对禁忌证：①电解质紊乱；②心动过速或严重的心动过缓或静息心电图显示明显的心肌缺血；③二度房室传导阻滞；④未控制的高血压（静息收缩压≥160mmHg 或舒张压≥100mmHg）；⑤低血压（静息收缩压＜90mmHg 或舒张压＜60mmHg）；⑥血流动力学障碍，如梗阻性肥厚型心肌病（左心室流出道压力阶差＜50mmHg，中度主动脉弓狭窄（压力阶差 25～50mmHg）；⑦未控制的代谢性疾病，如糖尿病、甲状腺功能亢进等；⑧室壁瘤或主动脉瘤；⑨有症状的贫血。

（2）有氧运动

1）运动形式：步行最常用，根据个体情况可以选用其他可耐受的有氧运动方式，比如踏车等。中医的传统拳操、太极拳及八段锦糅合了有氧运动元素。

2）运动强度：①50%～60% peakVO$_2$。②50%最大功率。③心率法：心率储备法，靶心率＝（最大心率-静息心率）×（0.4-0.6）+静息心率；在静息心率基础上增加 20～30 次/分，相对比较粗略。④无氧代谢阈值（anerobic threshold，AT），由心肺运动试验直接测得。⑤Borg RPE 11～13。

3）运动时间：每次 20～60 分，运动前应有 5～10 分钟的热身活动，运动后至少需要 5 分钟的放松活动。体力较弱的患者每个节次可以开始单次运动时间较短，频次增加，然后逐渐延长单次运动时间，减少频次。

4）运动频率：每周 2～5 次，一般隔日 1 次较为适宜，各项训练可以利用间歇穿插进行，两次相隔不应超过 3 天，1 周运动频率不宜低于 3 次。如果每次运动量较小且患者身体允许，每周 7 次也最为理想。

（3）抗阻训练：运动强度：从上肢 40%1-RM 和下肢 50%1-RM 开始，通过几周到数月时间，逐渐增加到 70%1-RM，每组 12～15 次重复，每次 2～3 组。运动频率：每周 3 次。

常用的方法有利用简单的小器械如哑铃、沙袋、弹力带等，条件允许情况下可以选择运动器械。其中弹力带具有易于携带、不受场地及天气的影响、能模仿日常动作等优点，特别适合基层应用。每次训练躯体上部和下部肌群可交替训练，每周2～3次或隔日1次，初始推荐强度为：上肢为一次所能承受的最大负荷量（one repetition maximum，l-RM，即在保持正确的方法且没有疲劳感的情况下，仅能一次重复举起的最大重量）的30%～40%，下肢为50%～60%l-RM，Borg 评分11～13分。应注意训练前必须有5～10分钟的有氧运动热身，最大运动强度不超过50%～80%l-RM，切记运动过程中用力时呼气，放松时吸气，不要憋气，避免Valsalva 动作。

（4）平衡及柔韧性运动：平衡及柔韧性训练是训练防跌倒的重要措施。训练方法：每一部位拉伸时间6～15秒，逐渐增加到30秒，如可耐受可增加到90秒，期间正常呼吸，强度为有牵拉感觉同时不感觉疼痛，每个动作重复3～5次，总时间10分钟左右，每周2～3次。

（5）呼吸肌训练

1）缩唇呼吸训练：练习时口唇半闭（缩唇）时呼气，类似于吹口哨的口形，使气体缓慢均匀地从两唇间缓缓吹出，吸气时闭嘴用鼻缓慢吸气，稍屏气后行缩唇呼气，吸与呼时间比为1∶2。这种方法可增加呼气时支气管内的阻力，防止小气道过早塌陷，有利于肺泡内气体排出。

2）腹式呼吸训练：患者舒适位站立或坐位，左手置于胸前，右手置于腹部，用鼻慢慢深吸气，尽力将腹部鼓起，然后用口呼吸，尽量将腹内收（此时口型为鱼口状），呼吸要深，尽量延长呼气时间，每次10分钟。

3）人工对抗阻力呼吸训练：可借助呼吸训练器，患者含住气球吸嘴，收拢嘴唇，使吸嘴将舌体下压，保持口腔及呼吸道通畅，缓慢用力吸气，自我调节吸气流速，直至浮标球全部吸起。要循序渐进，以不疲劳为度，尽量延长吸气时间，使浮标球在相应的高度停留时间长，然后将吸嘴拔出，缓慢缩唇呼气，放松休息2分钟后可进行下一次锻炼。以上方法强度要循序渐进，注意防止因过度换气出现头晕、目眩、气急。每天2～3次，每次10分钟左右。

心力衰竭患者的运动训练需要注意，应该由临床医师负责制订运动处方、并监督患者的进阶情况，需要确保每周进行的运动量是适量增加的。对于大多数患者而言，运动量应该在3～7MET-h/周。一般情况下，应先增加运动时间和频率，再提高运动强度。当患者进行持续至少4周的常规有氧训练适应并耐受后，可以加入抗阻运动。对于特定的患者，可以考虑进行较高强度的有氧间歇训练，训练强度可以高达90%HRR。HIIT 可以使稳定型 HFrEF 患者的 peakVO$_2$ 提高46%，并与左心室反向重构相关。

植入起搏器和植入复律除颤器的 HF 患者运动训练注意事项有：①应该在运动测试或训练前从患者的心脏病治疗专家那里获取程序化的起搏器模式、HR 限制和 ICD 心律探测的运算方法；②在开始运动计划前应该用运动测试评估 HR 和心律反应。如果患者的 HR 在运动测试过程中没有增加，则不能开始运动训练，需要调整运动传感设备（动作或呼吸感应）使 HR 能够随 PA 的增加而增加；③当植入了 ICD 时，运动测试和训练计划的峰值心率应该保持在设置的抗心律失常起搏 HR 和室颤 HR 阈值以下 10～15 次/分；④在设备植入后的 24 小时内，可以进行轻柔的上肢 ROM 活动，这可能有助于避免继发的并发症；⑤为了保持设备和切口完整，植入后的 3～4 周应避免较大强度的上肢活动，如游泳、打保龄球、举重、练椭圆机和打高尔夫球，但下肢活动是允许进行的；⑥单独植入起搏器和 ICD 并不是心脏康复的指征，但对这些患者、特别是有长期静坐少动生活史的患者而言，有医务人员监督的运动是很重要的。与存在明显的心脏功能下降和（或）有心搏骤停史的患者相比，那些心脏功能正常的患者参加一些有医务人员监督的运动也是恰当的。

3. Ⅲ期康复（维持期） 每 3 个月至半年进行运动负荷试验随访，运动强度根据运动负荷试验的随访结果进行调整，患者可居家康复，也可参加社区卫生中心的俱乐部，促使患者长期坚持运动。采用多种方式（如微信群、电话、短信提醒、俱乐部、门诊等）提高患者的依从性，积极开展科普宣教活动，逐步提高患者的自我疾病管理能力。

除运动外，宜重视药物、心理、营养等危险因素的综合干预及患者的自我管理能力的提升。

（1）治疗心力衰竭的药物：利尿药根据患者体重并结合症状进行调整，以袢利尿药为主。规范心力衰竭基石性药物应用（血管紧张素转化酶抑制药/血管紧张素Ⅱ受体拮抗药、醛固酮受体拮抗剂、β受体拮抗药、沙库巴曲/缬沙坦）。

（2）心理支持：定期用心理量表对患者进行焦虑、抑郁、睡眠状态进行评估，必要时予药物治疗及认知行为治疗等，并及时给予患者反馈。

（3）心理支持：定期用心理量表对患者进行焦虑和抑郁等进行评估，同时对睡眠状态进行评估，必要时予药物治疗及认知行为治疗等，并及时给予患者反馈。

（4）营养：根据营养评估结果给予合理的营养指导，注重营养均衡，注意补充微量元素、维生素及肠道正常菌群。控制合理摄入的水量，严重心力衰竭患者体重测量应在每天同一时间进行，如早上空腹或者排泄后，如 3 天内体重增加 2kg 以上，需调整利尿药。严重心力衰竭患者限制水的摄入，一般为 1.5～2.0L/d，同时需要根据出量进行确定。近年来对于钠的管理已经有了长足进步，建议除急性心力衰竭发作需要严格限制钠的摄入（<2g/d）外，轻度或稳定期心力衰竭患者不主张严格限钠。

（5）危险因素管理：监测体重、血压和心率，预防感染。保持积极乐观的心态和良好的睡眠。

（三）康复相关并发症的预防与处理

1. 常见并发症

（1）运动强度过大导致关节肌肉的损伤、运动中跌倒跌伤等非心脏性并发症。

（2）心脏性并发症：心绞痛、心律失常、心衰发作、低血压、晕厥等。

（3）其他：眩晕、疲乏。

2. 预防并发症措施

（1）根据评估结果制订安全有效的运动强度，运动强度的增加遵循循序渐进的原则。

（2）运动前后做好充分的热身运动和整理运动，定期进行设备维护保养。

（3）运动场所地面干净防滑、室内通风。

（4）做好积极的应急预案（包括技术人员的心肺复苏技术培训），以防在不良事件发生时做到及时有效的抢救。

（沈玉芹）

第三节　体外膜氧合患者的心脏康复

一、体外膜氧合的病理生理

体外膜氧合（extracorporeal membrane oxygenation，ECMO）作为体外生命支持系统，主要为重症心肺功能衰竭患者提供持续的体外呼吸与循环支持，以维持患者生命，为心肺功能的恢复赢取时间，是可逆性心肺功能衰竭患者的有效支持手段，因此也被视作重症监护病房的"终极武器"。ECMO 的优点：植入方便、不受地点限制、双心室辅助、心肺同时支持、能够快速改善心功能不全失代偿期患者的低氧血症和循环衰竭状态等。随着临床经验的积累及生物医学工程技术的进步，更加便携、性能更加稳定的 ECMO 设备进入临床，使越来越多的危重症患者从中获益。

（一）ECMO 的基本原理

ECMO 的基本结构包括主机、连接管、离心泵（人工心脏）、氧合器（人工肺）、供氧管、水温调节箱及监测系统。工作原理是将体内的静脉血引出体外，经过人工心肺氧合后再注入患者动脉或静脉系统，起到部分心肺替代作用，维持人体脏器组织氧合血供。ECMO 主要分为动脉-静脉 ECMO（VA-ECMO）和静脉-静脉 ECMO（VV-ECMO）两种方式。在 VA-ECMO 中，血液被返回到动脉系统，在 VV-ECMO 中，血液被返回到静脉系统。针对不同原因造成心肺功能衰竭需要 ECMO 辅助的患者，可以灵活采用不同的辅助方式。因严重循环衰竭所诱发重症疾病常应用 VA-ECMO 辅助支持，如暴发性心肌炎、急性心肌梗死、严重心力衰竭、大面积肺栓塞、心源性休克等。因呼吸系统衰竭所诱发的严重低氧血症常应用 VV-ECMO 辅助支持，如急性呼吸窘迫综合征（ARDS）等。

VA-ECMO 技术可以替代衰竭心脏的泵功能和肺的气体交换功能，对患者的心脏和肺都有支持作用，在主动脉内机械灌注的血流和左心室射出的血流混合，所以患者动脉血的氧含量和二氧化碳含量是两种来源血流混合的结果。体循环灌注血流等于机械泵灌注血流量与左心射出血流量之和。VA-ECMO 是重症心肺功能衰竭的重要支持手段。

VV-ECMO 仅对患者的肺有支持作用，经氧合器氧合后的动脉血泵入患者静脉系统，与体循环回流的静脉血混合，提高右心房血液的含氧量，降低二氧化碳分压。有一部分混合后的血液进入体外循环管路，称之为"再循环"，另一部分进入右心室的血流经过肺进入体循环。因为静脉回流的血液量与进入静脉系统的血液量相等，故对中心静脉压、左右心室充盈度和血流动力学没有影响。患者动脉血的氧含量和二氧化碳含量是右心室血液经过可能存在一部分功能的肺气体交换后的综合结果。体循环灌注血流是心脏自身的排出量，与体外循环的血流没有关系。

（二）ECMO 期间机体各系统的情况

1. ECMO 期间患者自身肺的情况

（1）肺功能正常时机械通气的原则：当 ECMO 仅用于循环支持时，主要应用 VA 模式，可以给予基础呼吸机辅助支持。因在 ECMO 辅助下肺血流减少，肺部通气血流比改变，通气无效腔增加。如果降低机械通气，气道压力过低可能发生肺泡萎陷。为防止上述情况发生，给予基础呼气末正压，通常为 5mmHg。同时气道峰压和平台压不宜过高，以维持较低的潮气量和呼吸频率。

（2）呼吸功能不全时机械通气的原则：因各种原因诱发的严重呼吸功能障碍。

（3）使得肺部通气与换气功能不全。尤其是换气功能和气道弥散功能的下降可诱发严重低氧血症。此类患者因肺部严重病变存在一定程度的肺部异常，原有高气道压力下降，使得膨胀的小气道和肺泡萎陷，出现肺部实变，在影像学上表现为肺部变白，称"白肺"。这时肺部气体交换的生理功能几乎丧失，患者完全依赖 ECMO 实现气体交换，在此期间如果中断 ECMO，会造成患者严重缺氧或心脏停搏。因此，在 ECMO 中断期间，需要设置呼吸机通气条件以保患者安全，一般 FiO_2 为 100%，气道峰压（peak inspiratory pressure，PIP）＜40cmH$_2$O，PEEP 为 10cmH$_2$O 甚至更高，呼吸频率为 20～30 次/分。目前认为气道峰压超过 30cmH$_2$O 会造成肺损伤，但正常或病变的肺泡在平均气道压 10～20cmH$_2$O 的慢性膨胀中不会受到损伤。

2. ECMO 对心脏的影响

（1）前负荷：VA-ECMO 辅助时，由于患者右心房的血液大部分引入 ECMO 管路中，因此左心室前负荷降低，患者自身每搏输出量（SV）减少，而患者总的心排血量为自身心脏排血量和 ECMO 辅助动脉供血量之和。当心脏功能正常时其值无变化，所以平均动脉压保持正常；当心脏功能衰竭时，辅助血流量会增加，平均动脉压可以不变或升高；由于非搏动灌注的原因，血流为持续平流灌注，脉压减小，动脉波形减弱甚至变平。

（2）后负荷：由于多数 VA-ECMO 采用外周插管，即回心血流由腹主动脉逆向流入主动脉瓣，与正常心脏搏动时血流方向相反，因此心脏后负荷会增加。一些研究显示，在 ECMO 运转时，后负荷会不变或升高。也有研究认为，后负荷升高的原因可能是 ECMO 辅助开始时刺激机体肾素-血管紧张素系统，导致患者体内儿茶酚胺类物质浓度升高。另外一些通过监测室壁张力的研究认为，泵血流直接对向主动脉瓣阻止其开放，从而增加了后负荷。但部分临床研究未发现后负荷的增加，将 VA-ECMO 时左室射血指数（心排血量和缩短分数）的降低归咎于心脏前负荷的明显降低。

（3）心肌收缩力：许多研究通过超声心动图证实：在 ECMO 运转时左心室收缩期指数（left ventriculare jection phase index，LVEPI）降低，在 ECMO 运转后24 小时内最明显，如没有心肌缺血或心脏器质性疾病，在 ECMO 结束后一般可以恢复。大多数学者认为，LVEPI 降低是由于 VA-ECMO 时前负荷降低引起的，而且与辅助的流量、左室射血占整体心排量（自身心脏射血量+ECMO 流量）的比例成反比。有学者提出，在降低心脏前负荷时，容量负荷依赖性指标不能真实地反映心脏功能，运用非容量负荷依赖性指标如心率校正的平均圆周纤维缩短速率（velocity of circumferential fiber shortening，VCFc）、收缩末期室壁张力（end systolic wall stress，ESS）等评估左心室功能更有意义。研究结果发现，如不考虑前、后负荷因素，心肌收缩功能在 ECMO 期间是正常的。此外有研究认为，由于 ECMO 的应用迅速纠正了患者机体先前存在的缺氧、酸中毒、大剂量正性肌力药物的刺激和过度呼吸机辅助等因素，会产生再灌注损伤，可能会影响心脏功能。

（4）心肌血供：冠状动脉血流在舒张期室壁张力降低时最高，而在心脏收缩期时降低。由于心室收缩时室壁张力增高，因此灌注冠状动脉的动脉血流主要来自收缩末期主动脉根部。在 ECMO 转流时，来自插管的氧合血必须完全替换来自左心室的少量射血，心脏才可能由 ECMO 氧合的血液供血。有研究显示，当 VA-ECMO 辅助循环流量<85%且无主动脉病变时，即使只有少量血液经左心室射出，冠状动脉供血绝大部分（80%～99%）仍然是来自自身心脏射血，而不是 ECMO 的高氧合血。另外，VA-ECMO 可增加左心室后负荷，使左心室室壁张力增加，增加冠状动脉的阻力，减少冠状动脉供血。所以当 VA-ECMO 辅助心脏时，如出现患者自身肺氧合功能下降，会使本已衰竭的心脏仍然面临缺氧性损伤的威胁。

（5）心脏顿抑（cardiac stun，CS）：ECMO 转流时 CS 发生率为 2.4%～38%，持续 1 小时到数天不等。CS 可定义为：脉压<10mmHg，心电活动正常，并排除低血容量、张力性气胸和（或）心脏压塞等其他原因。超声心动图显示，心肌近乎无运动，主动脉瓣持续关闭，主动脉内血流为平流。严重的顿抑可表现为心肌电机械活动相分离。

3. ECMO 期间自身循环系统　VV-ECMO 模式对血流动力学没有影响，无论是采用两根单腔插管或一根双腔插管,静脉端回流血量与输入体内的血流量相等。在 VA-ECMO 中,只要左心室有适宜的射血量,一般不需要左心引流。而当 ECMO 用于循环支持或心脏出现 CS 导致严重左心功能不良时,左心系统可能出现过度膨胀,继而造成心功能进一步损害和肺水肿的发生,此时应尽早进行左心减压。而这种现象在新生儿中很罕见,可能是通过动脉导管产生左向右分流解决了左心减压的问题。在新生儿 VA-ECMO 模式中,即使是持续 12~24 小时的无脉血流也不会由于心脏过度膨胀造成明显、严重的左心损伤。但是,在成人和幼儿中,几分钟的左心过胀就会导致严重的心肌损伤和肺水肿。因此,维持部分左心功能和心排血量是非常重要的,如果心力衰竭程度很重,无力对抗动脉压而不能有效射血时,应该通过血管扩张药的使用降低外周循环阻力或实施左心减压。可以通过开胸直接放置左心引流管或通过心导管人为造成一个小的房间隔缺损来实现降低左心室张力。

动脉脉搏波形和脉压可以反映 VA-ECMO 模式对体循环灌注的影响。因为体外机械泵产生平流血流,所以流经体外管路的血量越多,动脉波形越平坦,甚至出现动脉波形间歇现象。一般来讲,VA-ECMO 模式体外支持的血流量是静息心排血量的 70%~80%,经过肺和左心血流 20%~30%。这种情况下,虽然动脉波形减小但仍可以清晰辨别。只要总的灌注流量适宜,动脉波形的大小并没有太大的生理意义。在相关的动物和人类临床研究表明,高流量[100mV/(kg·min)]搏动灌注和平流灌注没有太大差别。但是总的灌注流量很低[40ml/(kg·min)]时,不伦何种灌注方式,都会出现氧的供需失衡,从而诱发氧代谢障碍、乳酸堆积、代谢性酸中毒发生。在总灌注流量较低时,搏动血流可以适度缓解灌注不足和酸中毒。原因在于非搏动血流对主动脉和颈动脉窦压力感受器的刺激作用较强,造成内源性儿茶酚胺释放增多,对微循环产生不利影响。在 ECMO 期间,所有的措施都旨在维持机体充足的氧供。肾脏是对非搏动血流最敏感的脏器,非搏动血流会刺激肾脏近球小管产生中度抗利尿作用,从而引起尿量减少,可以通过尿量的观察间接反映动脉灌注的情况。这一现象可被小剂量利尿药拮抗。

4. ECMO 治疗期间不同时期机体氧代谢特点 患者需行 ECMO 治疗前往往已处于极其危重状态,机体脏器灌注和组织氧供不足,单纯的血流动力学监测不能很好地观察机体氧供的失衡情况,必须借助氧代谢的动态观察,对危重患者的治疗由血流动力学转向氧代谢状态的改善,最终目标是纠正外周组织缺氧,使氧供与氧需达到平衡。防止发生氧障碍和氧债,在维持和改善全身血流动力及氧相关参数的同时,还应注意局部组织氧障碍的参数并以此调节相关治疗。

(1)氧债偿还期:ECMO 建立前,患者存在各种原因导致的氧缺陷状态。ECMO 治疗初期的一个重要特点是偿还氧债,这时需要有充足的灌注流量,足够充分的氧和血液满足机体氧耗。ECMO 建立后,血液经过膜肺后可以完全氧合,机械泵与患者心脏共同对组织进行灌注,氧供可以满足机体需要使微循环得到改善，细胞功能恢复，组织有氧代谢增强，患者氧代谢障碍逐渐恢复。蓄积的酸性代谢产物被清除，血乳酸水平迅速下降。

（2）氧代谢平衡期：ECMO 建立后，组织氧代谢改善，机体各项氧代谢指标正常后就进入了氧代谢平衡期。机体依赖 ECMO 辅助，ECMO 支持所提供的氧输送与机体氧消耗相匹配，这时主要是等待心肺功能的恢复，预防并发症的出现。

（3）储备恢复期：此阶段，患者自身心肺功能逐渐恢复，对 ECMO 辅助流量和血液氧合的依赖逐渐减少，机体氧供与氧耗比值逐渐接近正常，氧代谢能力恢复正常。

二、ECMO 的循环支持

机体接受 ECMO 辅助的目的各不相同。急性暴发性心肌炎、AMI 或心脏术后难治性低心排患者主要目的是等待自身心脏功能恢复；终末期心肺疾病患者，难治性顽固性心功能不全患者主要是等待心脏或肺移植或接受长期心室辅助装置；急性大面积肺栓塞、体外心肺复苏（extracorporeal cardiopulmonary resuscitation，ECPR）、AMI 合并机械并发症［室间隔缺损和（或）二尖瓣重度反流］和其他心源性休克患者在稳定机体状态前提下，等待病因及进一步治疗。部分 ECPR 患者接受 ECMO 辅助后血流动力学稳定，可为下一步治疗争取时间，找出原发疾病。对于脑死亡患者，ECMO 辅助可以维护其他器官功能，使其成为移植供体，缓解供体缺乏的矛盾。

（一）ECMO 时机

1. 适应证和时机选择是 ECMO 治疗成功的关键，目前认为 ECMO 循环支持的适应证主要如下。

（1）需要大剂量应用正性肌力药和血管活性药物维持心脏收缩功能；多巴胺或多巴酚丁胺＞20μg/（kg·min），肾上腺素＞0.2μg/（kg·min），去甲肾上腺素＞0.2μg/（kg·min）时血流动力学仍难以维持，心功能得不到改善，心指数＜2L/（m^2·min），平均动脉压低于 60mmHg（新生儿低于 40mmHg；婴幼儿低于50mmHg）、尿量低于 0.5ml/（kg·h）。

（2）心脏外科手术后不能脱离体外循环或难以纠正的低心排血量。

（3）人工心脏，心脏移植的过渡等。

目前临床研究推荐血乳酸水平用于指导 ECMO 的辅助时机。

2. ECMO 辅助循环的禁忌证

（1）中枢神经系统损害。

（2）恶性肿瘤。

（3）不可逆的末期器官损害（肺脏、肾脏、肝脏等）。

（4）患者术后出现难以控制的出血等。

在以往的一些研究中，主动脉夹层被认为是 ECMO 辅助的绝对禁忌证，随着治疗水平的提高及病因性抢救技术的发展，在 ECMO 支持辅助下行外科手术治疗接触病因使得主动脉夹层不在被认为是 ECMO 辅助支持的绝对禁忌证。当然在患者已经进行 ECMO 辅助治疗中尤其要关注脑功能的可恢复性。一旦脑功能出现不可逆，则造成人力、财力的巨大浪费，需要及时终止 ECMO 的支持。

（二）ECMO 循环支持适应证

1. 冠心病　严重的冠状动脉缺血诱发心肌坏死，损害了心肌的收缩和舒张功能，一些严重的左主干病变、三支血管病变的急性冠脉综合征患者和一些大面积心肌梗死诱发机械并发症（室间隔穿孔、二尖瓣腱索断裂）甚至心源性休克的患者，应用 ECMO 的主要目的是建立有效循环，恢复冠状动脉血供，最大限度地为患者争取病因治疗的时机。其方法可通过冠状动脉球囊扩张、支架或冠状动脉旁路移植术。ECMO 可有效改善心肌前后负荷，减轻心肌做功，促进冬眠心肌的复苏和顿抑心肌康复。

2. 暴发性心肌炎　心肌炎是心肌局限性或弥漫性的急性或慢性炎症，多由病毒感染所引起。暴发性心肌炎发病时可表现为猝死、严重恶性心律失常、心源性休克或心力衰竭，死亡率高达 90% 以上，对于此类患者 ECMO 的作用十分明显。它可帮助患者度过急性期阶段，避免心脏急速扩大或转化为心肌病。当患者度过这一危重期后，心功能逐渐改善，病情稳定。据 ELSO 数据统计表明，暴发性心肌炎患者 ECMO 治疗生存率可高达 71%。因此，暴发性心肌炎是 ECMO 治疗的最佳适应证。

3. 结构性心脏病　瓣膜病及先天性心脏病因其机械因素导致心源性休克，在外科手术前或矫正前，ECMO 治疗并不适合此类患者。当手术后出现严重低心排，可用 ECMO 进行辅助支持和脱离体外循环的过渡。在此期间使手术中缺血再灌注损伤的心肌得以修复，使手术前变形心室逐渐适合瓣膜修整后的状态。对肺阻力高的患者，ECMO 还可对右心室进行肌力训练。瓣膜置换患者需要 ECMO 时必须具备这样一个前提，即心脏必须有一定的射血能力，否则机械瓣膜不易打开，血液滞留于心腔，易产生血栓。

4. 心脏移植　通常 ECMO 应用于等待心脏移植的患者，当然当心脏移植完成后部分患者仍需要 ECMO 辅助支持一段时间。ECMO 辅助的原因主要有：①心脏保护不佳。供体心肌保护要经历温缺血期、冷缺血期和移植期。如三个阶段时间控制不当，造成移植时间延长，将会造成供体心脏缺血再灌注损伤。此时主要表现心脏收缩减弱，空跳无力。如果心脏损伤为可逆，ECMO 辅助支持 1 周左右心脏功能逐渐恢复。②边缘性供体心脏。是指供体小、受体大，两者体重差别超过 20%。可表现为心脏空跳有力，给予一定前负荷后，心脏逐渐胀满，血压下降。此类患者在心脏移植后需要逐渐恢复冠状动脉循环，ECMO 支持 2 周左右后，供体心脏可逐渐适应大体重。③右心衰竭。如果阻力在边缘状态，ECMO 为最佳适应证。一方面可以缓解肺血管痉挛，另一方面右心室心肌可以得到一定的训练，一般在 2 周左右看到成效。

5. 心室辅助的过渡 　严重心力衰竭需心脏移植的患者在等待供体期间，如果出现循环衰竭，可先用 ECMO 进行支持。应该指出 ECMO 支持辅助时间一般支持的时间为 30 天左右，超出这一等待时间还是首选心室辅助装置。另外心肌收缩极差的患者，安装心室辅助装置对改善循环功能有明显效果。

6. 重症脓毒性休克 　重症脓毒性休克患者，由于机体或者血液中存在各种病原体如细菌、病毒。它们释放毒素造成全身细胞功能障碍，使得细胞对氧利用力降低，微循环而处于缺氧状态。同时血管扩张，外周血管张力降低，血压下降，组织灌注不足，细胞缺氧，大量乳酸产生。甚至一些毒素可直接对心肌造成损伤，使心排血量降低。以往有研究认为重症脓毒性休克为 ECMO 应用的禁忌证，但随着对脓毒性休克研究的进展和临床观察，ECMO 辅助对于重症脓毒性休克抢救有着巨大意义，尤其的清楚乳酸和解决机体氧供需平衡方面使其成为可能。

7. 中毒 　中毒是由于机体受到毒物作用，发生功能性和器质性变化后而出现的疾病状态。毒物的毒理多样复杂，ECMO 有效的呼吸循环支持可挽救某些中毒患者的生命，如镇静催眠药过量可严重抑制呼吸和循环功能；有机磷农药中毒，使体内乙酰胆碱积蓄，而致严重的肺水肿和心律失常；蛇毒可造成呼吸麻痹、急性心力衰竭和肾衰竭。ECMO 辅助一方面提供患者有效呼吸循环支持，另一方面可通过人工肾、人工肝有效地将毒物快速排泄，从而为清除毒素赢得宝贵时间。

（三）ECMO 建立

1. 插管方式 　以循衰竭为表现需要 ECMO 支持的患者均为 VA-ECMO 方式。插管的方式有中心插管和外周插管，中心插管需要血管外科和心外科手术中进行，而外周插管可在床旁、导管室或重症监护室实现，使得外周插管相对中心动脉插管更为容易实现。动脉插管的路径选择有升主动脉、股动脉、腋动脉、颈动脉。静脉插管的路径选择有右心房、股静脉，颈内静脉。成人应尽量采用外围插管方式，可有效减少感染。对于严重左心功能不全者，可增加左心引流，减轻左心前负荷。中心插管适用于体外循环手术后不能脱机，并且预计辅助时间较短的患者。置管有切开置管和穿刺置管两种方式，可以根据患者情况进行选择，穿刺置管前最好通过超声检查血管情况，甚至可以超声引导下置管，若穿刺置管困难，及时更换为切开置管。

2. ECMO 管理 　ECMO 患者的管理是一个全身综合性和系统性的管理，有一方出现问题，将会导致机体不可逆的损伤，如果说 ECMO 管路的连接和植入是 ECMO 成功治疗的第一步，那么 ECMO 全身的管理将决定患者治疗成败与否的最为关键的因素。患者接受 ECMO 辅助治疗全部或部分静脉血引出至体外氧合，减轻患者肺和（或）心脏的负担，等待其功能恢复。在此期间呼吸机辅助通气强度和强心药物的剂量均应根据患者病情较 ECMO 辅助前降低。但往往由于辅助时间相对较长，全身各脏器都会受到一定影响，因此 ECMO 的管理有其特殊性，不仅要考虑到患者的心肺功能，同时还应高度关注血液系统、肝肾功能等多方面因素。因此 ECMO 辅助期间的管理是一个综合的全身系统管理。

（1）ECMO 早期：主要是指 ECMO 开始的 1~2 天。此时 ECMO 治疗原则是稳定生命体征、减轻心脏负荷、偿还氧债、纠正内环境紊乱。

1）循环管理：循环管理的原则为降低前负荷，适当维持后负荷，减少血管活性药物的应用，减少容量负荷是心脏休息的重要因素。ECMO 支持的患者，由于患者右心房血液部分引流进入 ECMO 管路中，因此左心室的前负荷降低，自身的心排血量下降。通过利尿药增加尿量以及肾连续性肾脏替代治疗（CRRT）可以加速细胞外液的排出。中心静脉压保持较前低水平，以减少胸腔渗出，防止脏器淤血。

维持适当后负荷的方法通过调整 ECMO 的流量实现。VA-ECMO 辅助流量直接影响动脉血压和全身各脏器的灌注，既要满足全身器官的有效灌注，又要尽可能地减轻心脏后负荷，为受损心脏的功能恢复创造条件。国内外大部分 ECMO 医疗中心在循环辅助时将辅助流量设定为 2.5~3.0L/min，少数文献报道辅助流量高达 4.0~5.0L/min。一般情况下，婴幼儿平均动脉压维持在 40~50mmHg，儿童或成年人血压维持在 60~70mmHg 即可。

在高流量 ECMO 辅助支持时，一旦血流动力学稳定，首先考虑减少升压药物的应用，恢复血管应有的弹性。下一步逐渐减少正性肌力药物的应用[多巴胺和多巴酚丁胺，以维持 5μg/（kg·min）为最佳]。减少正性肌力药物用量的目的在于让心脏得到充分休息，等待心脏功能得到恢复。

ECMO 辅助早期主要以还氧债为主。泵流量最高可达心排血量的 80%，参考流量一般为新生儿：150ml/（kg·min）；婴幼儿：100ml/（kg·min）；儿童：70~100ml/（kg·min）；成人：50~75ml/（kg·min）。表现为脉搏氧饱和度和静脉氧饱和度升高，末梢循环改善，有尿排出，乳酸缓慢下降，酸中毒减轻。但是有研究显示 ECMO 辅助流量越大，心脏后负荷越大，所以 ECMO 循环辅助的流量以既能保证氧供又不明显增加左心室后负荷为标准。

2）呼吸管理：呼吸管理的原则为保证气道通畅；避免肺泡萎陷；减少肺泡渗出；避免氧中毒。一般情况下，患者采用机械辅助通气方式。但如果患者呼吸功能尚可，$SpO_2 > 96\%$、$PaO_2 > 80mmHg$、$PaCO_2 < 45mmHg$，意识清楚，能够配合治疗，可进行清醒 ECMO。清醒状态下 ECMO 优点表现为：①避免呼吸机带来的并发症，如气压伤、氧中毒、呼吸道分泌物排出不畅造成的感染等；②患者可以自主进食，可保证每日能量供给，尽量利用自身肠道功能，防止胃肠道功能紊乱和避免肠道菌群失调；③由于无肌松药的使用，患者可在医护人员指导下进行小范围肢体活动，减少压疮的发生率，为恢复四肢肌肉力量进行训练准备。

3）酸碱平衡和水电解质管理：维持机体酸碱平衡，内环境稳定是 ECMO 管理的关键。进行 ECMO 支持的患者一般都有严重的代谢性酸中毒和水、电解质紊乱。同时 ECMO 辅助中大多数患者处于镇静镇痛状态，无主观意识反馈自身不适症状，酸碱代谢状况应以血气为准。乳酸是反映组织代谢的一个重要指标，乳酸浓度高于 6.8mmo/L 则提示氧供降低。使用 ECMO 前严重的心力衰竭、机体严重乏氧、组织灌注不足均会导致乳酸堆积。ECMO 辅助应用时机器流量调节异常，血液氧合不良，麻醉镇静偏浅，机体感染和发热等也可引起乳酸堆积；此外，严重的肝衰竭等也会导致乳酸水平增高。解决上述问题的方法是调整合适的流速流量，控制感染，适当加深镇静，调整呼吸机参数等。如果患者水钠潴留严重，可在 ECMO 管路中安装血液超滤器或人工肾加强水的排出，同时以白蛋白或人工胶体增加胶体渗透压，使细胞间质的水流至血管，再通过肾脏或滤水器排出体外，从而解决钠水潴留问题。

4）抗凝管理：ECMO 期间常见的并发症是凝血功能紊乱。ECMO 期间抗凝不足，则有血栓形成的危险，而抗凝过度又可导致严重出血。因此 ECMO 应用期间抗凝管理尤显重要。一般肝素首次负荷剂量为 100U/kg，以后每小时 5～30U/kg 维持，使活化凝血时间（activated coagulation time，ACT）维持在 160～180 秒，活化部分凝血活酶时间（activated partial thromboplastic time，APTT）维持在 50～70 秒。ACT、APTT 监测仪性能应具备用血量少、结果准确、速度快的特点。渗血和出血应及时发现原因并快速纠正。维持温度在 36.5℃。在上述处理下仍有出血渗血的情况时，应积极补充凝血因子、新鲜冷冻血浆、纤维蛋白原等血液制品，并使血小板高于 6 万/mm^3。

5）肢体并发症：在 ECMO 早期，最应引起重视的并发症是插管肢体远端缺血。对于股动静脉插管患者，插管部位远端肢体缺血是常见并发症，常表现为皮温发凉、组织肿胀、足背动脉搏动减弱甚至消失、皮肤颜色苍白甚至青紫坏死。因此股动静脉插管患者要频繁观察下肢颜色、体温、肢体周径，发现缺血、淤血要及时处理。

（2）ECMO 中期：从 ECMO 第 3 天至 1 周或数周。此时的治疗重点为维持较为满意的生命体征，等待心功能恢复。如果是心肌顿抑，大部分心肌在 ECMO 辅助期间可出现恢复迹象。

1）循环功能的管理：判断心功能恢复的方法主要有以下几种。①超声心动图：超声心动图在判断 ECMO 辅助期间心功能的恢复情况起到重要作用。主要通过定期观察、前后对比，判断心功能恢复情况。心功能恢复的主要表现为心肌活动增强，心室舒张末径减小，心室射血分数增加。②正性肌力药物：ECMO 中期心脏只有小剂量正性肌力药物，可通过降低或停用正性肌力药物，观察心功能恢复情况。③血流动力学及实验室检查：表现为血流动力学稳定，脉压加大，心肌坏死标志物不断下降，BNP 水平下降，心电图恢复正常。在 ECMO 中期血流动力学较容易维持在正常状态。一般平均动脉压维持在 60～80mmHg 即可，组织灌注情况主要根据静脉血气、末梢脉搏、氧饱和度来估计。

2）呼吸功能的管理：气道管理和早期阶段相似，但应避免 ECMO 血流内高氧分压造成的氧中毒损伤。ECMO 长时间的高氧状态易造成视神经损伤，小儿患者可出现一过性失明甚至视网膜损伤。ECMO 的氧分压在 100～200mmHg 为宜。

3）并发症的预防：此期间并发症可分为患者并发症和机械并发症。ECMO 心脏辅助患者的并发症主要有出血、神经系统损伤、肾脏损伤、心血管并发症、肺部并发症和感染等；机械并发症主要有氧合器故障、管道破裂、驱动泵失灵、热交换器障碍、血栓、气栓形成及插管脱出意外等。此期间定期观察患者及 ECMO 辅助系统状况，及时发现，积极处理。

4）凝血功能的调节：由于各脏器功能的恢复，特别是肝功能的恢复，肝素代谢增加，此时应及时追加肝素，使 ACT 维持在 160～180 秒，APTT 维持在 50～70 秒。长期 ECMO 支持血小板有一定消耗，如果无明显出血或渗血，当血小板低于 $50×10^9$/L 时，可考虑补充血小板。

5）营养支持：在 ECMO 支持中期，营养支持非常重要。此时患者除胃肠外营养外，还应根据情况给予肠内营养。如有可能尽量拔除气管插管，鼓励患者自主进食。清醒 ECMO 效果较好。

6）预防感染：ECMO 支持的患者院内感染的发生率为 8%～64%，预防感染是此阶段的主要环节。要求 ICU 或手术室有清洁环境，空气流通，定时消毒，如具备负压病房尽在负压病房内应用 ECMO 辅助支持，并且常规使用抗生素预防感染。伤口无菌操作、及时更换敷料、定期翻身减少压疮发生以及良好的全身护理对预防感染非常重要。维持消化道菌群正常生态对预防感染也有积极作用。对已出现感染的患者，要及时进行血、痰、尿、分泌物等培养，及时发现致病菌和敏感抗生素，以使抗感染治疗精确有效。

（3）ECMO 后期：ECMO 结束前的 1～2 天，其主要工作是逐渐降低 ECMO 辅助流量，让心脏行使正常功能。经过一段时间 ECMO 的辅助，心脏功能恢复，可考虑减少 ECMO 流量。在减少 ECMO 流量时，要增加肝素，使 ACT 维持在 200 秒左右，以防 ECMO 系统内的血栓形成。

1）ECMO 脱机的指标

① 心功能恢复：血流动力学参数正常、脉压恢复正常、动脉和静脉血氧饱和度恢复正常、心电图无恶性心律失常、超声心动图收缩舒张功能恢复,EF 值 30%～40%。

② ECMO 循环流量仅为患者自身血流量的 10%～25%,仍能维持血流动力学稳定，在小量血管活性药物的条件下，如多巴胺＜5μg/（kg·min），多巴酚丁胺＜5μg/（kg·min），肾上腺素＜0.02μg/（kg·min）时，成人 MAP＞60mmHg、幼儿 MAP＞50mmHg、脉压＞20mmHg，CVP8～12cmH$_2$O，可维持机体正常代谢，血气指标满意，乳酸水平正常或进行性降低，尿量正常。

③ 清醒无气管插管的 ECMO 患者，决定停 ECMO 前 4 小时禁水、禁食。因

为在 ECMO 后的拔管过程中需要进行基础麻醉和局部麻醉，此措施对于防止呕吐、误吸有非常积极的作用。

2）终止指标：①不可逆的脑损伤；②其他重要器官功能严重衰竭；③顽固性出血；④心脏功能无任何恢复迹象且无更佳的治疗方案；⑤不可控感染。

ECMO 仅维持生命而非治疗，ECMO 作为一种严重心肺功能衰竭的有效支持手段，早期评估、严格把握适应证是提高 ECMO 救治成功的关键，ECMO 支持期间的规范化管理、有效防止各类并发症的发生是 ECMO 成功撤机的重要因素。ECMO 患者病情危重，急性期生命体征稳定后，整个过程中及撤机后适时适当的康复治疗必不可少。

三、ECMO 患者的心脏康复

ECMO 在重症监护病房中已使用了近 30 年，近 10 年期间 ECMO 越来越多地作为一般常规配置在各大医院的 CCU 和 ICU 病房中。尤其是在 ARDS 和严重心力衰竭患者的救治上，ECMO 起到了积极作用。在 COVID-19 疫情流行期间，ECMO 更是作为最后一道利器来拯救患者生命。在韩国，2009—2014 年的 5 年间 ECMO 患者数量增加了 2.5 倍，院内生存率从 30.8% 提高到 35.9%。美国 ECMO 患者 2008—2014 年增加 361%，而死亡率从 62.4% 下降到 42.7%。根据 2018 中国体外生命支持情况调查分析显示，2018 年 260 家医院上报 ECMO 总例数 3923 例，较 2017 年（2826 例）增加了 38.8%，生存率为 44.0%～49.1%。

尽管使用 ECMO 后重症患者的存活率提高，但同时也引发了许多问题。接受 ECMO 治疗的患者通常在相当长的时间内不能活动，从而导致骨骼肌出现失用性肌萎缩、肌纤维丢失和非收缩性肌肉组织增加，这会导致肌肉力量丧失、运动范围缩小和挛缩，并且长时间的制动和关节运动不足会对周围神经造成压迫性损伤，导致感觉和（或）运动丧失，进一步加重肌肉消瘦和无力。这些肌肉和神经延长了机械通气时间，延缓危重症患者的恢复和增加住院时间。此外，长期不运动也会导致循环系统和呼吸系统功能失调、骨密度降低和压疮溃疡的发生率增加。

除制动外，ECMO 引起的并发症也会限制存活者的功能预后。ECMO 治疗期间及出院后，神经损伤是较为常见的并发症，出现神经损伤的患者可能出现严重的功能、运动和认知障碍。研究表明，ECMO 治疗后幸存出院的患者有 14%～73% 出现明显的运动障碍、约 50% 出现认知障碍。ECMO 支持下的儿童出现神经损伤（脑梗死和颅内出血）的发生率约为 12.9%。此外，因血液与 ECMO 回路表面接触可导致血栓的形成，虽然持续输注肝素具有抗凝和防止血栓形成的作用，但与此同时又能增加出血的风险。无论是血栓形成还是出血都使得神经损伤进一步加重。除 ECMO 并发症外，原发疾病、镇痛镇静药物的使用和其他用于治疗危重疾病的药物等均会影响 ECMO 幸存者的预后，并且可能在运动、心理、机体功能等方面出现问题，使其生活质量下降。因此，对 ECMO 患者进行及时有效的康复治疗则至关重要。

越来越多的研究表明,对 ECMO 患者进行康复治疗是安全、可行的。康复治疗对机体功能恢复至关重要,并有助于降低呼吸机使用时间、减少谵妄持续时间、缩短住院时间、增加肌肉力量、提高生活质量及改善 ECMO 患者的预后。并且相关研究显示患者在 ECMO 辅助期间进行早期康复治疗的效果好于拔除 ECMO 后的康复治疗效果。因此近些年越来越推荐对 ECMO 患者进行早期康复。

尽管 ECMO 患者进行早期康复是可行的,但由于 ECMO 管路可能出现移位和病情的不稳定性,许多患者可能不适合进行康复治疗干预。因此,需要对 ECMO 患者进行全面评估和潜在安全事件监测。早期康复治疗的安全性评估、介入时机的选择和康复内容的制订需在实施前由临床医师、护士、康复治疗师等医疗工作者进行多学科讨论,进而为患者制订个性化的治疗方案。

四、康复的临床路径

(一)ECMO 患者康复前的安全问题

见表 5-17。

表 5-17 ECMO 患者康复前的安全问题

安全	1.在整个康复过程中,安全是最重要的
	2.建议在开始康复治疗之前完成康复风险评估,并书面记录,特别是运动康复
	3.进行康复治疗前,所有参加 ECMO 康复的多学科团队成员需进行小组讨论,确保每一位成员都了解其工作任务及整个康复计划流程
	4.每次康复治疗前都需进行康复评估
	5. 对 ECMO 患者进行康复治疗前,康复师需要充分了解其检查检验等情况
	6.一位受过 ECMO 培训的医护人员需全程参与康复治疗过程
	7.一位具有多年工作经验及抢救经验的医师也需全程参与康复治疗过程
用药情况	1.在正性肌力药和升压药使用下的 ECMO 患者不应排除在康复治疗之外,但是在 ECMO 辅助期间,仍存在血流动力学不稳定的患者则是康复治疗的禁忌证
	2.抗凝情况应在主管医师前一天规定的范围内再开始康复治疗
管路	1.应通过放射线或超声检查确认管路在患者体内的位置
	2.ECMO 管路应按照每个中心的要求进行安全固定,除 ECMO 专家提供的身体固定外,还可使用头带、气管导管带和皮肤敷料等进行相应位置的固定
	3.在康复治疗前需专业的 ECMO 护士进行管路位置的安全确认

(二)ECMO 患者康复治疗前的准备

见图 5-3。

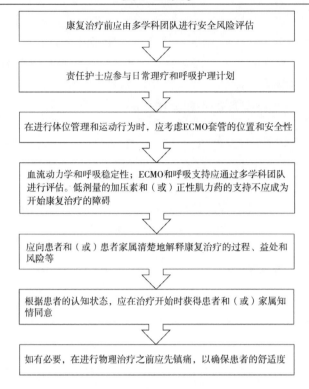

图 5-3　康复治疗前的准备

（三）ECMO 患者的评估路径

因心脏疾病中使用 ECMO 的患者均具有明显的循环功能障碍问题，并且 ECMO 是一种有创性的体外呼吸与循环支持装置。因此，除常规评估外，更应注重对 ECMO 患者心功能、呼吸功能、凝血功能及 ECMO 术区和管路进行评估（表 5-18）。

表 5-18　ECMO 患者的评估路径

步骤	康复策略	观察指标
I	评估前提条件	1.凝血功能障碍 2.ECMO 术区有渗血情况 3.使用大剂量的正性肌力药和血管升压药物 4.开放的外科伤口 5.ECMO 流量不稳定
不存在步骤 I 中的各项观察指标时，可进行以下步骤，否则重复观察以上指标		

步骤	康复策略	观察指标
II	临床相关评估	1.病史采集
		2.生命体征：血压、心率、呼吸和体温
		3.观察呼吸情况和胸部听诊
		4.相关检验
		（1）重点关注肌钙蛋白、心肌酶、BNP（或 NT-proBNP）等心脏相关检验指标及变化趋势
		（2）监测凝血象，是否出现抗凝不足或抗凝过度情况（ACT 维持在 160～180 秒、APTT 维持在 50～70 秒）
		（3）观察肝功能、肾功能、离子、血气分析、乳酸浓度等指标，评估患者是否出现多器官功能衰竭或内环境紊乱等情况
		5.相关检查
		（1）　CAG：了解评估患者血管病变情况
		（2）通过超声心动图了解患者目前的心脏功能状况及动态演变
		（3）根据心电图了解患者是否存在恶性心律失常及心电图演变过程
		6.术侧肢体缺血程度评估
		（1）近红外组织血氧参数无损检测（NIRS）
		（2）血管超声
		（3）皮温与皮肤颜色监测
		（4）足背动脉搏动情况
		（5）患者自觉症状等
		7.神经系统：意识与配合度-3＜RASS≤2；S5Q（镇痛镇静评分）
		8.循环系统
		（1）ECMO 支持下儿童或成人血压维持在 60～70mmHg
		（2）婴幼儿血压维持在 40～50mmHg
		（3）40 次/分＜HR＜130 次/分
		（4）没有新发心律失常
		（5）无大剂量血管活性药物
		9.呼吸系统
		（1）SpO_2＞95%
		（2）RR≤30 次/分
		（3）FiO_2≤60%
		（4）PEEP≤10cmH$_2$O

若满足步骤II的康复评估结果符合康复治疗的要求，进行以下步骤，否则重复观察以上指标

步骤	康复策略	观察指标
III	康复评估	1.管路长度和位置确认 2.活动能力评估 （1）肌肉力量与耐力：MRC等 （2）关节活动度：徒手评估 （3）平衡与协调：BBS等 （4）肌张力：Ashworth等 3.呼吸功能评估 （1）呼吸困难程度：mMRC等 （2）呼吸模式：徒手评估 （3）呼吸肌力量：膈肌超声 4.疼痛感觉评估 （1）胸痛程度 （2）关节与骨骼肌疼痛 （3）伤口疼痛 5.营养状况评估 （1）饮食状态评估 （2）体质指数 （3）肢体围度 （4）皮下脂肪情况 6.心理状态评估 （1）焦虑程度 （2）抑郁程度
IV	ECMO流量	康复训练时，ECMO流量可在1.5～2.5L/min变化，同时导致心排血量改变，泵每分钟的转速保持在3500～4000为宜

根据步骤III、IV的观察指标，针对性实施康复策略

（四）ECMO患者的康复治疗策略

在整个康复治疗期间需全程监测患者的生命体征。在开始康复治疗前应记录患者的生命体征、外周血氧饱和度、术区情况及ECMO参数等，并在康复过程中观察记录各项指标的任何变化。若出现下列任一情况应及时停止康复治疗：收缩压>180mmHg；心率<40次/分，或>130次/分；外周氧饱和度<90%；呼吸频率>45次/分；RASS>+2；活动后出血等。

ECMO治疗期间早期康复的主要内容包括被动运动、神经肌肉电刺激、肢体摆放、体位转移等床上活动。一旦患者脱离ECMO，病情稳定且能够耐受运动后，除上述活动外，还可逐渐进行床上坐位、床边活动、站立和适当的有氧运动等，

这些活动有助于患者从重症监护室转至普通病房，缩短住院时间。并且康复应在出院后继续进行，长期康复治疗能够满足患者机体功能、认知和心理社会的需求。

1. 若 ECMO 患者已经达到步骤 II 中的各项临床评估要求，可进行系统性康复评估，根据评估结果，制订 ECMO 患者早期康复治疗处方。主要训练内容包括被动关节活动度训练、插管肢体神经肌肉电刺激、专业电动起立床训练、床上主动-辅助训练、呼吸训练等内容。

（1）被动关节活动度训练：ECMO 患者的被动关节活动度训练主要针对肩、肘、腕、髋、膝、踝等四肢较大关节进行被动训练（插管侧髋、膝关节除外），活动顺序由近及远，动作缓慢轻柔反复进行，每天 1 次，每次治疗一般 2～3 组，每组 5～10 个循环，可促进关节本体感觉重建，从而维持关节的生理活动度，为患者早期床旁活动创造良好的基础。

（2）神经肌肉电刺激：ECMO 患者的神经肌肉电刺激主要针对四肢肌群进行，尤其是术侧置管长期制动的肢体，电极多采用并置法贴敷于肌肉表面，治疗的频率一般为 4～20Hz 较为安全，频率为每天 1～2 次。可诱导骨骼肌非自主收缩，替代失用状态下肌肉活动，限制或逆转失用状态下肌萎缩进程的发生。但对 ECMO 患者的术侧肢体进行神经肌肉电刺激前需确认血管内无血栓生成。

（3）专业电动起立床训练：本疗法需要在具有特殊电动起立床且有 ECMO 患者康复治疗经验的中心进行，在治疗开始前需要对 ECMO 管线进行整理和充分固定，保证合理的活动空间，避免发生管线移动和脱位。电动起立床训练时的起始角度可由 10°～20°开始，持续 5～10 分钟。全过程需要密切观察 ECMO 患者血流动力学变化及自觉症状。

（4）床上主动-辅助训练：这一阶段的床上活动主要以主动-辅助训练为主，需要患者主动进行床上活动，治疗师给予运动辅助，避免患者运动强度过大，每天 1 次，每次治疗一般为 2～3 组，每组 5～10 个循环。

（5）呼吸训练：主要集中在力量与耐力两个方面，以吸气肌训练更常见。建议训练频率每周 3～5 天，每天 1～2 次，每次 10～15 分钟。一般而言，肌力训练的原则是高强度低次数的运动，耐力训练的原则为低强度多次数。

2. 患者撤除 ECMO 后，需要重新对其进行系统评估，尤其注意观察术区伤口情况，在加压包扎 24 小时后，逐渐开始术侧肢体主被动活动，选取恰当时机开始进行坐位训练——逐渐抬高床头，练习床上或床沿坐位训练，以增强躯干、四肢肌力。不断强化坐位训练或在团队成员协助下进行床椅转移训练。有研究发现，绝大部分的安全事件最容易发生在首次体位改变，尤其是首次训练站立时。因此早期站立训练可使用起立床进行预适应训练，逐渐过渡为独立站立，全过程密切关注患者的生命体征变化。

五、ECMO 并发症的管理及康复原则

（一）出血、溶血、血栓

ECMO 治疗期间，相应管路需使用肝素生理盐水冲洗，并且由于 ECMO 使用时需肝素化，加上转运过程中凝血因子被消耗，所以应严密观察患者穿刺处有无出血、血肿，皮肤黏膜有无出血点、皮下瘀斑。注意观察患者的痰液、胃液、尿液、大便的颜色等其他脏器出血表现，每日监测血小板计数，每 4~6 小时监测 ACT、APTT 等。同时应密切观察患者的意识、瞳孔、肢体活动情况，注意观察患者有无发生昏迷、局部疼痛、感觉异常、末梢循环不良、动脉搏动减弱或消失、四肢活动障碍、偏瘫等状况，防止血栓形成，斑块脱落，发生栓塞。出血、溶血及血栓形成是康复治疗操作的禁忌证，需要格外注意。该类患者经严格系统治疗后，出血、溶血及血栓形成等情况消失，方可重新评估是否进行康复治疗。

（二）肺损伤

患者长时间处于平卧状态会降低呼吸效率，同时容易导致坠积性肺炎及呼吸肌肌力减退，可适当进行呼吸训练以强化呼吸肌功能，定时翻身以及应用气道廓清技术排痰预防肺部感染。同时肺功能较差的患者，在进行康复训练时应适当增加 FiO_2 及 ECMO 血流量以维持康复运动的稳定性。

（三）运动系统损伤

当肢体长期制动情况下易致肌萎缩、肌力减退、关节挛缩甚至骨质疏松等运动系统损伤。为降低损伤发生概率，患者可早期进行体位管理、物理疗法（神经肌肉电刺激等）、运动疗法（主被动关节活动、床头踏车、早期离床训练等）以改善肌肉骨骼症状。

（四）神经系统损伤

ECMO 患者多处于镇静状态，患者多数时间呈谵妄状态，当患者清醒后多存在心理异常，如抑郁、恐惧、焦虑、创伤后应激等情绪。有研究显示，适当减少镇静药物的使用及早期康复有助于降低患者心理和神经系统方面问题的发生概率。

（五）下肢缺血

ECMO 放置过程中远端肢体供血不可避免地会减少，治疗过程中应避免屈膝、屈髋，以免球囊管路打折；对患者进行保护性约束，避免管道移位；ECMO 使用期间密切监测双下肢皮肤的颜色、温度及感觉等变化，并定期进行肢体缺血程度评估；根据患者情况适当给予神经肌肉电刺激等物理治疗，患者清醒后教会其踝泵训练，防止下肢缺血。

（杨 爽 郑 阳）

第四节 主动脉内球囊反搏泵患者的评估与治疗

一、IABP 的基本原理

主动脉内球囊反搏泵（intra-aortic balloon pump，IABP）是一种心脏辅助装置，其作用机制基于反搏原理，应用同步手段将体外泵与心脏泵血循环同步，从而减少心脏做功。自 1961 年首次应用于心源性休克患者后，目前已成为最常用的心脏辅助装置之一。

反搏原理最初是 Adrian Kantrowitz 于 1953 年首先发现的，并在动物模型中进行了验证。他证实了通过增加主动脉舒张期压力，能够直接增加冠状动脉供血，Clauss 等通过进一步研究和实践，设计了一个体外泵，用以增加主动脉舒张期压力，降低收缩期压力，可以同时为左心室卸载负荷。基于此研究，第一台 IABP 诞生，同时结合应用心电图技术追踪心动周期，使泵的充气、放气时机完美契合患者的心动周期，当主动脉瓣关闭时，IABP 被触发向气囊充气，增加主动脉舒张期压力，同时增加冠状动脉的灌注，而后在主动脉瓣开放之前迅速放气，主动脉瓣远端由于气囊抽瘪造成的空穴效应，直接卸载了左心室的后负荷，降低心脏的耗氧，同时增加心脏搏出量，也减少心脏左心室舒张末期充盈压力。

二、IABP 的置入及操作

球囊反搏装置包括一根远端连接气囊的导管及充气泵。导管分为内外两个腔，内腔用于监测动脉压，外腔负责将来自充气泵的气体送入球囊中，所充气体多为氦气，因其密度小，传送快。球囊的容积为30~50ml，需根据患者身高选择型号合适的球囊，充气膨胀后的球囊直径以不超过胸主动脉直径的 80%~90%为宜。多数情况球囊导管通过鞘管经股动脉穿刺进入，直至降主动脉内，球囊顶端靠近左锁骨下动脉水平，球囊远端需位于肾动脉上方，以避免影响肾血管的灌注。置入后需在 X 线下观察球囊工作的情况，并在治疗期间观察周围血管灌注状况，记录尿量，定期监测肾功能。

球囊的舒张和收缩是通过识别信号来实现的，最常用的主要有两种：①心电图。当心电图出现 R 波的高峰时，代表心室收缩的开始及主动脉瓣的开放，此时球囊收缩。而当 T 波出现一半时，球囊开始扩张。通过心电图来触发球囊的工作具有一定的不确定性。当受外界干扰，心电图波形显示欠佳，心电监护脱落，心律失常，或心率过快时均可导致心室舒缩与球囊充气、排气的不协调，影响反搏的效果甚至导致反搏失效。②体循环动脉压力曲线。由于根据心电图信号来触发球囊工作的方式仅能近似感应到心室的收缩或舒张，并不确切。因此，常通过体循环动脉压力来触发球囊的舒张与收缩。当动脉压力图形上出现重搏波时，表示主动脉瓣关闭，球囊充气膨胀，若在重搏波处看见一较清晰的 V 形，且球囊膨胀后动脉舒张压大于等于前一次收缩压时，表示球囊扩张良好。在主动脉瓣开放前球囊即收缩，其收缩良好的标志为收缩压和心室舒张末动脉压均较球囊未收缩时下降 5～10mmHg（1mmHg=0.1333kPa）。当球囊充盈或收缩不当时，均会产生不良的血流动力学效应。

三、IABP 应用的临床评估

有效的 IABP 辅助能够增加冠状动脉供血、降低左心室负荷，增加心排血量。

（一）IABP 治疗的生理作用

见表 5-19。

表 5-19　IABP 治疗的生理作用

生理改变	机　　制
增加冠状动脉血供	舒张期气囊充气，增加主动脉内压和冠状动脉内压
	平均动脉压升高：舒张压升高大于收缩压降低
	大血管规律收缩/舒张
降低左心室负荷	血液进入外周循环
	收缩压降低
	左心室舒张末压降低
	左心室室壁张力降低
	左心室氧耗降低
增加心排血量	心排血量保留或增加
	后负荷减少使心排血量增加

（二）IABP 应用的适应证

1. 急性心肌梗死并发心源性休克、室间隔穿孔、二尖瓣反流。

2. 药物难以控制的心绞痛和高危患者冠状动脉造影或经皮冠状动脉腔内血管成形术（percutaneous transluminal coronary angioplasty，PTCA）的辅助治疗。

3. 顽固性严重心律失常。

4. 心脏术后体外循环脱离困难和（或）心脏术后药物难以控制得低心排血量综合征。

5. 冠状动脉溶栓及非心脏外科手术前后的辅助治疗。

6. 重症心肌炎（暴发性心肌炎）导致心力衰竭。

7. 心脏移植或心室机械辅助装置置入前后的辅助治疗。

8. 体外循环手术中产生搏动性血流。

（三）IABP 的禁忌证

1. 绝对禁忌证

（1）主动脉瓣反流。

（2）怀疑或确诊为主动脉夹层。

（3）面积较大的腹主动脉瘤患者。

2. 相对禁忌证

（1）有严重周围血管病变，且通过外科或介入均无法治疗的患者。

（2）具有出血倾向的患者。

（3）心肌病终末期。

（四）IABP 辅助治疗的实施

1. 血管情况的评估：为有效缓解病情，减少并发症的发生，在球囊插入前应对一些临床征象进行严格的评估：①双腿的皮肤颜色和皮温；②双腿的微血管再填充能力；③双腿的脉搏值；④双腿的基准触觉和运动情况；⑤双腿的足背/桡动脉指数（A/B index）（足背动脉/桡动脉指数=足背动脉收缩压/桡动脉收缩压：0.8～1.0 为正常；0.6～0.8 为轻度循环受损；0.4～0.6 为中度循环受损；<0.4 为重度循环受损）。需要注意的是，足背动脉/桡动脉指数代表评估循环预期的目标，监测的是其变化情况而非某固定的值。

2. IABP 球囊的选择（表 5-20）：对于患者来说，选择合适大小的球囊对于治疗效果的影响至关重要。球囊大小的选择基于患者的身高情况，正常情况下球囊充盈状态不能超过降主动脉直径的 80%～90%，也有研究推荐将理想的球囊充盈容积设定为心脏每搏输出量的 50%～60%最为适宜。

表 5-20　IABP 球囊的选择

患者身高（cm）	球囊大小（ml）
<152	25～30
152～163	34～40
163～183	40～50
>183	50

3. IABP 插管前血流动力学状态评估：血流动力学状态评估是 IABP 应用的先决条件。血流动力学评估包括患者目前状况、基础血流动力学参数和心脏功能三个方面。基础血流动力学参数包括平均动脉压（MAP）、中心静脉压力（CVP）、心率、心律、血氧饱和度、尿和乳酸等情况。心脏功能评估包括心脏收缩活动、射血分数（EF）、心排血量（CO）等。详细的血流动力学参数的获得有助于评估心脏机械辅助支持的选择类型。通过患者血流动力学状态的评估可以决定原发病治疗需要哪种心脏辅助设备；单独 IABP 辅助支持是否足以支持患者目前病情；

IABP 是否需要与其他心脏辅助装置联合应用。另外，心律和心率的情况是 IABP 能否能够达到最佳辅助效果的另一个重要因素，严重的心动过速、心律失常（心房颤动）等心律失常状态下，IABP 难以发挥非常有效的辅助效果。

4. IABP 上机前完整的神经系统检查。

5. 患者和家属对 IABP 的了解程度。

6. IABP 应用过程中人机相互作用与调节。IABP 能够获得最佳的辅助效果与以下因素密切相关，应根据患者实际情况而进行调节，IABP 对血流动力学的影响如下。

（1）心率：左心室和主动脉舒张期充盈时间与心率成反比，当心率加快时，舒张期充盈时间减少，从而减少了 IABP 球囊单位时间内的充盈反搏。因而为了患者在 IABP 辅助下获得最佳治疗效果，需要控制患者心律失常的发生。首先，对于出现窦性心动过速的患者，需要明确导致心动过速的原因并给予纠正。其次，对于新发的心房颤动应给予转复，若不能转复者，应最大限度地控制心室率，以期获得更好的辅助效果。

（2）主动脉顺应性：主动脉顺应性下降或外周血管阻力下降可削弱 IABP 舒张期的作用效果，因此需要根据患者病情调整血管活性药物的应用，改善主动脉的顺应性。

（3）前负荷：心室前负荷反映了心室肌的张力，基于 Frank-Starling 法则，在正常心肌组织中，延长舒张期能增加心室前负荷或心室肌张力，从而能够增强心肌收缩力。在心室前负荷一定的情况下，增加心室肌张力可以增加心排血量。而在心源性休克或者心力衰竭时，前负荷的增加导致心室肌张力过度增加，直接引起心肌耗氧量增加，最终导致心排血量下降。应用 IABP 辅助的患者需要持续监测容量状态。容量负荷过低或过高均对患者治疗产生不良影响。前负荷过低，循环血容量不足的情况下 IABP 辅助难以达到最佳的血流动力学获益，而前负荷过高无疑会增加患者的心脏负担。因而在应用 IABP 辅助的过程中，实时的血流动力学状态监测尤为重要。

（4）IABP 充气、放气时机的调整：不适合的 IABP 气囊充气、放气时机都会削弱 IABP 的辅助效果，甚至使患者血流动力学状态恶化，需要参照 IABP 工作状态下压力波形情况进行调整（表 5-21）。

表 5-21　IABP 的血流动力学状态

时　相	过　早	过　晚
充气	每搏量减少 左心室容量增大	舒张压及冠状动脉灌注的增压不能达到最佳状态
放气	后负荷及心脏做功下降不理想	心脏做功增加 心排血量减少

（5）主动脉球囊反搏效果的评估

1）冠状动脉血流：冠状动脉血流内压力等于冠状动脉灌注压力减去冠状动脉血管阻力。冠心病患者冠状动脉阻力保持不变情况下，冠状动脉血流量与灌注压呈正相关。在心肌缺血情况下，如心源性休克、血管麻痹，冠状动脉灌注压降低，因而冠状动脉血流减少。通过 IABP 反搏辅助增加主动脉舒张期压力，从而增加冠状动脉的灌注压力，增加冠状动脉的血流。然而在严重冠状动脉狭窄病变中，大量研究证实，有效的反搏压确实可以增加狭窄冠状动脉近心端的血流，而阻塞血管远端血流无显著变化。在此情况下，IABP 辅助的获益更多来源于降低心肌氧需求。此外有动物实验研究显示，IABP 反搏作用下增加的冠状动脉侧支血流不足以改善心内膜下的冠状动脉供血，因此并未缩小心肌梗死的面积。还有研究证实，反搏作用对冠状动脉血流的影响也不尽相同。不同的结果可能与研究对象（动物或人临床研究）有关，在动物模型研究发现，生理状态下，冠状动脉自我调节能力正常时，反搏作用下冠状动脉血流增加并不明显，当心排血量下降，而冠状动脉自我调节能力受损时，IABP 的反搏作用则可以提高冠状动脉血流。

2）心脏的氧供与氧耗：相关研究已经证实 IABP 辅助可以起到平衡心肌氧供和心肌氧耗的作用，具体方式可以通过测量舒张期压力-时间指数（diastolic pressure-time index，DPTI）和张力-时间指数（tension-time index，TTI）。DPTI 是舒张期主动脉压力减去 1 分钟内产生的左心房或左心室压力的总和，与心脏血流或氧输送成正比。随着 DPTI 的增加，心肌血流量和氧输送也随之增加。在 IABP 有效辅助下，DPTI 随着舒张期主动脉血压升高而升高，同时左心室舒张期压力随之下降。心脏氧耗的决定性因素是心肌张力，心肌张力可以通过左心室压力曲线下面积的计算得到。因此，TTI 定义为 1 分钟内产生的左心室收缩期压力总和，而且可以作为左心室心肌氧需求的替代指标。在 IABP 收缩期的辅助中，收缩期左心室后负荷和主动脉内压力的下降，同时降低了室壁的张力和张力-时间指数。

3）动脉压力：最优化的 IABP 反搏效果是增加主动脉的舒张压（平均增加 30mmHg），同时降低收缩压，即降低了左心室的后负荷。通过对左心室后负荷的卸载，IABP 可以降低左心室壁张力，从而降低左心室耗氧量。早期心源性休克动物研究证实了 IABP 辅助下平均收缩压力可下降达到 26.6%。收缩期压力的下降与通过主动脉内球囊放气而增加的主动脉顺应性和直接对主动脉压力感受器的刺激有关。球囊放气时，直接刺激主动脉内压力感受器，导致交感神经兴奋性降低，儿茶酚胺释放减少。

4）心脏功能：Dr.Kantrowiz 研究证实，IABP 的反搏作用可以降低左心室舒张末压（left ventricular end diastolic presssure，LVEDP）25%～40%，更为重要的是，LVEDP 的下降不以降低心排血量为代价。在心肌收缩力不变的情况下，收缩末期压力与收缩末期容积呈线性关系。IABP 辅助下舒张期压力增加，收缩末期压力下降，导致收缩末期容积下降，这是由于左心室每搏输出量和射血分数的增加所导致的。心排血量的增加是冠状动脉充盈增加，左心室前负荷降低和心肌耗氧量减少的综合结果。在临床实际中，由于患者病情不同，心肌损害程度差异不同，强心药物应用的剂量也不尽相同、容量状态等的差异也不同，导致 IABP 的临床应用效果大相径庭。实际上，我们预期的 IBAP 辅助心排血量增加能够达到 20% 或 0.5～1L/min。

IABP 对右心室的辅助作用主要来源于左心功能的改善，从而增加了心脏的氧供和冠状动脉灌注。左心房压力的下降和由此带来的肺血管阻力下降均可以降低右心室后负荷，有益于右心室收缩。与左冠状动脉相似，右冠状动脉的获益来源于舒张期增加的冠状动脉灌注，同时增加了右心室的氧供。除此之外，通过左冠状动脉与右冠状动脉之间的侧支循环，IABP 也增加右心室缺血区域的侧支灌注。此外，IABP 的左心辅助作用可以通过室间隔介导的双心室相互作用，从而增加右心室约 40%的输出量。

5）脑血流：IABP 辅助下脑血流的状态尚未有明确定论。早期动物研究发现有效的反搏可以增加颅内血流。此发现已被早期的缺血性卒中以及血管痉挛动物模型所证实。然而，在临床心源性休克的研究结果却不尽相同。有些结论显示 IABP 反搏对脑血流无影响，而有一些研究则表明 IABP 辅助可以增加脑血流。目前，尚缺乏大规模循证医学证据，因而对于 IABP 反搏对脑血流的确切影响尚无定论。

6）肾血流：临床上，我们认为心排血量的增加能够改善肾脏灌注，从而提高肾脏的氧供。心排血量的增加可以使肾脏血流量升高达到 25%。应用多普勒技术评估肾脏血流时也发现，有效的 IABP 反搏作用可以明显增加肾脏血流量。在心源性休克状态下应用 IABP 可以减少肾脏的缺血性损害。然而需要注意的是，IABP 应用过程中出现的并发症，例如血管夹层可能会损伤肾动脉；血栓或球囊位置不当（如球囊位于肾动脉开口处）则可能显著影响肾脏的血流，造成肾脏缺血性损害。所以，在应用 IABP 过程中，需要对血浆肌酐水平进行严密监测，如果在 IABP 辅助期间，肌酐水平显著上升，需要立即评估球囊位置是否适合后者，是否出现了其他并发症。

7. 治疗终点的评估：在应用 IABP 辅助之前，就应该对治疗终点进行评估。在治疗过程中还应进行每日评估，从而优化 IABP 的辅助效果。因治疗目的和治疗终点的不同，IABP 的调节以及使用时长需与治疗目的保持高度一致。当 IABP 应用于高危冠状动脉介入治疗术中支持时，应在术后患者病情稳定后尽早撤机；对于暴发性心肌炎或急性大面心肌梗死所引起的心源性休克或严重心功能不全的患者，IABP 的辅助时间需要适当延长，在辅助过程中需要不断调整 IABP 的辅助效率，使其达到最优化的治疗结果。同时对辅助过程中严密监测下肢是否存在缺血；出、凝血指标是否存在异常；以及在此过程中由于患者卧床、制动等因素带来的并发症给予及早的预防和干预，最终使患者取得理想的治疗效果。

8. IABP 撤除指征的评估：在撤除的过程中要严密观察，若呈现下列临床表现则 IABP 支持可以终止：①由于低心脏负荷症状引起的低灌注现象消失；②尿液排出量在每小时 30ml 以上；③心血管系统持续稳定于对正性肌力药物低剂量需求范围；④心率＜100 次/分；室性期前收缩＜6 次/分，且非成对出现或单发病灶；⑤心指数大于或等于 2.1L/（min·m^2）；⑥左心室舒张末压（肺动脉楔压、肺动脉舒张压）的增加，IABP 撤除后与撤除前比较增加不得超过 20%。

如果无法达到上述标准则表明患者目前病情无法撤除 IABP，此时应回到先前的撤除过程中，对于那些 IABP 延长使用的患者，缓慢而有耐心的撤除方法能使其成功撤除。

四、IABP 患者的康复治疗

大多数 IABP 管路是由股动脉进入，但由于担心不适当的活动导致 IABP 并发症的出现以及管路的移位和脱出，在治疗过程中通常要求患者绝对卧床休息或限制肢体活动。但相关研究表明，长期卧床制动会引起机体负性生理变化，从而影响机体功能以及延长患者住院时间。

《机械辅助危重成人主动活动安全标准的专家共识和建议》指出 IABP 患者进行床上活动的不良事件发生风险低。但由于 IABP 管路的原因，患者进行床上运动需要限制髋关节屈曲。此外，有研究显示，IABP 患者早期康复治疗期间并发症发生率仅为 3.4%。因此，对 IABP 患者进行早期康复治疗是安全、可行的。

（一）康复临床路径

1. IABP 患者的评估路径（表 5-22）

表 5-22 IABP 患者的评估路径

步 骤	康复策略	观察指标
I	评估前提条件	1.凝血功能障碍
		2.IABP 术区有渗血情况
		3.腹膜后血肿
		4.主动脉夹层、穿孔
		5.球囊移位、破裂
		6.使用血管升压药
		7.开放的外科伤口
		8.感染
		9.血流动力学不稳定

不存在步骤 I 中的各项观察指标时，可进行以下步骤，否则重复观察以上指标

步　骤	康复策略	观察指标
II	临床评估	1.病史采集 2.生命体征：心率、血压、血氧、体温 3.观察呼吸状况和胸部听诊 4.相关检查检验 （1）肌钙蛋白、心肌酶、BNP（或 NT-proBNP）等心脏相关检验指标及变化趋势 （2）心脏收缩活动、射血分数、心排血量等心脏功能 （3）监测肝功能、肾功能、离子、血气分析、乳酸、凝血象等指标，评估患者是否出现多器官功能衰竭或内环境紊乱等情况 （4）通过 CAG 了解评估患者血管病变情况 （5）观察患者心率、心律及心电图的动态演变 （6）放射线检查确认球囊位置 5.术侧肢体缺血程度评估 （1）近红外组织血氧参数无损检测（NIRS） （2）血管超声 （3）皮温与皮肤颜色监测 （4）足背动脉搏动 6.神经系统：意识与配合度-3＜RASS 评分≤2 7.循环系统：90mmHg＜SBP＜180mmHg；60mmHg＜MAP＜110mmHg；40 次/分＜HR＜130 次/分；没有新发心律失常 无大剂量的血管活性药物 8.呼吸系统：SpO_2＞95%　RR≤30 次/分　FiO_2≤60%　PEEP≤10cmH_2O
若满足步骤II的康复评估条件，进行以下步骤，否则重复观察以上指标		
III	康复评估	1.确认 IABP 管路的位置和长度 2.活动能力评估 （1）肌肉力量与耐力：MRC （2）关节活动度：ROM （3）平衡与协调：BBS （4）肌张力：Ashworth 3.呼吸功能评估：膈肌超声 4.疼痛感觉评估 （1）胸痛程度 （2）关节与骨骼肌疼痛 （3）伤口疼痛

续表

步　骤	康复策略	观察指标
III	康复评估	5.营养状况评估 （1）饮食状态评估 （2）体质指数 （3）肢体围度 （4）皮下脂肪情况 6.心理状态评估 （1）焦虑程度 （2）抑郁程度
IV	IABP 相关参数	参数：设定 触发模式：心电图、动脉压、基本连接设备 辅助比：1∶1、1∶2、1∶3

根据步骤III、IV的观察指标，针对性实施康复策略

注：为避免 IABP 管路出现折叠、堵塞及球囊出现收缩扩张不良等情况，原则上不进行呼吸功能评估（膈肌超声除外）及体位转换

2. 治疗路径　见表5-23。

表5-23　治疗路径

步骤	干预时间	康复治疗策略	治疗场所	观察指标	注意事项
IV	IABP术后	IABP 患者尚未达到步骤 II 中的各项临床评估要求，采取以下措施 1.被动关节活动度训练 2.神经肌肉电刺激 IABP 患者达到步骤 II 中的各项临床评估要求，可进行系统的康复评估，根据评估结果，制订个性化早期康复治疗方案，方案内容可包括： 1.神经肌肉电刺激 2.主动-辅助运动	CCU	心率 心律 血压 体温 心电图 呼吸频率 SpO_2 意识状态 自觉症状 疲劳度 术侧肢体情况 IABP 参数	若出现以下情况，应及时通知医师 1.患者术区是否有渗血或血肿发生 2.患者术侧肢体出现：疼痛、皮肤苍白、足背动脉搏动消失、麻痹、感觉障碍、皮温异常 3.当 IABP 反搏压降低、波形异常变化、IABP 导管内出血等 4.生命体征出现异常波动

续表

步骤	干预时间	评估策略	评估场所	观察指标	注意事项
VI	拔出 IABP	重新进行评估	CCU	同II、III	术侧肢体制动24小时

以上评估内容若达到开始标准可进行治疗步骤II，否者重复进行评估步骤II、III，寻找最佳康复时机

步骤	干预时间	康复治疗策略	治疗场所	观察指标	注意事项
VII	拔出 IABP 24小时后	1.逐渐开始术侧肢体的主动－辅助运动 2.适当时机开始逐渐抬高床头，练习床上坐位、床边坐位 3.强化坐位训练，再康复治疗师的帮助下进行床椅转移 4.站立训练	CCU	心率 心律 血压 体温 心电图 呼吸频率 SpO$_2$ 意识状态 自觉症状 疲劳度 术侧肢体情况	1.患者术区是否有渗血或血肿发生 2.患者术侧肢体出现：疼痛、皮肤苍白、足背动脉搏动消失、麻痹、感觉障碍、皮温异常 3.康复时观察指标是否出现异常

终止运动指征：

（1）收缩压>180mmHg

（2）平均动脉血压<60mmHg

（3）心率<40次/分，或>130次/分

（4）外周氧饱和度<90%

（5）呼吸频率>45次/分

（6）RASS>+2

（7）活动后出血

注意：原则上IABP患者不能进行呼吸训练及体位变换，以防引起IABP管路折叠、闭塞、球囊异位等。若体位变换等康复治疗的效果远超过其所引起的风险时，可由多学科团队合作下进行，但整个康复治疗过程需慎重实施。

（二）国外IABP患者的康复治疗

在国外医院认为，股动脉途径置入的 IABP 患者符合入选标准则可以按照《Ramsey方案》进行步行练习。该方案的入选标准为：①血流动力学稳定；②入院前可以独立行走，不需要使用辅助设备；③仰卧时无下肢无力表现［改良的手动肌肉测试等级（MMT）≥3/5］，且 MMT 期间 IABP 的下肢在髋部的弯曲度不

超过 30°。此运动方案是由重症监护物理治疗师制订的，允许 IABP 患者使用倾斜台安全地从床上转移到站立位置，缓慢进行行走练习。整个康复过程需要物理治疗师和护士始终伴随患者，提示患者坚持短步态行走，以免在摆动时 IABP 患者弯曲腿部超过 30°，或在最后站姿时过度伸展腿部。随时监测患者术区情况、临床症状、血流动力学指标、IABP 指标及活动前后的 IABP 波形等。当患者出现以下情况时即刻停止移动：①IABP 移位或似乎已经迁移，出现术区部位出血；②患者自觉出现症状；③血流动力学不稳定。为安全起见，建议建立多学科团队，包括心胸外科医师、介入科医师、物理治疗师和护士等，共同确保 IABP 患者的行走安全。通过相关试验表明，此种康复治疗方案没有与移动相关的不良事件，仅出现少许轻微并发症且整个行走过程的总并发症发生率为 3.40%。

目前在我国缺乏上述国外 IABP 患者的康复经验，建议具有有经验的、抢救设备齐全的、有多学科参与的心脏康复团队的医院在充分评估患者安全性后再进行此类康复治疗。

（刘　芳　王世鹏）

第五节　机械辅助通气患者的评估与康复治疗

20 世纪 20 年代，在北美和欧洲脊髓灰质炎大流行期间，成立了最早的重症监护病房，将这样的人群集中起来管理。这些患者都有共同的表现，那就是呼吸肌麻痹和严重的低氧血症进而出现呼吸困难。为了解决上述问题，呼吸机开始应用于监护病房，当时的呼吸机是负压装置，人们被放置在一种类似于密闭舱的容器中，通过负压实现胸廓的起伏，进而改善患者的氧合。

随着科技的进步，现在的呼吸机早已由当时的负压装置改变为正压通气装置，呼吸机的类型也更多，各种通气模式越来越多地应用于临床。由于呼吸机的迅速发展，机械辅助装置的广泛应用，越来越多的疾病得到了救治。呼吸机已不仅应用于肺脏疾病中，重症心脏病、神经系统损伤、外科大手术、重症肌无力甚至呼吸心搏骤停的抢救都有它的身影。

一、机械辅助通气

（一）目的

不论疾病的种类怎样，呼吸机主要解决三大问题：一是排出 CO_2，二是改善低氧血症，三是降低呼吸肌做功，缓解呼吸肌疲劳。当患者患有中枢神经系统疾病、重症肌无力、慢性阻塞性肺疾病急性发作、严重哮喘等疾病时，由于中枢神经调解损伤，呼吸肌无力或通气功能障碍使得 CO_2 无法从体内排出，从而诱发二氧化碳潴留。而当患者发生重症肺炎、ARDS、急性肺水肿、严重心功能不全时，机体出现换气功能障碍，肺泡弥散功能下降，通气/血流比例失调，从而诱发严重低氧血症。

（二）适应证及禁忌证

任何使患者产生通气与换气功能障碍的疾病，在机体出现严重呼吸窘迫、二氧化碳潴留、严重低氧血症时均有应用呼吸机辅助通气的指征。当然一些情况下应用呼吸机需要慎重，呼吸机的应用可能加重病情，以下禁忌证是相对的。

1. 张力性气胸或纵隔气肿（未引流前）：在并未解决的气胸之前行机械辅助通气具有危险性，尤其如张力性气胸这样的危重症情况。因此，在这种情况下，在机械辅助通气之前或同时进行胸腔引流是必需的。

2. 肺大疱：肺大疱患者如接受机械辅助通气，易引起大疱内压力升高而引起大疱破裂，引起张力性气胸。

3. 活动性大咯血（呼吸衰竭或窒息患者除外）：由大咯血或严重误吸引起的窒息，不宜立即用机械辅助通气，因为气道被血块或误吸物阻塞，应首先采取措施，将血块或误吸物清除，再进行正压通气。

4. 食管-气管瘘等。

（三）机械通气的分类

1. 无创性通气（noninvasive ventilation, NIV） 无创呼吸机是指不经人工气道进行的通气，主要包括胸外负压通气、间隙腹部加压通气、经面（鼻）罩正压通气等。目前最主要应用于临床的就是经面（鼻）罩正压通气模式。无创呼吸机对于有严重低氧血症患者，应用连续性气道正压（CPAP）改善其氧的交换，对于严重高碳酸血症患者应用间歇正压通气（常用 PSV+PEEP）以辅助患者呼吸肌做功。重症心脏病患者主要的疾病类型为各种病因导致的心功能不全、急性肺水肿或原有心力衰竭基础上出现急性加重，患者通常表现为严重低氧血症（PaO_2 下降），在疾病发展早期阶段，及时予以无创呼吸机辅助支持治疗，有相当一部分患者可以迅速改善病情，缓解乏氧。无创呼吸机可以减轻患者的呼吸困难，增加患者舒适度，减少自主呼吸做功，改善气体交换，避免气管插管。对于急性呼吸衰竭，而其他脏器功能相对较好，没有 MODS、没有中枢神经系统疾病的患者是从无创通气中获益的主要人群。当然无创呼吸辅助通气有其相对适应证，病情较轻或病情危重患者都不适宜应用无创呼吸机。

（1）急性呼吸衰竭应用无创正压通气的标椎（至少有以下几项中的两项）（表 5-24）。

表 5-24　急性呼吸衰竭应用无创正压通气的标椎

临床标准	血气标准
中至重度呼吸困难	中至重度酸中毒（pH＜7.35）
呼吸频率>25 次/分，>30 次/分（Ⅰ型 ARF）	$PaCO_2$＞45mmHg
辅助呼吸肌应用或胸-腹矛盾运动	PaO_2/FiO_2＜200

（2）无创正压通气排除标准

1）呼吸、心搏骤停，无自主呼吸。

2）循环严重不稳定［低血压、恶性心律失常（心室颤动）、未控制的大面积心肌缺血］。

3）嗜睡、意识障碍、高度不配合患者。

4）高度误吸危险或已经出现误吸（损害咳嗽或吞咽发射机制）。

5）黏稠或有大量气道分泌物。

6）近期有面部或胃食管外科手术史。

7）头面部创伤、烧伤，固定鼻咽异常。

8）气胸未解决。

（3）无创呼吸机在重症心脏病患者的应用

1）急性肺水肿：急性肺水肿是应用 CPAP 和无创正压通气的最常见适应证。其机制主要是：正压通气减少了氧耗，通过分流的减少可以改善氧合，PEEP 的应用增加了胸膜腔内压，可以减少静脉回流，从而减少回心血量，间接降低了前负荷。Berston 等的报道显示在急性肺水肿发生时，在内科药物常规治疗基础上应用无创呼吸机治疗组可以显著加速生理学参数的改善，CPAP 将此类患者气管插管率从 35% 降至 0，而对照组的插管率明显高于无创呼吸机治疗组。当然无创通气模式目前已较多，除了 CPAP 外还有 S/T 辅助模式、PSV+PEEP 模式、双水平正压模式等，这些辅助方式都可以很好地应用于急性肺水肿患者，使患者获得很好的治疗效果。

2）有创呼吸机拔除气管插管后的应用：而当患者在解除病因或循环相对稳定后，逐渐下调有创呼吸机条件，当达到撤机标准时，可以应用无创呼吸机辅助过渡，从而避免因拔管后再发血流动力学不稳定或再发急性呼吸衰竭而重新插管。拔管后应用无创正压通气的另一种情况是序贯治疗，即先应用 2～4 天的有创通气后拔除气管插管，继而应用无创呼吸机辅助呼吸，此方式应用的目的是减少呼吸机相关肺炎（VAP）的发生率，从而减少在 ICU 或 CCU 的住院时间。

2. 有创呼吸机 一些严重心血管疾病患者（如暴发性心肌炎、左主干或多支血管病变诱因的大面积急性心肌梗死、严重肺栓塞、交感电风暴等）会出现严重的血流动力学紊乱甚至出现心源性休克。此时不建议应用无创呼吸机辅助支持，需要气管插管及有创通气。此外在急性肺水肿应用无创呼吸机无效时，多数学者倾向有以下情况发生时尽早气管插管及进行有创呼吸机辅助治疗：①严重肺水肿经高浓度氧疗后，仍存在 $PaO_2 < 55mmHg$，$SaO_2 < 85\%$或伴有 $PaCO_2$ 升高，pH 降低；②患者出现意识障碍；③出现自主呼吸节律不齐、呼吸暂停或抽泣样呼吸；④无创呼吸机辅助通气中出现呼吸心搏骤停。

（1）通气模式和呼吸机参数选择：在重症心脏病患者应用有创呼吸机时常用通气模式为定容或定压型，通气量一般设置 8～12L/min，潮气量 8～10ml/kg，呼吸频率 16～20 次/分，吸呼比 1：2，峰流速>60L/min，FiO_2 初始设置纯氧（100%），以后根据患者氧合情况逐渐下调，防止出现氧中毒。PEEP 设定在 5～10cmH_2O，一般情况 PEEP 不超过 15cmH_2O，初始情况可以先给 5cmH_2O，根据患者病情及肺水肿情况逐渐增加，但 PEEP 很少会达到像 ARDS 患者时所应用的更高水平甚至超过 20cmH_2O。无论是定容型还是定压型通气模式，需要保证肺泡平台压低于最大肺泡扩张压（一般为 35cmH_2O），近年来有不少学者建议应用此压力支持模式，认为压力支持模式可以增加人-机的协调性，降低气道峰压和平台压，使得气体在肺内分布更加合理，有利于防止气压伤。

（2）机械辅助通气相关并发症

1）氧中毒：长时间吸入高浓度氧气可以引起氧中毒、甚至诱发肺损伤。有文献显示，FiO_2 与肺损伤之间呈正相关。但是，没有证据表明吸入氧浓度<50%会引起肺损伤，因此吸入氧浓度<50%在理论上是安全的。在新生儿和幼儿，高浓度的氧气吸入会诱发视网膜病变。因此，为了减少纯氧对机体产生的不利影响，一旦病情稳定，应尽量下调吸入的氧气浓度。

2）机械通气诱发的肺损伤：主要表现为机械性损伤的肺泡加剧了全身性炎症而引起的肺水肿、肺顺应性降低和氧合功能障碍等，主要包括气压伤、容积伤等。正常健康人吸气时在胸肺部产生负压，空气会顺压力差自然流入肺部。呼气时，由于胸廓的弹性回缩力，气体会被动呼出，从而减少了肺的体积。但现代机械辅助通气的工作原理是正压通气在吸气期间将空氧混合气体主动驱入肺部，在肺部病变严重和呼吸机参数设置不恰当时会诱发导致肺损伤。对于机械辅助通气患者给予适当的镇痛镇静治疗，必要时停掉自主呼吸，根据患者病情合理恰当地设置呼吸机参数，严密监测人-机配合情况，及时处理呼吸机的报警提示可以避免肺损伤的发生。

3）呼吸机相关性肺炎（VAP）：在患者接受机械辅助通气 48 小时后发生的肺炎称为呼吸机相关性肺炎，通常为细菌感染引起。VAP 是院内肺感染的一种特殊类型，也是机械通气的主要并发症之一，有很高的发生率和死亡率。有文献报道，有 10%～65%的机械通气患者可发生 VAP。我们无法绝对避免 VAP 的发生，但可以通过全面控制感染，选择恰当抗生素，减少口咽部、气管和胃肠道内细菌的定植和吸入，吸痰时严格无菌操作，保证呼吸机管路装置的严密消毒等措施减少 VAP 的发生。

4）精神障碍：临床较常见，主要表现为紧张、焦虑、恐惧，其原因与患者对呼吸治疗的恐惧、对治疗的无知及呼吸道管理对患者造成的强烈刺激有关。因此，对于有精神障碍紧张的机械辅助通气患者，应做耐心细致的说明工作，必要时可应用镇静药和抗焦虑药物。

二、机械辅助通气患者的评估

（一）一般状况评估

生命体征、精神状况和睡眠状态、营养状态、体位、表情、肌张力、动脉血气分析、胸腹部 CT 等。

（二）呼吸系统评估

1. 呼吸功能　呼吸功能主要通过以下方面评估：肺功能指标，如动态监测患者的 RR、PaO_2、$PaCO_2$、分钟通气量、潮气量、气道阻力、肺部顺应性等。

2. 呼吸肌肌力评估　目前常通过测定气道的压力变化反映呼吸肌的力量。

3. 呼吸困难程度评估　主要通过量表及问卷的方式。常用的量表有 mMRC 问卷、Borg 量表、WHO 呼吸困难问卷、BDI 等。

（三）心功能评估

1. 右心漂浮导管（Swan-Ganz 导管）检查　经中心静脉将漂浮导管插入至肺小动脉，测定各部位的压力及血液含氧量，计算肺毛细血管楔压（pulmonary capillary wedge pressure，PCWP），直接反映右心功能，间接推测左心功能。

2. 脉搏指数连续心排血量监测（pulse indicator continuous cardiac output，PiCCO）动态监测　经外周动、静脉置管，应用指示剂热稀释法估测血容量、心指数（CI）、外周血管阻力、全心排血量及血管外肺水变化情况等指标，更好地指导容量管理。

3. 心脏超声　评估心脏大小和心腔内容积、左室射血分数、心肌收缩力等。

（四）心理状态评估

根据患者自身状态，可通过自评量表及他评量表方式进行评定。常用的自评量表有 SDS、SAS。其他评量表有 HAMA、HAMD 等。

（五）神经系统评估

由于机械辅助通气患者需要应用镇静药物，推荐减少镇静的水平和每日唤醒疗法进行神经系统的评估。其评估内容主要包括意识、瞳孔大小、对光反射、肌力、肌张力、本体感觉、谵妄、疼痛感觉等。评估方法主要应用经过验证的客观量表进行定量评分，如格拉斯哥昏迷评分（Glasgow coma scale，GCS）、全面无反应性评分（full outline of unresponsiveness，FOUR）、ICU 意识模糊评估量表、重症监护谵妄筛查表（intensive care delirium screening checklist，ICDSC）等。

（六）人机对抗评估

在临床实践中，人机对抗会加重患者的呼吸困难，增加呼吸能量消耗，加重呼吸肌疲劳，严重时会诱发并发症如低血压、休克、电解质紊乱甚至加重器官功能损伤。因此如何及时有效地发现人机对抗及积极查找人机对抗的原因是重中之重。

1. 人机对抗的常见因素　从广义上来说，人机对抗是指机械辅助通气时患者发生的呼吸窘迫。从狭义上来说，人机对抗则是指患者自主呼吸与呼吸机不同步，这是临床上常见的问题。造成人机对抗的原因较多，归纳起来主要包括以下几个方面。

（1）呼吸机相关因素：是造成患者与通气机不协调最常见的原因。具体因素主要包括：①呼吸机模式设置不当；②呼吸机触发灵敏度调节不当；③管道阻塞或漏气；④管道积水过多或脱落；⑤ 管道连接错误或湿化罐连接到呼气管路中；⑥氧气源压力不足或中断。

（2）人工气道因素：①气道湿化不充分；②人工气道阻力增加；③插管位置过深；④气囊漏气。

（3）患者自身的因素：①患者频繁咳嗽引起气流对抗；②发生气胸、肺栓塞、肺不张及肺水肿等病情变化；③体位改变或腹内高压引起膈肌功能变化，腹肌和肺顺应性改变，使吸气压力增加；④患者因烦躁及疼痛而引起人机对抗；⑤气道分泌物潴留导致气道阻力增加；⑥肺过度膨胀或内源性呼气末正压（PEEPi）过高；⑦随病情变化患者耗氧量增加，原先设定的通气量不能满足患者的需要。

2. 人机对抗的常见表现

（1）患者自主呼吸与呼吸机不协调：主要表现为无法解释的气道低压报警或气道高压报警。

（2）二氧化碳监测变化：二氧化碳波形不规则、有切迹，可出现"箭毒"样切迹。严重不协调时，可出现"冰山样"改变。

（3）潮气量波动：潮气量不稳定，忽大忽小。

（4）情绪改变：常见的人机对抗的表现，常见于初次机械辅助通气、对机械辅助通气或气管插管不能耐受。患者在紧张、躁动、焦虑等因素影响下呼吸加快或不规则，严重者可出现低血压和心律失常。

3. 人机对抗的危害

（1）导致患者镇静药的使用过量。

（2）呼吸做功增加，易导致患者呼吸肌疲劳。

（3）动态的过度通气导致呼吸肌肌肉损伤及通气血流比例失调。

（4）延误撤机，导致住院时间延长，住院费用增加，甚至增加病死率，从而影响预后。

三、机械辅助通气的撤机指征

机械辅助通气的撤离是指逐渐减少患者呼吸支持时间和强度，恢复其自主呼吸能力，直至患者完全脱离呼吸机。呼吸机的撤离不是独立操作，而是一个连续的过程，在上机前、上机时及上机后的整个通气过程中，皆应为撤机进行评估和准备。

（一）撤机指征

1. 患者一般情况良好，病情稳定，诱发呼吸衰竭的原发病因消除或明显改善。

2. 呼吸中枢驱动功能完整，自主呼吸能力恢复。

3. 气道状态改善，自主排痰能力恢复，无呼吸困难、发绀等，循环稳定，降低呼吸机参数自主呼吸能代偿。

4. 全身各器官功能状态改善。无休克、心功能不全或严重的心律失常等。

5. 水、电解质、酸碱失衡及代谢紊乱得到纠正。

6. 12 小时内未使用肌松剂、镇静药。

7. 辅助检查指标恢复或逐渐趋于正常。

8. 生理指标

（1）肺活量＞10～15ml/kg。

（2）自主呼吸潮气量＞5ml/kg，深吸气＞10ml/kg。

（3）FEV1.0＞10ml/kg。

（4）静息 MV＞0.1L/kg，最大通气量＞2 倍的静息 MV。

（5）无效腔/潮气量＜0.55～0.6。

（6）肺顺应性＞25ml/cmH$_2$O（静态，正常 60～100ml/cmH$_2$O）。

（7）肺动脉氧分压＞5.2kPa（40mmHg）。

（二）撤机方法

1. 直接撤机：手术后患者、短期机械辅助通气者往往自主呼吸良好，易停机并拔出气管插管，但通气时间超过 1 周者，一般采用间断脱机方法逐渐脱机。

2. 间断停机：一般用于无 PSV、IMV、SIMV、CPAP、PRVC、VSV、PAV、MVV 等通气方式的简单呼吸机。停机时间采取先白天停机，然后晚上停机。先从数分钟开始逐渐延长停机时间。间隔时间由长变短，最后完全停止。

3. 应用撤机试验法：主要行自主呼吸功能测试试验（SBT）。通过逐渐下调呼吸机参数，观察患者呼吸力学变化、自主呼吸功能恢复情况，以及血流动力学是否稳定逐步撤机。

4. 可以选择有创呼吸机到无创呼吸机的过渡方式。

IMV、SIMV、PSV、CPAP、PRVC、VSV、PAV、MVV、BIPAP 通气方式是目前临床应用最多的方法。撤机方法一般采取逐渐减少上述各种参数，最后完全停机。该方法停机过程中不易发生呼吸肌疲劳，更符合生理要求，成功率更高。

（三）撤机失败的原因

1. 急于求成，仓促撤机。

2. 呼吸肌萎缩、营养不良，肌肉力量储备能力不足，不能维持正常肺泡通气的需要。

3. 病情反复或再度加重。

4. 气道管理不当，有效通气不足。

5. 镇静药应用不当、延迟撤机时间。

6. 循环功能不稳定、血流动力学波动变化大。

7. 心理障碍：在撤离呼吸机过程中，如遇患者出现烦躁不安，呼吸频率加快，心动过速，PaO_2 下降，$PaCO_2$ 升高都是不能耐受的表现，应当停止或减慢撤机过程。

（四）提高撤机成功效率的方式选择

近年来，随着越来越多的患者接受机械辅助通气治疗，撤机困难的问题也越来越多，已经成为临床较为棘手的问题。以往临床多依靠医务工作者的临床经验与主观判断进行经验性脱机，该方法存在较大的随意性，能否成功脱机无法准确预测。相比于医生引导的脱机，由呼吸治疗师、医师、护士共同参与制订的规范化脱机方式，在减少机械辅助通气天数和重症监护室停留天数等方面，可产生更多有利的结果。根据最新一项较大数据的回顾性分析表明，程序化脱机可以减少25%的机械辅助通气时间及缩短 10%的重症监护室停留时间。该脱机模式主要包括镇静减少方案（如自发觉醒试验）、自主呼吸试验、谵妄筛查三部分。其中自主呼吸试验可以更好地了解患者的身体状况，提高脱机成功率，另外，物理治疗也有利于减少危重病症患者机械辅助通气天数、减少呼吸肌萎缩发生概率及肺不张的可能性，并有利于促进分泌物的排出，有助于成功撤机。

四、机械辅助通气患者的康复治疗

随着现代医学技术的飞速发展，采用机械辅助通气的重症患者的生存率明显高于以往。但长期卧床制动会导致机械通气患者出现严重并发症，如重症监护病房获得性衰弱、关节挛缩、循环系统功能障碍、机体代谢和精神异常。为了改善这类患者的预后并提高其生活质量，尽早进行康复治疗就显得尤为重要。早期康复治疗的优势包括：减少卧床所致的心肺功能下降；有利于防治并发症，预防机体功能障碍；有助于缩短机械通气时间，实现尽早撤除机械辅助通气，达到降低医疗支出和改善存活患者后期生活质量的目的。

（一）早期康复的安全性和获益

目前，早期康复训练已被广大医护人员所重视，但机械辅助通气患者早期康复潜在安全问题仍困扰着众多医护人员。其原因是重症患者病情复杂、病情重、病情进展快、预后不良等。然而研究表明，早期康复训练能缩短患者 MV 时间，降低再入院率和病死率，且不良事件报道低于 5%，潜在安全事件总体发生率为 2.6%，且其中仅有 0.6%安全事件真正引起医疗后果。2014 年在 *Critical Care* 杂志发表了一篇《机械通气患者主动活动标准专家共识和建议》，对机械辅助通气患者实施早期康复活动提出了推荐意见。在另一项研究中，Schweickert WD 等随机对 104 名机械辅助通气患者行早期物理治疗，并与对照组比较出院时患者的恢复情况。通过比较发现早期运动组的患者在 28 天的随访中，谵妄时间较短，机械辅助通气天数少于对照组。另外，在机械通气开始的 1.5 天内行康复治疗的患者中，59%的患者出院时能恢复到自理状态，而在机械通气开始的 7.4 天内行康复治疗的患者上述比例则下降至 35%（$P<0.05$）。综上可见，早期运动开始时间越早，功能恢复越好。

（二）早期运动康复实施现状

虽然早期康复是一个安全有效的程序，但其在全球各国的实践现状并不理想。Bakhru 等对美国 500 所医院 ICU 的早期康复实践调查显示，能够实施早期康复实践的 ICU 仅占 45%。而对澳大利亚与新西兰 38 所医院 ICU（$n=498$）的调查显示，能够完成"床上活动、床边坐、离床活动、站立训练与步行训练"康复项目的患者比例分别为 28%、19%、37%、25%、18%。其中 76%未参与"步行训练"的患者 ICU 住院时间≥7 天，而机械通气患者均未参与"床上坐或步行"康复活动。2011 年在德国的一项研究显示，783 例 ICU 住院行机械通气治疗的患者，只有 8%的气管插管患者进行了更高级别的早期运动。另一项对日本 ICU 的调查显示，有 78%的机械通气患者进行关节活动度的康复训练，65%的患者进行坐位训练，42%的患者进行站立训练，但较少进行神经肌肉电刺激和功率自行车训练。我国机械辅助通气患者早期康复研究尚处于起步阶段，暂未见全国性或区域性乃至多中心 ICU 的相关研究数据报道。

（三）早期康复的时机

早期康复是指在生理功能稳定后即对患者实施的一系列物理、心理康复等干预措施，以达到改善其预后的目的。但目前关于早期康复训练开始时间尚未达成共识。Ota 等研究指出机械辅助通气患者在 24～48 小时进行康复治疗，可显著改善患者的呼吸功能，提高患者的早期脱机成功率；Hodgson 等研究表明，持续机械辅助通气患者，在机体各项指标稳定前提下，2～5 天实施康复训练，可恢复患者肌力，提高机体功能。目前，部分学者认为符合下述情况即可考虑开展早期康复：①对刺激保持反应；②$FiO_2 \leqslant 60\%$，$PEEP \leqslant 10cmH_2O$ 和（或）患者准备撤机；③无直立性低血压或无须泵入血管活性药物维持循环稳定。对于一些有相对禁忌证的患者，如合并骨折、脑出血、心力衰竭等，是否进行早期运动康复治疗仍有有争议。

（四）早期康复前的评估

早期康复可以明显改善患者的功能和预后、缩短住院时间及机械辅助通气时间，提高患者的生活质量。因此，患者进入 ICU24 小时后即应开始康复评估，包括对患者的一般情况、肺功能（特别是呼吸指标）、心功能、神经系统、营养状态、心理及睡眠状态等进行评估，以判断患者是否存在早期康复治疗的风险，明确早期康复治疗开始时间，并制订合理的活动训练方案。

1. 早期康复治疗开始指征

（1）意识清楚、生命体征相对稳定：体温 36.5～38.5℃、心率 50～120 次/分、平均动脉压 60～100mmHg，收缩压≥90mmHg 且≤180mmHg，和（或）舒张压≤110mmHg，患者无直立性低血压。

（2）呼吸指标稳定：RR≤25 次/分；SaO_2≥90%，机械辅助通气患者呼吸机参数 FiO_2≤60%，PEEP≤10cmH$_2$O。

（3）血管活动药物：未使用或小剂量应用，多巴胺<10μg/（kg·min）；肾上腺素或去甲肾上腺素<0.1μg/（kg·min）。

（4）无不稳定性骨折：例如胸椎骨折、腰椎骨折等。

（5）无意识障碍或异常精神状态。

（6）排除深静脉血栓。

（7）患者准备撤机。

（8）具有良好的心脏承受能力，心电图提示无近期心肌缺血及心律失常。

2. 机械辅助通气康复治疗终止指征

（1）出现明显的人机对抗。

（2）出现新的恶性心律失常、急性心肌梗死、急性心力衰竭。

（3）血流动力学不稳定：心率<40 次/分或>135 次/分，平均动脉压<60mmHg 或>110mmHg，患者有直立性低血压。

（4）RR<5 次/分或>40 次/分，机械辅助通气患者呼吸机参数 FiO_2>60%，PEEP>10cmH$_2$O 或患者有明显的呼吸困难。

（5）血管活性药物剂量的应用较康复前明显增加。

（6）患者不能耐受活动方案。

（7）康复时出现如插管移位、气管切开套管滑出、出血等不良事件。

（五）早期康复流程

1. **成立早期康复治疗小组** 由于机械辅助通气患者的早期康复涉及医疗、护理、康复等多个学科，因此，需要成立了由医师、康复治疗师、护士、呼吸治疗师等组成的早期康复治疗小组对患者进行综合评估，发挥各自优势，从而提高评估结果的专业程度。

2. **制订康复方案** 基于评估结果制订个体化的康复方案，全程动态评估患者的康复状况，适时调整患者的康复方案。

3. **康复方案的实施**

（1）排痰：重症患者往往需要长时间的机械辅助通气，患者排痰功能下降，应根据患者病情状况通过自行排痰、外力排痰（挤压排痰、咳痰辅助等）、体位排痰等方式锻炼并提高患者排痰能力。

（2）呼吸练习：常用方法包括吹笛样呼吸、膈肌呼吸。

（3）康复方法：现阶段早期康复治疗方法主要包括以下几种。①治疗性运动：功能锻炼、四肢力量训练、床边坐位、床边站位、协助行走等方案。②中国传统康复治疗方法如针灸等。③心理治疗。④其他理疗：如气道廓清技术、物理因子治疗等。

（4）患者教育。

4. 排除相关因素干预　主要排除药物方面的干预，如过量镇痛镇静药物的应用。

（六）康复原则

1. 早期介入原则：应摒弃先临床治疗后康复治疗的错误观念，因为早期康复不仅仅能促进患者功能恢复，而且能够有效预防各种并发症及合并症。

2. 个体化原则：患者病情因人而异，要做到因病施治、精准化康复。

3. 全面康复原则：不仅仅只着眼于机体康复，还要在精神上、职业上、社会上等诸多方面做到整体康复。

4. 循序渐进、持之以恒原则。

（七）康复治疗方法

1. 呼吸肌锻炼

（1）缩唇呼吸（快速深吸一口气，把嘴唇缩成鱼嘴状，将气慢慢呼出），每次 2 分钟，每次间隔 30 分钟，每天 5 次。

（2）抗阻呼吸训练：采用仰卧位腹部放置沙袋的方法，开始时沙袋重量为 0.5kg，逐渐增加沙袋重量至 2kg，每次训练最多 30 分钟，每天 2 次。

（3）膈肌呼吸：吸气时增大膈肌上下活动、强调通过腹部扩张进行换气。

（4）腹部电刺激：腹部肌肉具有呼气功能，通过电刺激可使其产生相应收缩，从而达到增加呼气流量的目的。

（5）胸廓放松训练：主要改善呼吸肌顺应性，提高通气效率，降低呼吸运动能耗。

2. 气道廓清技术　主要运用物理或机械方式作用于气流，有助于气管、支气管内分泌物的排出，或促进咳嗽使痰液排出。治疗前后必须对患者进行肺部评估，如体格检查和 CT、动脉血气、肺功能等客观指标。具体操作如下。

（1）呼吸康复：通过改变呼吸机的呼吸模式重建患者正常的呼吸状态，改善肺通气，提高肺功能。

（2）体位引流技术：是通过让患者保持特定体位，在重力作用下使分泌物从肺部引流出体外。

（3）机械辅助排痰：是通过物理定向叩击原理，利用机械振动促进分泌物及痰液的排出。

机械辅助排痰结合体位引流可以降低患者的气道阻力，改善肺通气状况，缩短机械通气时间和呼吸机撤离时间。

3. 物理因子治疗　超短波治疗、超声雾化治疗等有助于减轻气道炎症反应、减轻气道痉挛及促进排痰。神经肌肉电刺激（nerve and muscle electric stimulation，NMES）可通过表面电极将低功率电脉冲传导至皮肤及肌肉，诱发指定肌群被动收缩，促进骨骼肌生长，增强肌力和耐力。且由于 NMES 操作方便，经济实用，患者接受度较高，可以有效改善骨骼肌代谢，保持肌肉容积，还能提高出院时患者 MRC 肌力评分，使肢体活动范围接近正常，特别适用于慢性阻塞性肺气肿、充血性心力衰竭患者。体外膈肌起搏也是利用电刺激来改善患者呼吸肌功能和咳嗽能力，可以辅助患者脱机和增加吸气容积。

4. 运动疗法　运动疗法应遵循循序渐进和个体化治疗原则，由被动到主动，强度由弱到强，时间由短到长，经过评估后，在患者可以耐受的情况下，提升运动时间和强度。

（1）运动方式包括主动运动和被动运动，对无法配合的患者进行被动运动。

1）被动关节活动度训练：由治疗师进行的关节全范围活动。重复每个关节20 次，每天 2 次。

2）体位摆放：床头从抬高 30°逐渐抬高至 90°，抬高过程中保持心率、呼吸、血压稳定，每天 2 次。

（2）若患者可主动配合则进行主动运动

1）主动关节活动度训练：嘱患者主动活动全身关节，然后逐渐施加阻力，让患者进行关节抗阻训练，每个关节从活动 10 次增加至 20 次，每天 2 次。

2）转移训练：包括床上靠坐、床旁坐立等，运动强度及时间视患者情况决定。

运动方案各康复中心不尽相同，目前国内外康复中心较多采用六级运动方案：第一级，每 2 小时翻身一次，每日进行 2 次四肢被动运动，每次 20～30 分钟；第二级，帮助患者于床上进行抗阻力活动，每次持续 15～20 分钟，每天 2 次；第三级，协助患者维持半坐卧位或端坐位 15～20 分钟，每天 2 次；第四级，适用于上肢肌力 3 级以上患者，帮助患者坐在床沿，另辅以下肢主动抗阻力运动；第五级，让患者保持站立活动持续约半小时，每天 2 次；第六级，病房内行走，由康复训练小组成员共同帮助患者在病房内进行行走训练，每天 1～2 次，具体行走步数根据患者耐受力而定。

5. 心理康复　近年来，随着重症监护治疗技术的不断提高，行机械辅助通气的患者越来越多。但由于对此类治疗不熟悉，大多数患者处于紧张、忧虑的状态，部分患者甚至因出现抑郁而导致脱机困难。因此，医护人员了解患者的心态和产生心理问题的原因，并施以心理辅导治疗对患者的康复是非常重要的。具体的心理干预措施如下。

（1）观察患者外显行为，分析患者心理反应，即通过观察机械辅助通气患者的肢体动作、情绪的变化等行为，全面分析其心理特点。

（2）掌握患者的心理动态，增强医患沟通质量，从而达到稳定患者的情绪、改善患者的心理状况、减轻患者心理负担的目的。

（3）改善病房环境，保护患者隐私，提高睡眠质量，提高患者舒适度。

（4）加强患者社会支持，推行预约探视制度，满足患者及其家属的心理需求。

（王珺楠　曹天辉）

第六节　TAVR 患者的评估与康复治疗

主动脉瓣狭窄是一种常见的瓣膜性心脏病，该病最常见的病因是与年龄相关的瓣膜退行性改变，目前主要治疗方法为外科主动脉瓣置换和经导管主动脉瓣置换术（transcatheter aortic valve replacement，TAVR）。对于常合并其他疾病的高龄患者来说，外科手术创伤大、需要体外循环，手术风险很高。而 TAVR 手术创面小，侵入操作少，且术后患者可以瞬时解除主动脉瓣缩窄，改善血流梗阻问题，为外科手术高危患者带来了新的希望。但是，接受 TAVR 治疗的患者多存在高龄、合并症多、心功能差和身体虚弱等情况，会增加 TAVR 手术的风险及影响预后，并可导致患者出现获得性肌减少症、下肢深静脉血栓、运动能力及肌肉力量减退等。心脏康复能有效缓解上述情况带来的不良影响，对于 TAVR 手术患者来说意义重大。本节参考《经导管主动脉瓣置换术后运动康复专家共识》制订 TAVR 患者的评估和康复治疗方案。TAVR 患者的康复主要分为术前康复、术后康复、门诊康复及居家康复几个阶段。

一、TAVR 康复团队的要求及康复原则

由于 TAVR 患者病情较为复杂，常合并呼吸系统、循环系统、血液系统、神经系统等多系统疾病，因此 TAVR 患者的康复需要由临床医师、康复医师、康复治疗师、营养师、心理医师和护士等组成的专业康复团队进行。康复团队要准确把握 TAVR 患者的康复时机；进行康复时严密监测观察患者的生命体征及临床表现；根据患者反馈和病情变化及时调整康复方案。因 TAVR 患者病情均较为复杂，康复团队在进行心脏康复的前、中、后期均需与主管医师交流患者病情，以确保 TAVR 患者在康复中的安全性，并且要严格遵循"评估-康复-评估"原则。

二、TAVR 术前评估与康复

（一）TAVR 患者术前康复综合评估内容

TAVR 术前评估与康复，即术前预康复，是指在术前接受增强个体功能储备的康复训练，使患者能更好地耐受手术应激的过程。通过全方面系统性评估（表 5-25），使康复团队对患者的综合情况充分了解，并根据评估结果为 TAVR 患者进行个性化的术前预康复方案。

（二）TAVR 术前康复干预及运动康复内容

根据术前综合康复评估结果，为 TAVR 患者制订个性化康复计划，康复干预内容包括健康宣教、心理支持、饮食营养指导等，也可提前对患者进行呼吸模式

训练、呼吸机训练、胸廓放松训练、低强度有氧训练等术后康复项目指导。目的是消除患者异常情绪，建立积极配合后续治疗的信心，改善体能，提高心肺功能，减少术后并发症等，为 TAVR 患者术后康复做准备。

表 5-25 TAVR 患者术前康复综合评估

项 目	内 容
病史	心血管病史、相关并发症及治疗史、其他系统病史、手术史、用药及烟酒史等
临床基本资料	体格检查、血化验、X 线胸片、肺功能、心脏彩超等
一般功能	结构性心脏病术前瓣膜功能（参考 STS 评分） 心绞痛 CCS 分级 NYHA 心功能分级 心、肺、脑、肾等重要脏器的功能评估 检查运动系统、神经系统等影响肢体运动的因素 平时运动习惯及运动量
运动能力	握力测试 四肢肌力和关节活动度 步行功能评定：5m 步行试验 平衡功能评估：计时起立行走测试（TUG）、Berg 量表等 下肢耐力评估：30 秒坐站试验 心肺耐力评估：6 分钟步行试验或 Duke 活动状态指数
认知功能	简易精神状态评价量表（MMSE）
日常生活能力	巴氏指数评定表（BI）、功能独立性评定（FIM）
生活质量	简版生活质量量表（SF-12 或 SF-16）
虚弱	Frail 问卷或 Fried 评估量表
营养状态	微型营养评定（MNA）
心理、精神状态	抑郁自评量表（PHQ-9） 焦虑自评量表（GAD-7） 医院焦虑抑郁量表（HADS）
睡眠	匹兹堡睡眠质量指数（PSQI）

三、TAVR 术后评估与康复

TAVR 术后评估与康复分为 3 个阶段：监护病房的康复、普通病房的康复和出院前的康复。

（一）TAVR 患者术后监护病房的康复

1. TAVR 患者术后监护病房阶段的康复评估（表 5-26） 患者术后进入监护

病房后，生命体征平稳即可进入 TAVR 术后早期评估阶段。进行康复评估前，康复团队需明确患者术区情况、穿刺部位、置管情况及呼吸机使用情况等，并在评估过程中密切关注上述情况及患者生命体征的变化。TAVR 患者术后监护病房的康复评估内容主要包括患者的精神状态、互动交流、肌力检查、移动能力等。

表 5-26　TAVR 患者术后监护病房阶段的康复评估

项　目	问　题	配合准确	不配合	评　分
相互 交流 测试（S5Q）	睁眼/闭眼			评分标准： 0=不配合 1=配合准确
	看着我			
	张嘴伸舌			能否配合康复判断： ① 0~3：不完全配合 ② 4~5：完全配合
	点头			
	我数到 5 时抬眉毛			
	部位	左侧	右侧	评分
MRC 肌力 测试	肩关节外展			MRC 评分标准 0=没有肌肉收缩
	肘关节屈曲			1=肌肉收缩但不引起关节活动
	腕关节背伸			2=关节活动但不能抵抗重力 3=能抵抗重力做全关节范围活动
	髋关节屈曲			4=能抗重力和阻力活动 5=正常
	膝关节伸展			肢体肌力判断： ① MRCsum<36 分：被动活动 ② MRCsum36~48 分：主被动活动
	踝关节背屈			③ MRCsum>48 分：主动活动
	内容			
ICU 意识谵 妄评估表 （CAM-ICU）	精神状态急性改变或波动			改良 CAM-ICU 0=否　1=是
	注意力障碍			① 0 分：无谵妄
	意识水平改变			② 1~2 分：可能谵妄
	思维混乱			③ 3~4 分：谵妄
视觉模拟评分 法（VAS）	无疼痛=0 分；轻度疼痛=1~3 分；中度疼痛=4~7 分；重度疼痛=8~10 分			

续表

内容	0分	1分	2分	3分	4分	5分	评分
从卧位到坐位							0分：不能完成
							1分：在2个人帮助下完成
坐位维持							2分：在1个人的辅助下完成
从坐位到站位							3分：需要监督或者口头指示完成
站位维持							4分：需要一些帮助或者借助器具完成
从床到轮椅							5分：独立完成

（左侧合并单元格：移动能力评估（MRMI））

2. TAVR术后监护病房康复干预及运动康复内容　术后早期康复的目的是减少卧床并发症。早期开展运动康复的指征建议：生命体征平稳；平均动脉压60～100mmHg；收缩压90～180mmHg；血氧饱和度≥88%（静息未吸氧状态下）；静息心率30～60次/分。且患者无心血管相关不适主诉、未应用血管活性药物、无下肢深静脉血栓形成等情况。康复团队与主管医师需经过系统评估后，确保患者能够耐受早期康复，并制订TAVR患者康复处方后方可开始监护病房康复阶段。同时，在康复过程中，康复师需时刻遵守"评估－康复－评估"的TAVR患者的运动康复操作流程（图5-4）。

TAVR患者监护病房康复的主要内容包括呼吸训练、神经肌肉电刺激、体位摆放、主动/被动活动等。若患者术区恢复良好且无下肢血栓形成，则可以进行床上踏车训练以增加下肢力量。同时康复团队辅助患者进行床边坐立、坐位平衡、坐位转移等，为离床做准备。

在监护病房进行康复治疗时，需全程监测患者的生命体征、血流动力学情况及患者自感劳累程度等。若在康复过程中出现以下情况需立即停止康复：①收缩压<90mmHg，或舒张压>110mmHg，或运动中收缩压下降>10mmHg；②严重室性或房性心律失常，伴或不伴心血管症状；③运动时心率波动范围超过30次/分；④运动不耐受症状或体征，指心血管症状明显或心电图异常改变。

（二）TAVR患者术后普通病房的康复

TAVR患者术后普通病房的康复是监护病房康复的延续，除继续进行监护病房康复内容外，在患者病情允许下可增加日常生活动作训练和吸气肌训练，并逐渐增加运动量。对运动耐力较差的患者，可在康复治疗师和（或）辅助设备的帮助下，进行踏步和八段锦等训练（表5-27）。

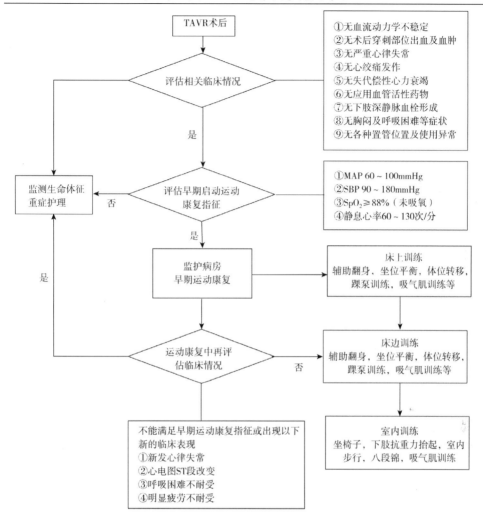

图 5-4　经导管主动脉瓣置换术后早期运动康复方案流程

表 5-27　经导管主动脉瓣置换术后（经股动脉入径）患者住院运动康复建议

项目	术后监护病房运动康复			术后普通病房运动康复	
	穿刺相关肢体制动期间的康复	穿刺相关肢体接触制动后的康复		早期运动康复	
消耗能量（METs）	1	1	1~2	2~3	2~3
体位管理	卧位；每2小时侧翻身一次	半卧位，辅助坐位；每2小时变换体位一次	坐立位，辅助站立位；主动变换体位	站立位	站立位

项目	术后监护病房运动康复			术后普通病房运动康复	
运动治疗	通过基础生命体征评估，可选择： ①卧位踝泵 ②局部手法治疗 ③深呼吸训练	通过基础生命体征评估，可选择： ①坐位踝泵 ②局部手法治疗 ③被动/主动关节活动训练 ④吸气肌训练	通过基础生命体征评估，可选择： ①床边坐立和站立，床边坐椅子 ②被动/主动关节活动 ③下肢抗重力抬起 ④强化吸气肌训练	通过基础生命体征评估，可选择： ①站立平衡训练 ②上下肢低强度抗阻训练 ③室内步行 ④八段锦 ⑤强化吸气肌训练	通过基础生命体征评估，可选择： ①走廊步行 ②八段锦 ③强化吸气肌训练
日常生活	卧床，完全依赖帮助	床上活动，自主进食，部分依赖帮助	下床活动，少部分依赖帮助	病室内活动，自主日常活动	病室内活动，自主日常活动
注意事项	保证穿刺伤口固定，置管及生命支持管路畅通	肢体缓慢屈伸运动，不影响伤口及管路	辅助肢体做抗重力运动，站立踏步时避免跌倒	在患者耐受前提下进行抗阻运动，做好出院指导	制订康复和随访计划

（三）TAVR 患者出院前康复指导

在患者出院前应再次进行病情、术区（包括肢体深静脉血栓相关检查）及运动能力评估，以及进行康复宣教。根据患者病情及术区恢复情况，在患者出院前可以进行 6 分钟步行试验，根据 6 分钟步行试验结果为 TAVR 患者患者制订个性化运动处方，并建议患者于出院后尽早至心脏康复中心进行运动康复。若经评估后，患者暂不适宜进行运动，则嘱患者进行定期随访。

四、TAVR 术后门诊评估与康复

门诊康复即 II 期康复，门诊运动康复流程一般为：运动前评估—运动处方制订—运动方案实施—运动效果评价—调整运动处方—运动训练进展。TAVR 术后门诊康复的目的主要是为患者制订运动处方和制订长期康复计划。

（一）TAVR 术后门诊康复综合评估内容

TAVR 术后门诊康复阶段也需要对患者进行综合评估（表 5-28），内容包括认知状态、心理状态、睡眠状态、营养状态、心肺运动能力等。除上述评估内容外，还需确认患者股动脉术区的愈合情况。在 TAVR 患者康复过程中需定期进行再评估。

1. 心肺运动试验　心肺运动试验是患者在开始运动治疗前初始评估的重要内容之一，该试验通常用于评估患者对逐步增加的体力活动的耐受力。推荐使用个性化的斜坡式递增踏车方案（Ramp 踏车方案），安全性更高，受试者更容易达到较高的摄氧量和峰值心率，且适用于部分有关节病变或特殊情况不能行走或负重的患者。主要把握心肺运动试验的适应证、禁忌证及终止试验的指征。

表5-28 经导管主动脉瓣置换术后门诊康复综合评估及建议

项 目	评估内容	建 议
心脏功能状态	TAVR 术后瓣膜功能 心绞痛 CCS 分级 NYHA 心功能分级 心脏疾病相关危险因素	心脏康复门诊制订康复计划
焦虑和抑郁	PHQ-9/GAD-7 或 HADS	专科门诊抗抑郁和焦虑治疗
认知功能	简易智力状态检查量表（MMSE）	专科门诊治疗
营养状态	微型营养评定（MNA）	高蛋白饮食或调整营养素比例
运动能力	心肺运动试验 6 分钟步行试验 2 分钟踏步试验 体力活动问卷（DASI） 肌力检测 平衡功能检测	心脏康复门诊制订进行低至中等强度有氧运动及抗阻运动，平衡功能训练
深静脉血栓	病变肢体肿胀 D-二聚体动态异常 B 超提示深静脉血栓形成	专科门诊，抗凝治疗，暂停运动康复

2. 6分钟步行试验 当不能采用标准跑步机或功率车试验时，6分钟步行试验可作为替代措施对患者的运动耐力进行测试。它不是测定心肌缺血的客观指标，但可评估运动训练前后运动能力的变化及用于制订运动处方。同样需要把握禁忌证及受试前准备。

3. 2分钟踏步试验 当患者体质虚弱无法耐受6分钟步行试验时，2分钟踏步可以作为替代方案。受试者可以根据自身情况调整步速，甚至中途停止，休息后继续试验，但是试验过程中不停止计时。这需要测试者观察患者踏步的高度，同时记录患者踏步的次数，从而反映患者的心肺功能。

4. 运动专项能力评估 运动专项能力评估，包括患者肌力评估及关节活动度等。等速肌力测试仪是目前公认最准确的肌力评估设备，也可以使用抗阻训练器械进行最大肌力评估，如果条件有限也可以使用徒手肌力评估。关节活动度即柔韧性评估，主要以徒手评估法为主，平衡能力评估也是运动前评估的重要部分。

5. 医患面谈和问卷调查 临床人员可通过代谢当量活动量表和询问患者有关引发他们疲劳或症状的活动量粗略估计运动耐力。此外，一些体力活动调查已被用于量化活动量，如 Duke 活动状况指数和特殊运动量表。

6. 运动强度评估 RPE 是一种利用主观感觉来推算运动负荷强度的有效方法，可参照 RPE 来控制运动强度。

（二）TAVR 术后康复干预及运动康复内容

根据患者的运动评估结果，制订个体化的运动处方。运动处方包括运动方式、运动时间、运动强度、运动频率及注意事项。运动方式分为有氧运动（耐力训练）、阻抗运动、平衡运动、柔韧性运动。

1. 有氧运动 又称耐力训练，常用有氧运动方式包括行走、慢跑、骑自行车、游泳、爬楼梯，以及在器械上完成的行走、踏车、划船等。每次运动时间为 20～40 分钟，运动频率建议每周 3～5 天，运动强度为运动耐量的 50%～80%，RPE 评分为 11～12 分。除上述运动方式外，有氧运动还包括八段锦。目前八段锦已被列为我国正式开展的健身气功之一，具有柔和缓慢、动静相兼、圆活连贯、形与神合的特点。每天 1～2 次，需配合呼吸。

2. 抗阻运动 经充分评估后，对 TAVR 患者进行抗阻训练是安全可行的。抗阻运动包括器械训练和徒手训练，器械训练包括应用哑铃、杠铃、各种抗阻运动器械及弹力带等进行训练，徒手训练通常为利用自身重力的方式进行训练（如俯卧撑、深蹲等）。每次训练 8～10 组肌群，躯体上部和下部肌群可交替训练，每周 2～3 次或隔天 1 次，RPE 评分为 11～12 分。切记运动过程中用力时呼气，放松时吸气，不要憋气，避免 Valsalva 动作。

3. 柔韧性运动 每一个部位拉伸时间为 6～15 秒，并在后期逐渐增加到 30 秒，如可耐受可增加到 90 秒，期间正常呼吸，强度为有牵拉感觉同时不感觉疼痛，每个动作重复 3～5 次，总时间 5～10 分钟。

4. 经典的运动康复程序 分为 3 个步骤。

（1）第一步：准备活动，即热身运动，多采用低水平有氧运动，持续 5～10 分钟。目的是放松和伸展肌肉、提高关节活动度和心血管的适应性，预防运动诱发的心脏不良事件及预防运动性损伤。

（2）第二步：训练阶段，包含有氧运动、阻抗运动、柔韧性运动等，总时间为 30～60 分钟。其中，有氧运动是基础，阻抗运动和柔韧性运动是补充。

（3）第三步：放松运动，有利于运动系统的血液缓慢回到心脏，避免心脏负荷突然增加诱发心脏事件。放松运动是运动训练中必不可少的一部分。放松方式可以是慢节奏有氧运动的延续或是柔韧性训练，根据患者病情轻重可持续 5～10 分钟，病情越重放松运动的持续时间宜越长。

5. 注意事项 尽管心脏康复运动带来的风险很低，但运动期间同样会有不良事件发生。运动时或运动后监护出现以下情况，暂时停止运动。

（1）运动时感觉胸痛、呼吸困难、头晕。

（2）运动时心率波动超过 30 次/分。

（3）运动时血压升高至＞200/100mmHg，收缩压升高＞30mmHg 或下降

10mmHg 以上。

（4）运动时心电图监测 ST 段下移≥0.1mV 或上升≥0.2mV。

（5）运动时或运动后出现严重心律失常。同时，在运动场所，应配备相应的抢救仪器及药品，康复医师和护士要接受心脏急救培训。

五、TAVR 术后患者自我管理与居家康复

居家康复即Ⅲ期康复，对于低危患者可以考虑接受居家康复，建议患者在进行居家运动康复前至少完成一次完整的运动康复训练程序，以确保居家运动康复的安全性。TAVR 术后居家运动方案同门诊运动康复，但要有更加详细的风险评估及患者宣教，TAVR 术后居家运动的患者应掌握必要的自我管理措施，学会常见的自救常识和识别发生心血管事件的风险，使用居家运动强度监测工具（如心率带、心率手表等）进行生命体征监测，正确使用 Borg 量表分级，并及时、定期来院随访。随访内容包括心血管症状、体格检查、日常活动能力、必要的血液生化检查、心电图、心脏彩超等，并对运动能力进行再评估，以适时调整康复处方。

（刘伟静）

第七节　心外科患者围手术期的康复诊疗

一、心外科手术患者病情特点

在临床治疗中，准确把握心外科手术患者的病情特点非常重要，主要包括临床病史、生活习惯、危险因素和心血管功能等，这影响患者的术后状态、住院时长和生命预后。对于患者病情特点的把握，一方面可通过评估患者情况得到，另一方面可通过浏览患者病历和与医护人员交流获取。

（一）病史采集

入院后，医护人员应询问并记录患者的年龄、性别、睡眠、营养、吸烟、饮酒等个人信息。根据患者的主诉，了解当前疾病状况和治疗情况，包括患者症状（如心绞痛、气促）、日常活动耐受情况（如 NYHA 心功能分级、CCS 心绞痛分级）和是否服药等。此外，也应考虑患者既往病史对当前疾病的影响，如高血压、糖尿病、呼吸系统疾病、运动系统疾病、神经系统疾病、外伤及手术史等。

（二）体格检查

体格检查应由医师在首诊时完成，重点关注循环系统、呼吸系统等功能状态。一般体格检查是对患者全身状态的概括性观察，主要包括生命体征（体温、呼吸、脉搏和血压）、意识状态、体型体态和面容表情等，以初筛危急重症患者，予以

必要的处理措施。

（三）实验室检查

实验室检查结果可提供客观数据，帮助医师正确诊断和掌握患者病情，注意观察检查指标的变化情况。

（四）心肺功能检查

1. 循环系统检查　为了了解患者的心血管功能，医师可根据具体情况选择适当的检查方法。

（1）心电图。

（2）X 线胸片。

（3）超声心动图。

（4）心脏核素扫描。

（5）心脏磁共振。

（6）冠状动脉 CT。

（7）冠状动脉造影。

2. 呼吸系统检查　除循环系统外，心外科手术患者也应关注呼吸系统功能状态。心外科手术患者病情较为复杂，肺通气功能障碍发生率较高，其中具有代表性的是 COPD。临床上，一般会进行肺功能和呼吸肌功能评估。

（1）肺功能：相关研究表明，术前通气障碍程度较高的患者，术后并发症发生率升高约 2.8 倍，病死率升高约 4.5 倍，因此，应进行肺功能评估。COPD 的严重程度一般根据 1 秒率以及 1 秒用力呼气容积占预计值百分比来衡量，此外，还需关注氧饱和度、氧分压等的变化情况。

（2）呼吸肌评估：分为呼吸肌力量评估和呼吸肌耐力评估。评估呼吸肌力量，采用适用于患者口径的圆形咬嘴所测得的最大吸气压及最大呼气压来判断。然而，由于肺容积很难规范化，在临床实践中，采用残气量评估最大吸气压，肺总容量评估最大呼气压，每项评估至少进行 5 次测量。2002 年，美国胸科协会/欧洲呼吸学会（ATS/ERS）的声明中对呼吸肌评估进行了详细介绍。更具侵入性的方法，如电或磁对横膈的刺激，可以提供更准确的横膈信息，有助于诊断膈肌麻痹。

评估呼吸肌耐力，最常见的是让患者尽可能长时间地采用亚极量吸气负荷（60%～75% 最大吸气压）进行呼吸，以检测训练前后患者的吸气肌耐力变化。此外，在呼吸测试过程中，每 2 分钟增加一次负荷（约 5cmH$_2$O），使阈值负荷不断增加，可以持续 2 分钟的最高负荷称为可持续压力，用最大负荷的百分比来表示。

3. 心肺适能评估　心肺适能被认为是心血管健康的重要标志，越来越多的证据表明，低水平的心肺适能与心血管疾病和全因死亡率的高风险相关。目前, CPET 被认为是评估心肺适能的最佳方式，是心肺储备功能检测的"金标准"。运动负荷试验的具体操作及气体代谢及生理指标解读，推荐参考《心肺运动实验的原理及其解读——病理生理及临床应用》一书。

对于部分高龄、合并其他疾病如关节肌肉病变等不适宜行 CPET 的患者，可以选择 6 分钟步行试验。在测定 peak VO$_2$ 方面，虽然 6 分钟步行试验较 CPET 欠精确，但其简便、安全、易重复。在临床上，术前可以根据 6 分钟步行试验评估患者的心功能分级。此外，6 分钟步行试验还可以反映心力衰竭患者血流动力学的改善情况和左室射血分数的提升情况，追踪 CABG 术后患者运动耐量的提高情况，该方法已得到美国、欧洲和我国心血管疾病指南的推荐。

（五）其他检查

在了解患者病史、检查结果和疾病状态的同时，医护人员应进行体适能、精神状态、生活习惯等全面评估。具体可涉及以下方面。

1. **在体适能方面**　考虑患者的身体成分（如肌肉、脂肪等）、肌肉适能（如握力、伸膝肌力等）、移动能力和平衡适能等。为保证患者安全，应在体适能评估前明确患者是否存在禁忌证。

2. **在日常生活活动能力（ADL）方面**　可以分为基础性 ADL（BADL）和工具性 ADL（IADL）。

3. **在精神心理方面**　主要关注情绪、性格和社会支持。关于情绪评估，常用的量表有患者健康问卷-9 项和广泛焦虑问卷-7 项等。关于性格评估，常用的量表有 A 型行为类型量表等。

4. **在生活质量方面**　临床上常用欧洲五维健康量表和简明健康调查问卷进行评估。

5. **在认知功能方面**　国内外应用较广的认知功能评估工具有 Mattis 痴呆评估量表、简易精神状态评估量表、阿尔茨海默病评估量表认知部分、蒙特利尔认知评估量表、血管性痴呆评估量表及简易精神状态量表（国内研究常用）。

6. **在营养状态方面**　可选用简易营养状态评估表和老年营养风险指数评估，尚无特异性评估心血管疾病患者营养状态的方法。

7. **在睡眠质量方面**　可采用匹兹堡睡眠质量指数评价睡眠质量，运用睡眠呼吸暂停低通气指数表示睡眠呼吸暂停的严重程度。对高度怀疑存在阻塞性睡眠呼吸暂停的患者，通过多导睡眠监测仪或便携式睡眠呼吸暂停测定仪明确患者情况。

8. **在烟草依赖方面**　可采用国际通用的尼古丁依赖量表判定依赖程度。

（六）手术风险评估

心外科手术属于有创治疗方式，具有高风险性，因此应在术前进行全面风险评估，以判断患者疾病的严重程度，帮助临床医师根据患者的个体特征选择最佳的临床策略，减少术后并发症的发生率和死亡率。目前，国内外研究中比较常用的手术风险预测模型有 3 种，即欧洲心脏手术风险预测法（the European system for cardiac operative risk evaluation，EuroSCORE）、美国胸外科医师协会心脏手术风险预测法（the Society of Thoracic Surgeons Score，STS score）及中国冠状动脉旁路移植术风险预测法（Sino system for coronary operative risk evaluation，

SinoSCORE）。以上三种预测模型各有利弊，由于地域、种族和生活方式等差异，STS score 以及 EuroSCORE 等无法对中国患者具体心脏手术风险进行有效预测，而 SinoSCORE 评分系统所使用的数据库主要是从我国北方获得的，其可否有效预测中国其他区域患者的心外科手术风险仍需研究。在未来的发展过程中，应该不断调整陈旧心脏手术的相关风险预测方法，综合考虑新发现的相关独立危险因素，以有效增加心脏手术风险最终预测结果的校准度和识别度。

二、心外科术后患者康复评估

结合术前收集信息，心外科术后患者应进行详细的临床状况评估。在浏览病历对患者病情进行初步了解后，与医护人员交流患者病情，着重关注存在特殊情况的患者。掌握患者的临床状态，有助于康复师制订和调整治疗计划，避免发生意外情况。

（一）关注信息

1. 病史（尤其是影响到康复进程的相关病史，如脑卒中）。

2. 手术情况（手术类型、手术时间、手术过程中是否出现意外状况等）。

3. 病程（是否脱机、脱机时间、循环是否稳定、是否有临时起搏器、主动脉内球囊反搏等辅助设备）。

4. 护理记录（体温、出入量、血压、心率的变化情况）。

5. 检验结果（血常规、血气分析、肝肾功能等，注意观察变化趋势）。

6. 检查结果（胸部 X 线、超声心动、CT 等，注意手术前后对比）。

（二）掌握信息

1. 血压、心率、心律、呼吸频率和体温。

2. 食欲、睡眠等身体状况。

3. 胸痛、呼吸困难、心悸、眩晕、疲劳感等自觉症状。

4. 水肿、皮温等情况。

5. 药物的服用情况。

（三）评估内容

1. 心功能　通过检查把握患者心功能，常见的心功能检查有心脏超声检查，其中左心室收缩功能的代表性指标为左室射血分数（LVEF），是判断心力衰竭类型的重要指征之一，正常值为 50%～70%。一般在 40% 以下时考虑左心室收缩功能不全，30% 以下时考虑重度左心室收缩功能不全。在心脏康复过程中，需根据患者心功能变化情况调整治疗计划。此外，需要确认患者有无术后心功能不全，此时过量运动会加重患者病情。每次治疗前，都需要对患者末梢循环状况进行确认，末梢循环不良常见表现有手足部发凉、眼睑结膜无血色等。

2. 冠状动脉狭窄　一般通过冠状动脉造影检查确认冠状动脉狭窄的部位和程度，治疗师需要准确把握患者的冠状动脉情况及其支配区域。除检查结果外，还需了解患者术前的运动耐量，出现心肌缺血及相关症状的运动强度阈值，以便调整治疗方案。在治疗过程中，仍需确认术后心功能、心肌缺血、室壁运动异常、运动耐量等方面的改善情况，有助于进行进一步指导。

3. 心律失常　将术前、治疗过程中及术后的心电图进行比较，鉴别是否出现新发心律失常或心肌缺血。常见的心律失常有室性期前收缩、心房颤动等。需要注意的是，在康复治疗过程中，一旦出现心律失常或心肌缺血的中止标准，应及时停止治疗，观察心电图变化，询问患者症状并及时与医生沟通，合理有效地应对。

4. 胸部检查　通过胸部检查可以一定程度地了解患者心脏及肺的状态，从而反映循环及呼吸系统的情况。胸部 X 线片需要注意心胸比、肺淤血、胸腔积液等情况。胸部 CT 可以判断是否存在如冠状动脉及主动脉硬化等心脏疾病。治疗师应准确掌握手术前后正常变化，考虑拍摄条件的影响，如卧位时胸部 X 线片会出现心胸比增大、骨阴影增强、肺血流量增多等常见特征。此外，还需注意结合其他检查，如胸廓形态变化、患者自觉症状、肺功能情况等，针对问题采取相应措施。关于肺淤血程度，一般需对术后相同条件下拍摄的胸部 X 线片进行前后时间的对比。关于胸腔积液，可根据胸部 X 线片中肋膈角（肋骨及横膈膜夹角）是否钝化来判断，注意前后对比，动态观察。此外，还需要对患者术后的肺、心脏、横膈、主动脉等部位的边界进行确认，判断是否存在肺不张等异常状况。

5. 其他评估　治疗师通过术前功能评估了解患者的术前状态，应将术后功能状态与术前进行比较，针对问题采取相应的治疗方案。重点关注以下方面。

（1）在身体功能方面：手术创伤、药物使用以及卧床等均会导致患者肌肉适能下降和关节活动受限。关于肌肉适能的评估，主要关注握力和四肢肌力，可采用经典的 Lovett 分级法和 MRC 分级法。关于关节活动度的评估，在无特殊并发症时，主要观察患者肩、肘、腕、髋、膝、踝等关节情况。

（2）在心理状态方面：术后抑郁和焦虑情绪会阻碍患者康复参与度，影响患者预后。在心外科手术中，常用的量表有患者健康问卷-9 项和广泛焦虑问卷-7项等。

（3）在意识状态方面：术后由于年龄、药物、术前精神状态、机械通气时长等因素的影响，可能出现谵妄等意识障碍，其与镇静管理密切相关。目前，常用的镇静评估量表是 RASS 镇静程度评估表。在患者逐渐苏醒阶段，常用的意识评估量表为格拉斯哥昏迷量表 GCS 和日本昏迷量表（Japan coma scale，JCS）。

（4）在疼痛状态方面：过度的疼痛会降低患者参与康复的积极性和配合度。对于无意识障碍的患者，常用的评估工具有数字评定量表（number rating scale，NRS）和视觉模拟法（visual analogue scale，VAS）。对于存在意识障碍且无法主动表达的患者，可通过观察或评估患者表情、身体动作、肌肉紧张程度、呼吸机的顺应性等方面判断疼痛程度。

三、心外科术后患者康复时机

心外科手术对患者侵袭较高，术后患者会从 ICU 逐渐转入普通病房，随时监测患者生命体征，妥善管理患者疾病损伤情况。长时间机械通气和安静卧床会导致患者机体功能低下，易引发肺部、神经肌肉及精神功能障碍等并发症，降低出院后生活质量。早期康复治疗是指在循证医学的基础上，及时、高效、有针对性地对某一种临床疾病制订的治疗与康复措施。近期一项系统性综述表明，ICU 早期心脏康复是安全有效的，能够降低患者死亡率，缩短 ICU 停留和住院时长，减少机械通气和谵妄时间，改善患者独立功能状态。在患者进入普通病房后，实施个体化康复治疗（Ⅰ期心脏康复）可以打破术后制动的误区，减少术后并发症，促进患者身心恢复，为回归社会做准备。因此，术后早期康复干预至关重要。

（一）ICU 早期康复

1. ICU 早期离床禁忌原则：日本重症治疗医学会实行的"重症治疗的早期康复禁忌标准"，制订了 ICU 早期离床的禁忌原则。

（1）未经主治医师许可的情况下。

（2）过度兴奋而无法保持安静或者听从指示的情况（RASS＞2）。

（3）无法配合进行运动的严重觉醒障碍（RASS≤-3）。

（4）处于不稳定的循环状态，主动脉内球囊反搏使用中。

（5）在应用大量强心药物下仍有低血压。

（6）血压有大幅度改变或波动。

（7）未进行治疗的主动脉瘤，会有破裂风险。

（8）控制不良的疼痛。

（9）控制不良的颅内压升高（220 mmH$_2$O）。

（10）处于头颈部损伤的不稳定时期。

（11）严重骨折处于固定时期。

（12）有活动性出血的情况。

（13）导管或者输液管未固定好或者长度不够的情况下。

（14）离床的安全性得不到保障的情况下。

2. 心外科术后离床开始标准：在符合条件且安全的前提下，才可进行康复，可参考开始离床标准。如果没有以下情况出现时，就可以进行早期离床的开展。

（1）低心排表现

1）人工呼吸机、动脉内球囊反搏器置入、经皮心肺辅助装置等生命维持装置的使用。

2）大量使用肾上腺素、儿茶酚胺等强心药。

3）即便使用强心药，收缩期血压仍处于 80～90 mmHg 以下。

4）四肢冰冷感。

5）代谢性辅助装置的使用。

6）尿量：每小时尿量在 0.5 ml/（kg·h）以下且持续 2 小时以上。

（2）Swan-Ganz 导管置入中。

（3）安静时心率超过 120 次/分。

（4）血压不稳定（体位变换时血压有大幅度波动）。

（5）心房颤动所致的血液循环不稳定（新发心房颤动、LOWN 分级ⅣB 以上的室性期前收缩）。

（6）安静时出现的呼吸困难（呼吸不超过 30 次/分）。

（7）术后出血倾向。

3. 在康复过程中，若出现循环系统异常、意识低下、呼吸急促等状况，需及时停止康复治疗，可参考终止标准（表 5-29）。对于一些特殊患者，可根据病情和主治医师意见适当调整终止标准。

表 5-29　早期康复的终止标准

	项目/指标	判定基准值或状态	备　注
全身神经症状	反应	出现明显不良反应	呼唤处于睡眠、昏迷状态的人
	表情	苦闷表情、面色苍白	
	意识	出现轻度以上意识障碍	
	身体不平衡	出现危险行动	
	四肢随意性	出现四肢乏力	
	姿势调节能力	不能维持稳定的身体姿势，跌倒	
自觉症状	呼吸困难	突然主诉呼吸困难	气胸，Brog 评分 5~8 分
	疲劳感	出现呼吸困难、难以忍受的疲劳感、患者希望终止或者主诉疼痛	
呼吸器官	呼吸频率	<5 次/分或>40 次/分	一次性情况除外
	血氧饱和度	<88%	听诊等手段配合判断呼吸道闭塞
	呼吸模式	突然出现的吸气困难或者呼气困难	
	人工呼吸辅助器	不同步或损坏	
循环器官	心搏量	运动开始后心搏减少或心跳加速	一次性情况除外
	心电图所示	<40 次/分 或>130 次/分	
	血压	有心肌缺血风险、收缩压>180 mmHg，收缩期或舒张期血压下降20%，平均动脉压<65 mmHg 或>110 mmHg	

续表

项目/指标		判定基准值或状态	备 注
通气器官	人工气道的状况、经鼻胃营养供养	拔除（或去除）的危险性	
其他	患者拒绝或提出终止、有活动性出血风险、术后创伤未愈合状态	体液的性状、创伤部位的撕裂风险	

（二）一般病房康复

一般病房康复是指从离开 ICU 到出院前的康复治疗，其目的是在保证生命安全的前提下让患者在病房内独立行走，为更好地回归社会做准备。进入病房后，应和 ICU 一样尽早进行康复训练，但仍应在开始前判定是否存在禁忌指标、终止标准和注意事项。

1. **一般病房康复禁忌原则**

（1）静息状态下，心率＜40 次/分。

（2）康复治疗前，出现 ST 段抬高。

（3）40 次/分＜心率＜50 次/分，如果血压、血氧饱和度在正常范围内，无任何不适症状，可在心电监护且密切关注患者症状情况下进行康复运动。

（4）持续而显著的窦性心动过缓（心率在 50 次/分以下）且并非由药物引起；窦性停搏与窦房传导阻滞；窦房传导阻滞与房室传导阻滞并存；心动过缓与房性快速性心律失常（心房扑动、心房颤动或房性心动过速综合征交替发作）。

（5）房颤[伴快速心室率（心室率平均在 100～180 次/分），QRS 波增宽，出现室内差异性传导]，结合患者症状慎重实施康复运动。

（6）房扑伴快速心室率（血流动力学不稳定）。

（7）频发室性期前收缩（超过 5 次/分）伴短阵室性心动过速。

（8）血红蛋白≤70g/L。

（9）拟心源性休克状态，正在接受器械维护性治疗中。

（10）接受去甲肾上腺素治疗中。

（11）血压不稳定（仅变化体位就可引起低血压）。

（12）端坐呼吸等急性心力衰竭症状（严重缺血、呼吸急促等）。

（13）安静时有胸痛（不稳定型心绞痛）。

2. **康复终止标准（结合常规运动疗法终止标准）**

（1）运动处方心率以上的心率持续上升。

（2）安静心率在 130 次/分以上。

（3）收缩压 200 mmHg 以上（病态变化幅度）或下降 10 mmHg 以上，舒张压 100 mmHg 以上。

（4）运动引起心律失常的恶化（室性期前收缩＞10 次/分）。

（5）运动引起缺血性 ST 段下降 1mm 以上（有侧支循环的除外）。

（6）发生新的心律失常（心房颤动、发作性心动过速、完全房室传导阻滞、Lown ⅣB 以上的心律失常）。

（7）急促呼吸（＞30 次/分），过度憋气（RPE＞15）。

（8）出现心悸、胸痛。

（9）出现眩晕、冷汗、恶心等低血压症状。

（10）全身疲劳、下肢关节痛等自觉症状。

（11）患者要求停止。

（12）监控设备连接不良。

3. 病房康复注意事项

（1）有发热、炎症反应倾向。

（2）有明显心包积液、胸腔积液。

（3）有新发心房扑动、心房颤动。

（4）血红蛋白 80g/L 以下。

（5）心脏起搏器并非运动疗法禁忌证，但在去除起搏器当日应避免实施运动疗法；有胸腔积液或肺气肿等肺部并发症或合并 COPD 者，进行运动负荷试验时要使用脉搏血氧监测血氧饱和度。

（6）心胸比增大。

（7）少尿、体重增加。

（8）干咳、痰量增加。

（9）全身疲劳，疲倦感无法消失。

（10）食欲低下。

（11）下肢、眼睑等水肿加重。

（12）面色不好、表情呆滞。

（13）睡眠不足。

（14）安静时呼吸不规则。

（15）手指血氧仪无法使用。

四、心外科术后患者康复方式

（一）呼吸康复

通过各种徒手治疗技术、体位变换等方法，旨在改善患者的肺功能。在治疗前，应明确患者呼吸系统问题，从而制订适当的康复计划。

1. 常见的呼吸康复效果

（1）调节呼吸方式，如胸式呼吸转变为腹式呼吸。

（2）减轻呼吸困难感。

（3）改善与促进换气功能。

（4）扩大肺容量，促进肺泡扩张。

（5）增大胸廓活动性。

（6）改善血氧。

2. 清除气道分泌物　为了维持有效的黏膜纤毛功能，可采用以下几种方式。

（1）有效湿化气道，防止术后过度脱水，雾化时注意加温加湿。

（2）高浓度、高流量吸氧达到高氧环境，可影响纤毛运动。

3. 增加通气量

（1）运动：可增加肺通气量，如翻身、床上活动（双上肢前屈、双下肢抬高、桥式运动）和离床活动等。

（2）体位转换：半卧位、坐位有利于膈肌下降和增加功能残气量，侧卧位进行肺不张的体位引流，不主张采取头低足高的引流体位。

4. 排痰训练　对于咳嗽困难的患者，治疗师应向其解释咳嗽要领，完成有效的咳嗽反射，如哈、咳技术等。在排痰体位下，采用呼气时压迫，吸气时放开的手法，促进气道分泌物移动，增加换气量，改善肺不张。若痰液过多，可配合吸痰器吸引。

5. 主动循环呼吸技术　主动循环呼吸技术主要由控制呼吸（放松状态下的平常呼吸）、胸廓扩张练习（深呼吸）和强制呼气（用力吹气）构成，可以促进气道异物清除，防止低血氧及气道闭塞，改善肺部功能。在床头抬高的半坐位等放松姿势下，此方法效果最佳，但不适用于意识不清或不具有自主控制力的患者。

6. 其他训练　对于呼吸肌过度紧张的患者，通过手法或理疗可以有效放松呼吸肌，改善患者的通气状况。对于呼吸功能较差的患者，治疗师还可进行呼吸方式训练（如腹式呼吸、缩唇呼吸等）、暗示呼吸训练和吞咽呼吸训练等。

（二）床上训练

在卧床阶段，心外科术后患者会出现身体功能的衰退，最常见的是关节活动度和力量下降。在患者病情允许的情况下，建议尽早进行离床运动，如因病情限制等因素无法离床，可开展以下床上训练。

1. 翻身、体位转移训练　心外科术后患者肢体功能一般较好，翻身和体位转移训练时主要注意管路安全以及伤口疼痛、愈合等问题。需要注意的管路包括鼻饲管、吸氧管、深静脉置管、动脉置管、导尿管和胸腔引流管等。对伤口愈合产生影响的常见动作包括扩胸、双上肢同时向后撑床、双上肢同时拉拽床旁护栏等。

2. 头、颈、肩部活动　在告知患者注意相关管路的前提下，可以进行适当的头、颈、肩部活动，一般以治疗师指导、患者主动活动为主，活动时不必强求活动角度，以不引起患者不适为宜。若存在特殊情况（如肌肉过度紧张），治疗师可以采用手法干预，帮助其放松相关肌肉。参考方案：颈部前屈、后伸、左右侧屈、左右旋转；肩胛骨上抬、下降、前伸、后缩、前后环转；每天2～3组；每组5～10次。

3. **四肢肢体活动** 根据患者的具体情况选择适当的运动方式，可将其简单分为被动活动、辅助下活动、主动活动和抗阻活动。关于上肢活动，主要以上肢上抬为主（肘关节伸直时肩关节前屈），角度不宜过大，一般达到肩关节前屈90°即可，以免影响伤口愈合，一般一次治疗2~3组，每组5~10次。活动过程中注意与呼吸的配合，锻炼肌力需注意发力时呼气，增加通气量可在手臂上抬时吸气（增加胸廓的容积）。此外，还可进行握力训练。关于下肢活动，主要以髋、膝、踝关节各方向活动度训练和股四头肌肌力训练（如直腿抬高训练）为主，一般一次治疗2~3组，每组5~10次。

4. **其他运动** 桥式运动能够锻炼患者的核心肌群力量，增强躯体运动和控制能力。患者取仰卧位，膝关节屈曲，双足底平踏于床面，用力使臀部离开床面。若患者力量较差，治疗师可辅助患者完成，如一只手置于膝关节上方帮助固定，另一只手从患者臀部下方帮助上抬，一般一次治疗2~3组，每组10次左右。此外，根据患者情况还可以采取多种床上锻炼，如做床上踏车、呼吸肌抗阻训练等。

（三）早期康复训练

1. 若患者符合离床条件，术后应从 ICU 开始直至出院进行分阶段渐进强化活动能力。早期离床训练是患者逐渐过渡至步行训练的重要过程，具体程序可参照日本心外科术后康复流程（表 5-30）。

表 5-30　日本心外科术后康复治疗日程表

时期	实施日	运动内容	病房内康复完成情况	排泄情况	其他
0	/	他人辅助下进行四肢被动活动、坐位练习、呼吸训练	上下肢的自主运动、呼吸训练	床上	静态障碍问题确认
I	/	坐位	坐位　10 分钟＿＿＿次		—
II	/	立位、能完成足踏（测量体重）	立位、足踏＿＿＿次	便携式马桶	—
III	/	室内步行	室内步行＿＿＿次	室内，可自由使用	室内可自由活动
IV-1	/	病房内步行（100m）	100m 步行 ＿＿＿次	病房内，自行如厕	病房内可自由活动
IV-2	/	病房内步行（200~500m）	200~500m 步行 ＿＿＿次	医院内，可自行如厕	院内自由活动，运动负荷试验
V	/	台阶训练	物理治疗室进行		有氧运动疗法为核心的运动治疗

2. 根据各医院实际情况进行调整，只有达到该阶段标准后才可进入下一训练阶段。对于已经达到最终训练阶段标准的患者，可进行心肺适能评估，以制订出

院运动处方。

（1）无胸痛，无呼吸困难，疲劳感低（Borg 指数＜13），无眩晕、下肢痛等。

（2）无发绀、面色苍白、冷汗等体征。

（3）无呼吸急促（呼吸 30 次/分以上）。

（4）运动未引起心律失常或心房颤动的节律改变。

（5）运动时未出现血压的过度变化。

（6）运动时心率增加未超过 30 次/分。

（7）运动时未出现心电图的缺血性变化。

（8）运动时血氧饱和度保持在 90% 以上。

（四）术后康复注意事项

1. **冠状动脉旁路移植术**　关于冠状动脉旁路移植术的旁路移植手术血管，动脉移植的远期通畅率高于静脉，桡动脉移植注意其易痉挛的特点。若旁路移植手术血管为桡动脉及大隐静脉，术后活动需注意肢体部位的创伤。胸骨正中切开的患者，术后 3 个月内尽量避免扩胸运动，为保持胸骨稳定，建议上肢训练负荷在 3 kg 以下；没有胸骨切开的患者（如小切口非体外循环冠状动脉旁路移植术），可早期进行上肢负重训练。

2. **心脏瓣膜手术**　在主动脉置换手术中，去除体外循环装置后，血压于升主动脉处开始上升，术后康复过程中需注意此处切口出血量。此外，在主动脉瓣环附近存在刺激传导系统，术后需仔细观察心电图是否存在房室传导阻滞等异常情况。在瓣膜置换术和成形术中，应控制较低的收缩压（90～100mmHg）来保护瓣膜修复部位和人工腱索。瓣膜成形术后可能存在残余反流，因此术后需注意超声心动图。若应用人工瓣膜（特别是机械瓣），应注意术后可能存在出血（长期服用抗凝剂华法林）、瓣膜功能障碍和人工瓣膜感染风险。

3. **大血管手术**　与其他手术相比，升主动脉置换和弓形主动脉置换术后易发生中枢神经系统并发症。治疗过程中，持续监控血压和心率，心率高于 100 次/分或血压高于 140/95mmHg 时，暂停康复训练。由于主动脉弓置换术中人工血管的吻合部位较多，需注意伤口出血情况。在胸腹主动脉置换手术中，术后血流动力学紊乱导致来自侧支循环的血流减少，可能会引起脊髓的缺血性损伤。由于左胸廓切开术比胸骨正中切开术切口更痛且需塌陷肺来确保视野，因此，在康复期间需帮助患者控制疼痛，注意肺部并发症。

（五）并发症防治

心外科手术通常会涉及人体的重要器官，因其具有较高的创伤性和复杂程度，故在一定程度上会增加患者术后并发症风险。目前，临床上较为常见的心外科围手术期并发症有 ICU-AW、脑卒中、谵妄、下肢深静脉血栓和肺部并发症等。

研究表明，ICU 中有 70%～80% 的患者存在不同程度的神经肌肉功能障碍，如呼吸肌无力、四肢肌力下降等症状。临床上，常用英国医学研究委员会量表诊断 ICU-AW，主要评价双侧上肢（伸腕、屈肘、肩关节外展）和双侧下肢（足背屈、伸膝、屈髋）的肌力。在安全的前提下，指导并帮助患者每日进行床上主动或被动四肢关节活动训练和力量训练。若转至一般病房，可进行主动抗阻训练、桥式训练、坐位训练和床旁站立训练等。

一项纳入了 668 627 例全国住院患者的大样本数据分析显示，围手术期脑卒中使 CABG 术后患者死亡和发病率风险升高 5 倍。关于脑卒中，医护人员应加强血压监测，遵医嘱进行抗血小板聚集治疗。对于患者的康复治疗，主要采用促进神经肌肉康复的相关技术，器械辅助和物理因子治疗，早期以被动训练拉伸肌肉和良肢位摆放为主，后期重点抑制肌痉挛，促进分离运动，结合日常生活加强患侧肢体的主动活动。

谵妄是一种手术应激所致的急性中枢神经系统功能障碍，临床上尚未有治疗谵妄的特效药物。对 RASS≤-3 的意识障碍及 RASS>2 的过度兴奋状态患者，一般不进行康复干预。根据 GCS 评分结果，可以采取相应的干预策略。对于重度意识障碍患者，主要以被动运动为主，预防患者肌萎缩等并发症的发生，促进患者意识好转；对于中等意识障碍患者，主要进行床上训练，进一步促使患者清醒；对于轻度意识障碍患者，应慎重进行离床训练，训练过程中需随时监测患者的变化，预防跌倒等意外事件的发生。此外，还可通过改变 ICU 物理环境（如长期处于光刺激环境、控制噪声强度等），及时给予吸氧治疗和实施适当的心理干预，降低谵妄的发生。

心外科术后发生下肢静脉血栓是多因素所致的结果，其栓子脱落后会堵塞血管，严重情况导致患者死亡。术后可以利用机械原理给予患者阶梯式加压弹性绷带或者弹力袜，尤其是在夜晚休息期间。同时，进行抗凝治疗，但需注意患者是否有切口渗血、全身出血倾向并定期检测凝血时间。术后麻醉未清醒或苏醒欠佳的状态下，帮助患者下肢摆放于抗血栓姿势或利用仪器进行双下肢间歇加压被动运动，在后续功能锻炼活动中指导患者正确的站姿和坐姿。麻醉清醒后，指导患者在卧床状态下做勾足趾、踝关节跖屈背屈交替动作及交替蹬腿动作。此外，鼓励患者尽早进行等长收缩训练和适当的腿部按摩。

研究显示，CABG 术后肺炎发生率为 3%～16%，伴发/不伴发其他心脏病的呼吸衰竭发生率为 5.6%，瓣膜术后肺炎发生率为 5%～7%。为了预防肺部并发症，患者应保持良好的体位。

推荐采用半卧位，有助于增加肺活量，减轻心肺负担。此外，治疗师还应指导患者进行呼吸训练和咳嗽咳痰训练，定时为患者拍背使肺部膨出，必要情况下可进行雾化处理或机械辅助排痰。

（六）出院指导

根据患者的疾病现状和心肺适能评估结果，制订院外运动处方，并告知运动注意事项。出院后，患者应进行有氧训练，每周 3～5 次，每次 20～60 分钟（可按次数和时间拆分）。临床上，可采用无氧阈法和心率储备法设定运动强度，控制在"稍微有些累"的程度为宜，即 Borg 指数 11～13。在心外科手术 5 周后或连续 4 周的医学监护下有氧训练后，开始抗阻训练。一般而言，抗阻训练强度由 1 次重复最大力量的 30%～40%逐渐过渡至 50%～60%，每周 2～3 天，每天 2～3 组，每组 10～15 次。

除院外运动指导外，还需对患者和家属进行疾病和生活习惯的管理指导，以达到防治疾病复发，提高患者预后的目的。具体包括以下方面：①关于药物指导，国内外冠心病指南一致强调，改善预后要充分使用有循证证据的二级预防药物，叮嘱患者出院后坚持服用药物，按时复诊。②关于营养指导，术后饮食应控制总热量摄入，调整膳食平衡，多吃富含纤维、多价不饱和脂肪酸和维生素的食物，少吃动物性脂肪过多、胆固醇过高、高糖高盐的食物，适度饮用咖啡、茶类等可能影响心血管功能的饮料。③关于心理指导，对患者和家属进行疾病宣教，同时伴随呼吸训练和放松指导，降低患者和家属的心理压力，对于症状严重的患者，建议前往心理科就诊。④关于睡眠指导，通过创造安静舒适的睡眠环境，采取正确的睡姿和适当的心理及疼痛干预，保证患者的睡眠质量。⑤关于危险因素管理，随时监测血糖、血脂、血压等指标是否处于正常范围，必要时根据患者具体情况进行药物治疗，监督患者改变不良生活方式。⑥关于戒烟管理，根据患者戒烟意愿拟定戒烟计划，给予戒烟方法指导（如心理支持、行为指导和戒烟药物等）。⑦关于日常生活指导，应尽量减少急剧变化和突然施加压力等增加心脏负担的行为动作，如饱餐后运动、饮酒后洗澡等，尽量一个行为动作完成后休息 30 分钟以上，再进行另一个行为动作。由于服药前后 1～2 小时药物效果不能充分表现，所以要尽量保持安静。⑧若心脏病突然发作，尝试服用硝酸甘油等硝酸类药物，注意观察反应，如果不能缓解疼痛或出现呕吐、脉搏紊乱、意识不清等症状，应立即呼叫救护车。

（郭　琪）

第六章

重症心脏病患者的认知与心理障碍

第一节　认知障碍

认知功能是高级脑功能活动，指人类各种有意识的精神活动，包括从简单对自己和环境的确定、感知、理解、判断到完成复杂的数学计算等，是评价个体生活质量的最佳预测指标之一，与个体的学习能力、是否获得成功、人生幸福程度甚至预期寿命均密切相关。认知功能障碍指各种原因（从生理性老化到意识障碍）导致不同程度的认知功能损害的临床综合征，包括记忆、计算、时间和空间定向能力、结构能力、执行能力、语言理解和表达及应用等方面的功能障碍。临床实践中，通过了解个体上述各方面情况，以及通过与家属的沟通补充核实，通过各种神经心理学检查和测量，可以量化评估个体的总体认知功能。

重症相关的认知障碍是一个重要的公共卫生问题，涵盖了从入院到长期的认知障碍，是重症患者常见的中枢神经系统并发症，包括轻度认知障碍、谵妄、严重记忆力降低、精神运动功能紊乱、抑郁和痴呆，其中谵妄是心脏重症患者急性期最常见的认知障碍形式。心脏重症急性期相关的谵妄是一组表现为广泛认知障碍尤以意识障碍为主要特征的综合征，是一种急性器质性意识障碍，多表现为意识水平改变、注意力不集中、睡眠形式变化等。临床上根据精神运动状态将谵妄分为 3 个亚型：活动过度、活动减少及混合型。有研究显示，谵妄患者中表现为活动过度型占 1.4%，活动减少型占 43.5%，混合型占 54.1%。在接受机械通气的患者和外科重症监护的患者中，谵妄发生率高达 60%～80%，并且是发生不良预后的独立预测因子，包括更长的住院时间、更高的治疗费用、死亡率的增加及长期认知障碍的发生风险增加。长期认知障碍与创伤性脑损伤或发展为轻度阿尔茨海默病相关，导致出院后一年以上的长期/不完全康复，给家庭和照顾者带来了沉重的精神和经济负担。

一、流行病学

现代心血管重症监护病房的建立，使心脏病救治水平大大提高，各种严重的心脏疾病或合并症，包括心肌梗死、心力衰竭、心源性休克和心脏外科手术等，都可以通过在 CCU 的治疗，提高救治的成功率和存活率。关于重症监护室患者的认知障碍，内科 ICU 和外科 ICU 患者有关谵妄的研究文献非常多，但针对 CCU 患者谵妄的研究却很少，可能与心脏重症的疾病特征有关，更多的精力常用于关注心脏重症患者容易危及生命的病理生理改变如心搏骤停和心源性休克等，随着心脏重症救治经验的积累，上述危重症心脏疾病的救治成功率已经大幅度提高，但是想要通过常规治疗方法再提升救治成功率似乎遇到了瓶颈，这促使心脏重症的认知障碍开始获得逐渐重视。一项前瞻性观察研究表明，在心脏重症监护病房中，谵妄的患病率为 26%，在心脏内科治疗和心脏外科手术患者中患病率相似，主要的谵妄类型为活动减少。针对心脏外科手术患者谵妄的流行病学研究表明，年龄增长、术前认知障碍、虚弱、抑郁症、脑血管和外周血管疾病、术前脑血氧饱和度低、吸烟、心房颤动、肾功能不全、代谢综合征、术中灌注压低和心源性休克及睡眠障碍，与术后谵妄的发病增加相关。在心脏重症监护室中谵妄的发生在一定程度上与年龄和性别有关，在 65 岁以下患者中更常见于男性，在 85 岁以上患者中更常见于女性。同样，心力衰竭是住院患者谵妄的重要危险因素。一项针对 ST 段抬高心肌梗死（ST segment elevation myocardial infarction，STEMI）住院患者的观察性研究显示，谵妄率为 5.7%，主要发生在高龄及有心搏骤停的患者中。另外，苯二氮䓬类药物应用剂量的增加、吗啡的持续使用和身体约束装置的使用也会增加发生谵妄的风险。心脏外科手术患者谵妄与长期住院、再入院、认知能力差和死亡率相关。谵妄是心脏重症监护病房患者发病率和死亡风险增加的有力预测指标，发生谵妄的患者住院期间死亡风险增加，容易出现多种并发症，消耗大量重症监护资源。这些患者即使存活至出院，在出院后常常需要额外的医疗资源，包括需要有护理人员的护理或需要长期安置在护理中心等。

二、评估

谵妄是综合医院中常见的一种脑器质性综合征，谵妄的发生是由于大脑皮质的缺血缺氧所致，提示全身状态较差，预后不良，早期识别和治疗可显著降低死亡率。目前尚无确切证据证明，药物能够预防谵妄或改善谵妄患者的临床结局，主要提倡采用非药物干预措施预防谵妄。因此对谵妄发生的高危人群早期识别就显得尤为重要。谵妄的常见临床表现为意识障碍、定向力障碍、认知功能下降、行为无章、没有目的和注意力不集中，常昼轻夜重。建议入住监护室的老年患者使用谵妄筛查量表监测患者的谵妄发生风险。

目前临床常用的谵妄评估工具有 ICDSC 和 CAM-ICU 两种评估方法。ICDSC 由 Bergeron 等在《美国精神疾病与统计手册第 4 版》（Diagnostic and Statistical Manual of Mental Disorders，4th edition，DSM-IV）的基础上结合谵妄的临床表现制定而成，其包含 8 项条目，意识状态变化、注意力不集中、定向力障碍、幻觉、精神运动性兴奋或迟钝、不恰当的言语或情绪、睡眠-清醒周期紊乱、症状波动，以上条目中的症状是否在 24 小时内出现波动，按每个症状的"有""无"进行评分，"有"则记 1 分，"无"则记 0 分，≥4 分即诊断为谵妄。有学者采用该量表调查了 93 例 ICU 患者，结果显示灵敏度达 99%、特异性为 64%。由于特异性较低，因此一般用来筛查谵妄。CAM-ICU 是于 2001 年由 Ely 等在 DSM-IV 和意识模糊评估法的基础上制订的，适用于因机械通气无法在语言上配合的 ICU 患者。

1. 包含条目

（1）意识状态的急性改变或反复波动。

（2）注意力缺损。

（3）思维紊乱。

（4）意识清晰度改变。

该量表谵妄的诊断标准为（1）（2）均阳性，且（3）（4）中至少有一项为阳性。有研究证明 CAM-ICU 的灵敏度达 93%～100%、特异度达 98%～100%，因此被认为是诊断谵妄的"金标准"。

2. 两个量表的主要区别

（1）ICDSC 量表第六条目（不恰当的言语或情绪）不适用于机械通气患者，CAM-ICU 可对机械通气患者进行评估。

（2）CAM-ICU 无法评估神经系统损伤及精神病史患者，而 ICDSC 可评估上述患者，适用范围更广泛。两量表均操作简便、易掌握，是目前国外 ICU 医务人员常用的谵妄评估工具，因 CAM-ICU 具有评估更简洁的优点，最困难的患者也能在 2～4 分钟即可完成，因此对医务人员在 ICU 评估谵妄的使用可行性更高。2018 年，美国重症医学会发布 PADIS 指南，也推荐使用 ICU 患者意识模糊评估，但 CAM-ICU 和 ICDSC 作为筛查工具诊断 ICU 谵妄。由于两者在国内使用的时间较短，存在地域、文化习俗、疾病普及及人种的差异，因此是否为我国 ICU 患者谵妄评估诊断的最佳方法，还需要进一步验证探索。

三、预防

基于谵妄发生的多种危险因素及对重症患者预后的严重危害，对谵妄的预防和治疗已成为临床工作的重点之一。非药物的综合管理策略可以安全有效地减少谵妄的发生，因此，在国内外最新指南都有推荐。2011 年美国重症医学会对于谵妄的预防管理提出以 ABCDE 集束化策略为核心的护理模式，结合临床实践，纳入到 ICU 患者日常治疗中。2013 年美国范德堡大学医学中心基于对谵妄及认知障碍的研究及循证医学为基础，将其修改为 ABCDEF。其中 A 代表疼痛评估及预防管理；B 代表每日唤醒及自主呼吸试验；C 代表镇静镇痛药物选择；D 代表谵妄评估及预防；E 代表早起活动；F 代表家庭成员参与。2015 年美国重症医学会将其认定为最新的谵妄预防实践。2017 年中华重症医学会提出了预防谵妄的集束化治疗策略，此策略就是在美国重症医学会 ABCDEF 的基础上进一步细化了其执行标准。

国内外大量研究表明，无论是谵妄相关预防管理的综合措施，还是其他措施的个别应用，都可以有效缩短机械通气时间，提高脱机效率，减少机械通气/长时间卧床导致的肌萎缩和呼吸肌肌力下降，还可以减轻疼痛、降低焦虑抑郁程度，帮助患者改善睡眠，恢复认知功能，促进血液循环及活动耐力，提高治疗质量，有效预防谵妄发生。Schweikert 等提出严格的每日镇静措施和及早引入物理疗法，可以缩短谵妄的持续时间，降低呼吸机使用天数以及改善患者出院时的机体功能。但关于早期发现或有针对性的谵妄干预是否可以减轻不良预后，并因此降低护理成本，也有一些阴性结果。Bigatello 等发现，早期的谵妄识别对创伤/外科重症监护队列中的谵妄持续时间、机械通气或 ICU 停留时间没有影响。

四、治疗

谵妄的治疗与焦虑抑郁的治疗原则不同。首先，强调积极处理原发疾病，包括各种原因导致的组织脏器缺血缺氧、多器官功能衰竭、电解质紊乱和酸碱失衡、高热等，采用有针对性的治疗措施，有效改善预后。其次，强调让患者处于熟悉的环境和有亲人陪同下，可很大程度降低谵妄患者受伤和出现激越的风险；对于已经行气管插管、机械通气的患者，如出现躁动，可选用咪达唑仑适当镇静；对于没有进行人工通气的患者，出现躁动并不是镇静、插管的绝对指征。可以首先尝试抗焦虑治疗和适当的肢体约束。同时应注意抗焦虑药物的肌松作用。值得注意的是苯二氮䓬类药物可加重和延长意识障碍，因此，美国重症医学会 IPAD 指南不推荐用于 ICU 的镇静治疗，应避免应用。

在药物选择上，氟哌啶醇是传统的经典药物，对激越有效，但对睡眠效果影响不大，缺点是可造成 QT 间期的延长，对于有室性心律失常的患者，不建议应用。最近有个案报道和开放性研究提示，新型抗精神病药物（如奥氮平），在老年患者的谵妄处理中有一定优势。

此外，当重症监护病房患者可能或已经出现谵妄时，应及时寻求精神科医师的帮助。他们的作用在于利用自己的经验，帮助心内科医师一起寻找引起谵妄的病因；对患者及其家属进行安慰，对陪护人员进行健康教育；提醒和协助处理谵妄所引发的问题。

总体而言，对于重症患者的谵妄，预防比治疗更重要。可改变的危险因素包括减少多药并用、减少芬太尼镇痛、早期纠正睡眠障碍、积极纠正全身缺血缺氧、酸碱失衡、电解质紊乱以及高热感染等危险因素。患者入住 CCU 后，监测皮质醇水平和肌酐水平，有助于预测谵妄的出现。另外，已有医疗团队开发了脑血氧监测系统，可以减少术后谵妄的发生。

越来越多的证据表明，当代的 CCU 随着时间的推移已经发生了很大变化，与以往相比，患者的疾病严重程度更高，合并症更多，患者发生谵妄的概率也大幅度增加,这也提示我们迫切需要进行前瞻性和多中心研究以更好地了解 CCU 谵妄的原因,并制订和实施有效的疾病预防和治疗策略。

(丁荣晶)

第二节　创伤后应激障碍

创伤后应激障碍(posttraumatic stress disorder,PTSD)又称延迟性心因性反应,是指个体暴露于威胁生命或被视为威胁生命的事件后,出现延迟出现或长期持续的心理障碍,表现为对该事件的侵入性回忆、警觉性增高及与创伤事件有关的回避行为。主要症状包括噩梦、性格改变、情感解离、麻木感(情感上的禁欲或疏离感)、失眠、逃避引发创伤回忆的事物、易怒、过度警觉、失忆和易受惊吓。

创伤后应激障碍的经典概念是指个体面对战争或自然灾害后出现的心理反应,最近扩展到包括对道路交通事故、性攻击和对重症监护等医疗条件的反应。在重症监护室环境中,威胁躯体健康的急性应激事件是进展为 PTSD 的重要因素。PTSD 对入住重症监护室患者的远期生活质量产生很大影响。一项 meta 分析发现,入住重症监护室的危重症幸存患者,随访 1 年间,有 1/5 的患者发生了 PTSD 症状,在合并有其他精神症状、接受苯二氮䓬类药物治疗或对重症监护室有可怕记忆的患者中发病率更高。

一、流行病学

心脏重症相关的 PTSD 流行病研究较少,一项前瞻性的队列研究纳入 43 例重症心脏监护室接受机械通气治疗的患者,出院后 6 个月随访完成创伤后应激障碍调查表(PTSD-10),发现有 14% 的患者出现明确的 PTSD 症状,并且发现女性和接受大剂量劳拉西泮的患者中 PTSD 患病率更高,老年患者中高水平 PTSD 症状患病率低。研究显示,呼吸衰竭、炎症、谵妄及沟通障碍等都可能导致 PTSD 的发生,对这些因素的适当预防和管理可能会降低重症监护室患者出院后 PTSD 的发生率。

二、诊断

心脏重症相关 PTSD 的诊断包括如下 4 条:①近半年因心脏重症入住重症监护室,除外其他重大创伤事件;②反复重现重症监护室回忆,表现为不由自主的回想重症监护室治疗、反复出现与重症监护室相关的噩梦,反复出现错觉、幻觉、反复出现触景生情的精神痛苦;③持续的警觉性增高,可出现入睡困难或睡眠不深,易激惹,注意力集中困难,过分担惊受怕;④对与刺激相似或有关情景的回避;⑤在离开重症监护室后数日至数月后发生,极少数有推迟半年以上才发生。

三、治疗

PTSD 的治疗包括心理治疗和药物治疗。心理治疗是根治 PTSD 最有效的方法，包括认知行为治疗、催眠治疗、眼动脱敏再加工、精神分析疗法等。药物治疗对缓解患者的症状、加强心理治疗的效果是肯定的，常用的药物治疗首选 5-羟色胺再摄取抑制剂，其中舍曲林、帕罗西汀、氟西汀具有较好的疗效。越来越多的证据表明，由家庭成员或重症监护室医务人员撰写 ICU 日记可以帮助患者填补记忆中的空白，从而降低 PTSD 的发生风险，早期心理治疗或药物治疗，也可以改善 PTSD 患者的生活质量。考虑到 PTSD 对生活质量潜在的负面影响，需要对 ICU 患者进行 PTSD 症状筛查，然后进行适当的心理支持和治疗。进一步的研究应探讨在重症监护室住院时间和 PTSD 之间是否存在因果关系，并提出预防和治疗重症患者 PTSD 的其他措施。

（丁荣晶）

第三节　焦虑抑郁障碍

近年来，随着社会经济的飞速发展，精神心理问题已成为我国最严重的健康问题之一。大量文献证明，抑郁和焦虑不仅是心血管疾病的危险因素，导致心血管病的患病率和死亡率风险增加，也是心血管疾病尤其是心脏重症患者常见的并发症，导致死亡率及心脏事件的发生率增加。因此，关注心血管疾病患者的精神心理问题，不仅可为患者提供安慰和温暖，同时还可提高治疗的依从性，改善并遏制疾病进展，减少医疗成本。

一、流行病学

研究显示，30%～40%的心肌梗死住院患者出现抑郁症状，其中 15%～20%的患者会发生严重抑郁；心力衰竭患者合并抑郁的比例达 10%～40%；CABG 术后有 30%～40%的患者出现抑郁，年轻个体和女性患者抑郁患病率高于老年和男性。发生心血管事件后，抑郁导致死亡风险增加，总体预后明显变差。

焦虑也是心脏重症患者常见的精神障碍，ACS 患者焦虑症状的患病率达 48.4%，AMI 患者的焦虑程度达 26%，近 11%的 CABG 患者存在焦虑，焦虑与 CABG 手术结局有关，与全因死亡风险增加相关。严重或未经治疗的焦虑会激活交感神经系统和下丘脑-垂体-肾上腺轴并导致复发性心脏事件。严重焦虑症状的 AMI 患者住院期间致命性心律失常、心肌缺血和再梗死的发生率偏高。CABG 术后焦虑也会使心房颤动的发生率增加。在心力衰竭患者中，焦虑还是机体功能状态进一步恶化和再住院率强有力的预测指标。

　　尽管焦虑和抑郁被认为是两个不同的精神障碍类型，与心血管疾病发生发展密切相关，但研究发现在 ACS 患者中焦虑抑郁共病的比例明显高于其他心血管疾病。国内 Ding 等纳入 ACS 患者 672 例，随访 1 年，发现 ACS 合并焦虑或抑郁的患者 1年内非致死性心肌梗死和再住院风险分别增加约 2 倍和 5 倍，焦虑抑郁共病个体分别增加约 6 倍和 14 倍，前往急诊就诊次数和 1 年内医疗花费也都明显增加。

二、对心脏重症影响的机制

　　抑郁和焦虑对心血管疾病影响的生物学机制是多因素、多途径的，包括下丘脑-垂体-肾上腺轴失调；交感神经系统活性增加；心率变异性降低。交感神经系统和下丘脑-垂体-肾上腺轴的亢进及心脏交感迷走神经控制的改变可能会增加发生心血管疾病的风险，并降低心肌缺血、心律失常及心脏性猝死的阈值。长期慢性压力应激也常伴焦虑出现，通过削弱免疫功能，促进与动脉粥样硬化相关炎症因子表达增加，从而影响心血管疾病的发生和发展。焦虑也通常和抑郁共同发生，而抑郁与血小板异常有关，特别是可以增强血小板的活化和聚集，以及过度激活血小板的 5-HT2A 受体信号传导系统，因此容易形成血栓。抑郁导致冠心病的可能途径见图 6-1，抑郁与心血管系统相关的神经-内分泌-免疫系统生物学机制见图 6-2。

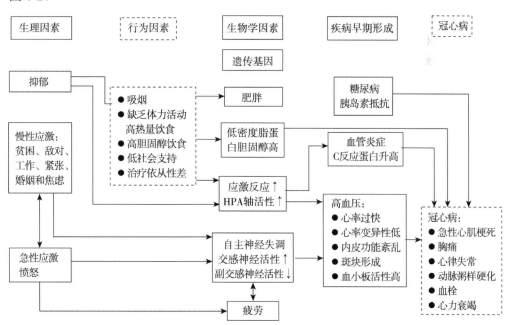

图 6-1　抑郁导致冠心病的可能途径

引自 Wulsin LR（2007）《治疗疼痛的心脏：抑郁、应激与心脏病指南》

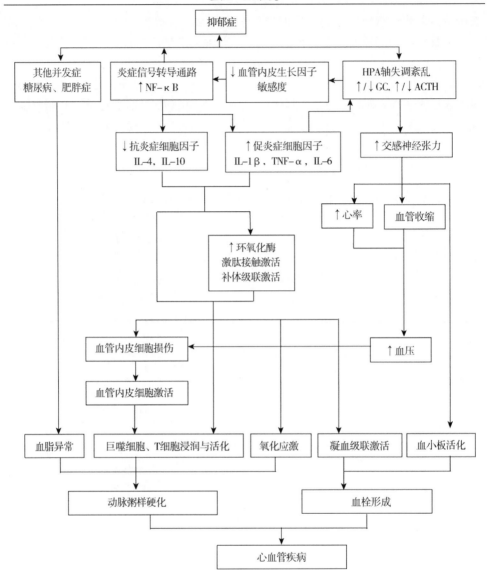

图 6-2　神经-内分泌-免疫系统相互作用

三、筛查和识别

作为非精神专科医师，识别患者存在的精神心理问题非常必要，即使不会干预或不愿干预，也可及时转诊或请会诊，使患者的病痛得到及时治疗，从而减少医患矛盾，提高医疗服务质量。因此筛查和识别精神心理问题的基本方法，是心血管科医师应该掌握的临床技能之一。

"抑郁"与神经症不同，涵盖了从短暂的以情绪低落为主要表现的负性情绪

（这种情绪反应为一过性生理反应，持续时间短，多数不需要医学处理），到以显著抑郁心境为主要特征的一组症状综合征（这种综合征多表现为病理性情绪、行为和躯体症状，持续时间略长，需要医学治疗），再到由各种原因引起、以显著且持久的心境低落为主要临床特征（持续超过 2 周，且对社会功能产生严重影响，需要积极医学干预）的一类心境障碍。美国精神病学协会的《精神疾病诊断和统计手册》（DSM-Ⅳ）将其进行了细致分类，包括心境恶劣（抑郁反应）、伴有抑郁情绪的适应障碍（抑郁状态）、重度抑郁障碍或抑郁发作（抑郁症）。"抑郁"的核心症状包括：心境低落，对活动失去兴趣或愉快感，精力降低导致劳累感增加和活动减少；其他症状包括：注意能力降低，自我评价和自信降低，自罪观念和无价值感，认为前途暗淡悲观，自伤或自杀的观念或行为，睡眠障碍，食欲下降。至少具有 2 个核心症状和至少 2 个其他症状，持续时间超过 2 周，即可诊断为抑郁发作。急危重症心脏事件的常见"抑郁"表现为情绪低落，这种反应可能是短暂的，如果进行综合管理是可以得到缓解和改善的，因此该情绪反应归类为伴有抑郁情绪的适应障碍，即我们通常所说的"抑郁状态"。虽然在严重程度和病程上均轻微或短暂，但可能影响重症心脏疾病预后，因此需要积极筛查和干预。

目前常用的抑郁筛查自评问卷包括中国人群中患者健康问卷-9 项（PHQ-9）、综合医院抑郁量表（HADS-D）、BDI、心脏抑郁量表和流行病学研究中心采用的抑郁量表。其中患者健康问卷-9 项、贝克抑郁量表、综合医院抑郁量表在心血管人群中做了信度和效度验证，相比较而言，PHQ-9 和 HADS-D 的信度和效度更高，其中 PHQ-9 的综合价值可能更优于 HADS-D。

综合医院焦虑抑郁量表（HADS）由 Zigmond＆Snith 在 1983 年开发，旨在识别门诊患者的焦虑和抑郁状态，已广泛用于心血管疾病的焦虑抑郁筛查。在重症心脏疾病相关的心理评估中也得到广泛使用。HADS 包括测量总分（HADS-total）和两个子量表的得分：焦虑量表（HADS-A）和抑郁量表（HADS-D）。每个子量表均包含 7 个项目并以 0～3 分共 4 个分值进行评分。焦虑和抑郁症状的评估方法是将每个子量表中的分数相加（0～21 分），可以分别用来评估患者有无焦虑或抑郁，总程度则通过将总分（0～42 分）相加来评估。当焦虑或抑郁症状由 HADS-A 和 HADS-D 得分均≥8 时，提示存在焦虑和抑郁。

美国心脏协会推荐患者健康问卷（PHQ），以帮助快速识别可能的抑郁症患者。患者健康问卷-2（PHQ-2）包含两个用于诊断抑郁或重度抑郁发作的必要症状，即：①对工作的兴趣或乐趣丧失；②情绪低落，沮丧或无望。 PHQ-9 是在 PHQ-2 基础上进行扩展，以包含另外 7 个 DSM-Ⅳ 的抑郁症状来反映抑郁严重程度。PHQ-9 经临床验证是一种有效的筛查工具，具有很好的可靠性。如 PHQ-2 筛查评分大于 3 分，应继续给予 PHQ-9 评估，PHQ-9≥5 分提示为轻度抑郁，≥10 分提示为中度抑郁，即临床抑郁，需要请精神科医师进行更全面的评估。

焦虑通常是一种处于应激状态时的正常情绪反应，表现为内心紧张不安、预感到似乎要发生某种不利情况，属于人体防御性的心理反应，多数不需要医学处理，但当个体出现包括躯体（自主神经症状）、精神及运动性焦虑症状等一组综合征，有与处境不相符的情绪体验时，可伴睡眠困难，则属于病理性焦虑状态，一般需要医学处理。焦虑障碍即焦虑症，是一类疾病诊断，症状持续、痛苦，且严重影响患者日常功能，并导致异常行为，需要积极治疗。因此，焦虑障碍按照临床表现又可以分为若干类别，与心血管疾病相关的焦虑障碍多见于广泛性焦虑障碍、惊恐障碍（又称急性焦虑发作）、恐惧障碍等。

焦虑的筛查同样推荐使用自评问卷，常用量表有综合医院焦虑量表（HADS-A）、广泛焦虑问卷-7 项（GAD-7）、Spielberger 状态-特质焦虑量表（State Trait Anxiety Inventory，STAI）、心脏焦虑问卷、心理困扰筛查工具等。HADS-A量表评分≥8 分的焦虑检出率敏感度（90.7%），特异度（61.4%）。状态-特质焦虑量表（STAI）是包含 20 个子项目的状态焦虑量表。每项等级范围从 1（完全没有）到 4（非常多），通过对总计获得评分结果，得分范围 20～80 分。较高的分数表示较高的焦虑水平。该量表用来测量广义的非恐惧性焦虑，已被证明有高度可靠性和有效性。

GAD-7 是基于精神疾病诊断和统计手册第 4 版（DSM-IV）开发的用来快速识别广泛性焦虑症的问卷，总共包含 7 项条目，调查了患者在过去两周内多久受到 7 种不同的焦虑症状的困扰，并有以下选项："一点也不""几天""超过多半的天数"和"几乎每天"，得分分别为 0、1、2 和 3 分，总分 21 分，通过将每个问题的得分相加得出 GAD-7 得分。如果使用 10 分的阈值，GAD-7 问卷筛查广泛性焦虑症的敏感度为 89%，特异度为 82%。GAD-2 是 GAD-7 的简化版，使用了 GAD-7 问卷中的前两个关键条目，代表了核心焦虑症状，常被用于焦虑的快速初筛，其有效筛查广泛性焦虑症临界分值为 3 分。基于其两种量表的简洁、可靠且具有很好的心理测量特性被国内外用于基层医疗及临床筛查中。国内王历等对GAD-2 和 GAD-7 在心血管门诊焦虑筛查中的信度和效度进行了分析发现，GAD-2以 3 分为诊断界值，其敏感度和特异度分别为 97.3%、59.1%，GAD-7 以 10 分为诊断界值，其敏感度和特异度分别为 86.4%、85.8%，因此推荐在心血管病门诊广泛使用。

（丁荣晶）

第四节　心理康复策略

急性医疗事件后可能会发生许多心理反应，危重症心脏病患者可能因多种原因，包括自身因素（潜在的精神疾病）、生物学因素（突发威胁生命的疾病的生理反应）和环境因素（重症监护室内相对封闭的空间、没有亲属陪同、环境噪声、睡眠剥夺、疼痛刺激）等经历更加严重的心理问题。这些心理问题中焦虑和抑郁与心血管疾病的发病率和死亡率相关性最强，并且延长住院时间，降低了治疗效果。经历了重大的心脏事件，尤其是心肌梗死后 2 年中，与抑郁相关的心脏病相关死亡风险增加了 2.7 倍，全因死亡风险增加了 2.3 倍，心血管事件的风险增加了 1.6 倍。美国心脏病协会也将抑郁升级为急性冠状动脉综合征患者不良医学预后的危险因素，并建议进行筛查和管理。一项横断面研究发现，焦虑水平在急性心肌梗死的前 12 小时内出现峰值，在随后的 12 小时内（入院后 12～24 小时）有所下降。急性心脏事件后早期出现焦虑预示着抑郁症的后期发展。因此，对焦虑和抑郁的及时评估和治疗可以预防不良后果的发生。

大量证据表明，心脏康复是心脏病患者（包括危重症心脏病）综合管理的重要组成部分。世界各国的心脏康复指南或专家共识均明确提出急性心肌梗死、冠状动脉旁路移植术后等危重症心脏病中抑郁、焦虑和压力等心理问题比较常见，这些症状可导致疾病反复、死亡率增加和生活质量下降。抑郁可以降低患者对药物治疗、生活方式调整及参与心脏康复等二级预防的依从性，还可能增加心脏病患者的医疗费用。基于以上原因，心理评估和干预被认为是心脏康复项目的重要组成部分。

苏格兰心脏康复指南推荐应根据认知行为模型（如压力管理、认知重构和沟通技巧）向患者提供一整套心理护理服务作为心脏康复的组成部分。美国心脏病学会建议应与初级保健医师和心理健康专家共同对近期冠状动脉旁路移植术后和急性心肌梗死患者进行抑郁筛查。加拿大心脏康复指南要求所有心脏康复患者在接受评估时均应进行抑郁和焦虑筛查，并由合格的专业人员（如心理学家或精神科医师）对抑郁症或焦虑症筛查呈阳性的个体进行进一步评估和治疗。

基于危重症心脏病患者的心理问题特点，在常规药物治疗的基础上，尽早积极的心理干预，不仅在心理社会适应性方面可以产生积极作用，其对心脏康复和临床预后也产生深远的影响。

目前对于危重症心脏病患者的焦虑和抑郁等心理问题的干预主要集中在以下几个方面。

一、健康教育

进入重症监护病房后，患者会遭受极端的生理和心理压力，从而失去对自己的掌控感，心脏变得更脆弱，严重影响危重患者的康复质量。早期心理干预包括对疾病的认知教育和心脏康复计划，一方面可以提高患者对疾病的良好理解能力，另一方面可以提高对治疗的依从性，还可以纠正观念并帮助患者成为疾病和治疗过程中更积极的参与者，从而为后期心脏康复和临床预后产生深远影响。

二、社会支持

社会支持被定义为"那些为个人提供实际帮助或将个人嵌入社会系统的社会互动或关系，在一个被认为可以提供爱、关怀或依恋的社会关系中，一个有价值的社会团体"。社会支持通常是以家人、朋友、邻里或组织等对患者产生的影响。它反映的是患者（个人）与社会的亲密程度。低水平的社会支持被认为是心血管疾病的危险因素，也是被诊断为心血管疾病患者预后较差和死亡率更高的危险因素。

三、认知行为疗法

认知行为疗法（cognitive behavioral therapy，CBT）旨在消除因心理功能失调或思想障碍而引起的问题，这些思想、情感和行为发生于生命早期，可以在压力反应中被激活。在抑郁的情况下，通过选择性的信息处理来对"自我，经验和未来"产生消极看法。教导患者改变想法（与证据不一致），改变不良适应行为并发展应对负面情绪的技巧。西班牙跨学科心血管预防委员会建议心脏康复中应使用认知行为疗法。大量研究也证明了 CBT 是减轻心脏病患者抑郁症状的有效心理治疗方法，将 CBT 与其他治疗策略结合使用，例如抗抑郁药或运动，也会产生很好的效果。

四、运动

运动被定义为"有效引发急性生理效应的体力活动，包括增加通气、中枢及外周血液灌注，改善循环及肌肉代谢，提高警觉性，并且可以预防静脉淤滞和深静脉血栓"。ICU 内早期的运动指在严重疾病或伤害的 2～5 天的身体活动。随着大家对重症监护室制动产生不利影响认识的深入，ICU 患者早期运动的益处越来越凸显，重症患者早期运动是安全可行的，包括机械通气和（或）无意识的患者。康复运动包括 3 种方式，即被动、主动和辅助的方式。不管哪种方式都可以减少患者呼吸机依赖时间、缩短患者谵妄持续时间、减少住院时间及恢复患者良好的活动能力，运动对于重症患者康复的有效性已经被国际指南所推荐。一直以来，运动对抑郁症和焦虑症都有很好的改善作用，但一项系统评价发现，运动干预对缺血性心脏病的干预效果尚缺乏有效证据。

五、药物

在心脏病人群中，焦虑常在疾病的早期发作，在病程中逐渐呈现持续慢性存在，且与抑郁高度共病，选择性 5-羟色胺受体再摄取抑制剂（selective serotonin reuptake inhibitor，SSRI），如西酞普兰、氟西汀、米氮平和舍曲林等，这些药物既可改善心脏病患者的抑郁，也用于焦虑的治疗，尤其是对那些复发或严重抑郁症的患者有效，一项大型随机对照试验也证实了这一点。许多病例对照研究还评估了抗抑郁药对心脏预后的保护作用。主要潜在风险之一是它们对延长心肌细胞动作电位的影响。对于三环类抗抑郁药尤其如此，四环类抗抑郁药则少一些，而SSRI 类则少得多。因此，由于危重症心脏病患者室性心律失常的潜在风险增加，三环类抗抑郁药和单胺氧化酶抑制剂已经被禁止使用。目前尚不能认为所有抗抑郁药在心脏病患者中都具有同等安全性。在心力衰竭患者中使用抗抑郁药时应特别注意，即使心电图 QTc 间期正常，也需要监测，力争在改善患者生活质量与任何潜在心律失常风险之间取得平衡。如果出现严重情绪问题或口服药物疗效不好，应及时转介给心理学家或精神科医师。

六、穴位按摩疗法

根据美国国家医学图书馆的资料，穴位按摩主要集中在人体的特定部位，可以改善患者的健康，有研究显示穴位按摩可以显著改善精神和心理症状，改善接受通气支持患者的焦虑，手部反射疗法和穴位按摩对减少在重症心脏监护室住院的冠心病患者的焦虑程度具有同等效果。

七、其他辅助支持治疗

有研究显示，一些辅助支持治疗，如应对技能训练、放松疗法、瑜伽等均可在一定程度上减轻患者的疼痛、疲劳、睡眠障碍和焦虑症状。芳香疗法如柠檬、薰衣草等的香薰吸入可以缓解重症监护室患者的压力，调节收缩压和舒张压及心率，还可以降低急性心肌梗死患者的焦虑。一项随机对照试验发现，在重症监护室放置人造花苗也可以减少急性冠脉综合征后患者的焦虑和抑郁症状。

（丁荣晶）

第五节　中医药在危重症双心疾病诊疗中的作用

当心血管病与焦虑、抑郁等精神类疾病共存于同一个体时，现代医学称之为"双心疾病"。大量研究显示，单一治疗对心血管疾病很难达到满意的效果。我国传统医学从整体出发，倡导"形神结合"的概念，认为心脏的形态和功能与心理密切相关，立足人体与自然、社会之间的动态平衡进行整体调控，以平为期，毒副作用少，疗效可靠，在治疗"双心疾病"中具有独特的优势。

中医学古代文献中心血管疾病多归属于中医学"胸痹""心痛""心悸"等范畴，精神疾患则多属"郁证""脏躁""百合病"等范畴。早在《黄帝内经》

中就阐述了 "心主神明"与"心主血脉"的双心理论。"心主神明"指的是心主宰和统帅人的生命活动及思想精神活动。"心主血脉"包括了 "心主血" "心主脉"的生理功能，两者关系密切。《双心疾病中西医结合诊治专家共识》（以下称为《共识》）指出：目前中医对"双心疾病"病因病机较为统一的认识是由情志异常、药食不节、体虚久病等因素导致气血不足、阴阳亏损，使心神失养，内生痰浊、郁火、瘀血致心脉瘀阻。病性为本虚标实，虚实夹杂。病位在心，涉及肝、脾、肾。

结合《共识》，危重症双心疾病的诊疗也需要做到临床识别、常规筛查、辨证论治。诊断"双心"疾病时应当中西医结合，在四诊合参的同时，掌握心理疾病的现代筛查、诊断方法，整体评估病情。目前统一推荐使用的筛查自评问卷为广泛性焦虑量表（GAD-7） 及患者健康问卷（PHQ-9）来分别评估"双心"患者焦虑抑郁等精神心理问题。

对于"双心"疾病的治疗，在中医学理论指导下，遵循中医辨证论治的方法。首先辨虚实，虚者多因脏腑气血阴阳亏虚，实者多为气滞、血瘀、痰火、湿阻，临床上常见虚实夹杂，辨证时须分清虚实主次；其次辨病位，本病病位在心，可导致其他脏腑功能失调或亏损，其他脏腑的病变也可直接或间接影响到心；再次辨证与辨病相结合，明确基础心脏病的诊断，提高辨证的准确性。大量研究结果提示，包括中药汤剂治疗、中成药及非药物治疗（针灸、导引、情志相胜）等综合疗法在改善冠心病患者的焦虑抑郁等心理问题及临床预后中起到了很好的作用，但专门针对危重症"双心"疾病的辨证施治证据较少。有研究对重症监护患者给予中医情志疗法，提示能有效改善患者的焦虑情绪，使患者的情绪保持稳定。有研究表明，针刺神门、内关等穴位可降低精氨酸加压素、抑制下丘脑-垂体-肾上腺轴活性，具有抗应激和焦虑的作用，但仅仅局限于动物模型。因此，现代"双心"疾病病情复杂，危重症"双心"疾病更有其特点，集多系统危重于一体，且合并有精神心理问题，单一治疗效果差，今后中医药的治疗方向要在结合现代药物及现代心理疗法基础上进行治疗，积极发挥优势，进一步探索对危重症"双心"疾病治疗的有效证据。

（丁荣晶）

第七章

重症心脏病患者的营养支持治疗

　　临床营养治疗起源于 20 世纪 60 年代末，曾经重症患者的营养支持治疗被认为是一种辅助性护理措施。但通过半个世纪的实践及研究已充分了解了营养物质在维持重症患者内环境稳态及生物学效应方面的作用。及时、合理的营养支持治疗有助于减轻患者对应激的代谢反应、预防氧化性细胞损伤，并有利于提高免疫功能等，可以有效降低重症患者营养不良的发生并改善预后。

　　在 ICU 及 CCU 治疗的重症患者中，营养不良的发生率可达 40%。当疾病进展至重症或危重症阶段时，机体处于严重应激状态，常常伴有全身炎症反应，甚至出现多器官功能衰竭。此时，患者体内合成与代谢平衡受到破坏，分解代谢的速度明显高于合成代谢的速度，导致患者出现稳态失衡（应激性高血糖、离子紊乱、酸碱平衡失调等）、脂肪的分解加速、骨骼肌和内脏的蛋白质消耗增加等。除上述因素外，重症心脏病患者往往存在严重心功能不全，引起心排血量减少、组织灌注不足、肺循环和体循环淤血等，导致胃肠道水肿和消化吸收能力降低、肝脏淤血和肝细胞受损等使蛋白质的合成明显降低，进一步加重机体合成与分解的负平衡，使患者营养状况迅速下降，能量供给的不足与营养状态的下降使得机体出现不同程度的生理功能受损，如呼吸肌无力、心肌变薄、免疫功能损害等，增加重症患者并发症的发生率。因此，营养支持治疗已成为重症患者综合治疗策略中的重要组成部分。本章根据美国肠外肠内营养学会与危重病医学学会联合发布的《成人危重病人营养支持治疗的提供和评估指南》（SCCM/ASPEN 指南）、《重症患者早期肠内营养：ESICM 临床实践指南》（ESICM 指南）、《ESPEN 重症监护病房临床营养指南》（ESPEN 指南）、《实用重症医学》等，同时结合重症心脏病患者的营养代谢情况综合说明重症心脏病患者营养支持治疗流程。

一、营养支持的时机选择

　　危重症患者在经过早期有效复苏（特别是容量管理）治疗后，如果血流动力学基本稳定，水、电解质与酸碱严重失衡得到初步纠正后就应及早开始营养支持，一般在有效的复苏与初期治疗 24～48 小时后可考虑开始。

二、禁忌证

1. 复苏早期，血流动力学尚未稳定，特别是容量管理不理想时。

2. 存在严重的代谢紊乱。

3. 存在严重肝功能障碍、肝性脑病、严重氮质血症未给予肾脏替代治疗的患者。

三、营养处方

(一) 营养评估

1. **营养风险的评估** 《成人危重病人营养支持治疗的提供和评估指南》建议所有住院患者均需在入院 48 小时内接受初步的营养筛查，对于营养不良风险较高的重症患者需进行全面的营养评估。目前在临床常用的营养风险评估方法有许多种，包括微型营养评定（MNA）、短期营养评估问卷（SNAQ）、主观全面评定法（SGA）、营养不良通用筛查工具（MUST）、营养风险筛查（NRS-2002）和重症患者营养风险评分（NUTRIC 评分）等，各种评估方法各有优缺点。目前，综合各指南建议 NRS-2002 和 NUTRIC 评分能够判断患者营养状态和疾病严重程度，有助于识别高营养不良风险的患者，更适用于重症心脏病患者，及时对其进行早期营养支持治疗，使患者在营养支持治疗中获益。

（1）营养风险筛查表（NRS-2002）：NRS-2002 能够动态评估患者有无营养风险，其方法简单易行使用。

1）第一步：首次营养监测（表 7-1）。

表 7-1　首次营养监测

评价指标	是	否
BMI<20.5kg/m^2		
患者在过去 3 个月有体重下降吗？		
患者在过去 1 周内有摄食减少吗？		
患者有严重疾病吗？（如 ICU 治疗）		

注：如果以上任一问题回答"是"，则直接进入第二步营养监测。如果所有的问题回答"否"，应每周重复调查 1 次

2）第二步：最终筛查。NRS-2002 共包含三项评分，分别为疾病严重程度评分+营养状态受损评分+年龄评分。以三项评分总和进行评估，总评分≥3 分或具有胸腔积液、腹水、水肿且血清白蛋白＜35g/L 的住院患者需要制订营养处方；评分＜3 分的患者，暂时不进行临床营养支持，但需每周再进行营养风险筛查。

①疾病严重程度

0 分（无）：正常营养需要量。

1 分（轻）：慢性疾病患者因出现并发症而住院治疗。患者虚弱但不需要卧床。蛋白质需要量略有增加，但可以通过口服和补液来弥补。

2 分（中）：患者需要卧床，蛋白质需要量相对增加，但大多数人仍可以通

过人工营养得到恢复。

3 分（重）：患者在监护病房中需要机械通气支持，蛋白质需要量增加且不能被人工营养支持所弥补，但通过人工营养可使蛋白质分解和氮丢失明显减少。

②营养状态受损评分

0 分（无）：正常营养状态。

1 分（轻）：3 个月内体重丢失＞5%或食物摄入比正常需要量低 25%～50%。

2 分（中）：一般情况差或 2 个月内体重丢失＞5%，或食物摄入比正常需要量低 50%～75%。

3 分（中）：BMI＜18.5 且一般状况差，或 1 个月内体重丢失＞5%（或 3 个月体重下降 15%），或前一周食物摄入比正常需要量低 75%～100%。

③年龄：超过 70 岁总分加 1，即年龄调整后的总分值。

（2）重症患者营养风险评分（NUTRIC 评分）（表 7-2）：总分≥5 分（包含 IL-6，则总分≥6 分），存在高危营养风险，此类患者从早期营养治疗中获益的可能性最大。

表 7-2　重症患者营养风险评分（NUTRIC 评分）

变　量	范　围	分　数	总　分
年龄（岁）	＜50	0	
	50～＜75	1	
	≥75	2	
APACHE Ⅱ评分（分）	＜15	0	
	15～＜20	1	
	20～＜28	2	
	≥28	3	
SOFA 评分（分）	＜6	0	
	6～＜10	1	
	≥10	2	
引发器官功能不全（个）	0～1	0	
	≥2	1	
入住 ICU 前住院时间（天）	0～＜1	0	
	≥1	1	
IL-6*（ng/L）	15～＜400		
	≥400		

注：*IL-6 为 NUTRIC 评分改良前指标（可不作为常规指标）；APACHE Ⅱ评分和 SOFA 评分根据当日医师评分

2. 营养相关临床评估

（1）病史评估：主诉、现病史、既往史、个人史、过敏史、营养及膳食史、药物史等。

（2）体格检查：意识状况，体重下降或体能下降、身体成分评估、营养查体等。

（3）实验室检验：血细胞分析、肝肾功能、离子、血糖、血脂、血浆蛋白等。

（4）功能评估：胃肠道功能评估、吞咽功能、反误吸风险、食欲评分等。

（5）其他。

3. 热量需求评估　SCCM/ASPEN 指南建议若不存在其他变量的影响下，尽量使用间接测热法估计热量的需求，避免造成过度喂养，从而加重对机体代谢和功能的影响。如果患者不适合使用间接测热法，指南建议使用预测公式测定基础代谢率（表 7-3）或者简单的基于体重的公式［25～30kcal/（kg·d）］来估计热量需求。危重症患者早期可以根据病情接受允许性低热卡［20kcal/（kg·d）］。

表 7-3　基础代谢率的计算

Harris-Benedict 公式（根据以下方程式计算得出基础代谢率）
男：基础代谢率（kcal/24h）=66.5+13.8×体重（kg）+5×身高（cm）-6.8×年龄（岁）
女：基础代谢率（kcal/24h）=65.5+9.6×体重（kg）+1.9×身高（cm）-4.7×年龄（岁）

4. 蛋白质评估　指南建议对蛋白的摄入量进行连续评估，但目前对重症患者的蛋白质需求的测定很难进行，大多数临床医师使用简单的基于体重的方程式［1.2～2.0g/（kg·d）］。血清蛋白相关指标（如白蛋白、前白蛋白、转铁蛋白、CRP 等）对蛋白质评估的充足性准确性未得到充分验证，在重症患者的营养评估中使用时需慎重。

（二）营养支持策略

营养不良是重症心脏病患者常见并发症，影响着患者的治疗效果和预后。及时恰当的营养支持可以帮助患者改善营养状态、维持机体内环境的稳定、改善器官及免疫功能，从而提高患者的恢复质量。

1. 营养支持治疗途径　根据营养支持治疗的方式不同可分为经胃肠道提供营养的肠内营养及经静脉途径提供营养的肠外营养。对于无法维持自主摄入但胃肠道结构完整且具有一定功能的重症患者，优先考虑选择肠内营养作为营养支持治疗的途径，应在 48 小时内开始；若重症患者存在胃肠功能障碍、不能耐受肠内营养或存在肠内营养的禁忌证才可考虑肠外营养（图 7-1）。

（1）肠内营养：肠内营养是指经胃肠道提供代谢需要的营养物质及其他各种营养素的营养支持方式。因肠内营养是经胃肠道提供营养制剂，能够维持消化道结构和功能，是营养支持治疗中最符合生理状态的方式。此外肠内营养还能帮助机体提高胃肠道组织的免疫防御能力及促进胃肠动力与消化吸收功能的恢复。

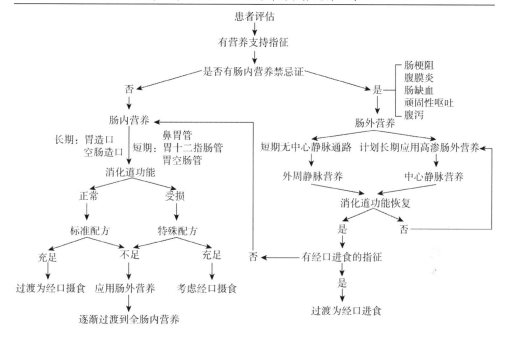

图7-1　营养支持的途径

1）肠内营养的禁忌证：①血流动力学尚不稳定，水、电解质、酸碱平衡失调未予纠正者；②胃肠功能障碍，感染未予控制导致肠管运动障碍，不能耐受肠道喂养者；③存在肠梗阻时，如机械性肠梗阻或麻痹性梗阻；④严重消化道出血；⑤存在未解决的腹部问题，包括严重腹腔感染、后腹膜炎症、腹腔出血、不可控制性肠漏、合并严重腹胀与腹腔内高压等；⑥急性肠道炎症伴有持续性的腹泻、腹胀者，吸收功能较差；⑦梗阻性内脏血管疾病，如肠系膜血管缺血或栓塞，肠内营养可引起或加重肠道缺血；⑧肠内营养过程中出现严重腹泻、腹胀等，经处理无缓解，应暂停肠道喂养。如其他因素所致应给予相应对症处理。

2）肠内营养的途径

①口服营养补充：口服营养补充指用于医疗用途的食物补充，属于营养支持治疗中肠内营养的一个分支，用以补充日常饮食的不足。通常是液态食品、粉末状、零食条等。但需注意的是每天通过口服营养补充提供的能量＞400～600kcal才能更好地发挥作用。重症心脏病患者往往在疾病早期阶段应用气管插管、机械辅助等，较难实现患者自己经口咀嚼，往往需要胃管或空肠管鼻饲营养治疗，但当患者处于恢复时，各种管路逐渐撤出，患者可经口进食。

②经胃的肠内营养：经胃的肠内营养是启动肠内营养的标准途径，包括经鼻置管、食管造口置管术和胃造口术置管等。经胃的肠内营养保留了对胃、十二指肠的神经内分泌刺激作用，是最符合机体生理的肠内营养途径，适用于具有较好胃排空功能的重症患者，可以应用于疾病的早期阶段。但对于合并有胃肠动力障

碍的重症患者，经胃的肠内营养会增加反流、误吸、肺炎等的发生率。

③经小肠的肠内营养：与经胃的肠内营养相比，经小肠肠内营养虽不完全符合机体生理，但有助于较早地达到目标营养量。尤其是对于存在经胃的肠内营养不耐受（胃残余量反复增高）或存在反流、误吸等高风险的重症患者，可给予幽门后喂养的方式（尤其是空肠喂养）。

3）肠内营养要素饮食的类型与选择

①整蛋白配方：是以整蛋白为氮源的肠内营养，具有营养全面、可口、价廉的特点适合于胃肠道消化功能正常者。

②预消化配方-短肽配方：简单消化即可吸收，适用于胃肠道有部分消化功能者。

③氨基酸单体配方：以氨基酸为蛋白质来源的要素营养，不需消化，直接吸收，适用于消化功能障碍者，如短肠、肠瘘、炎性肠病、胰腺手术或重症胰腺炎后、晚期肿瘤不全肠梗阻等。

④疾病特殊配方：适用于某种疾病，如合并糖尿病、肾功能障碍、呼吸功能障碍及肝功能不全等。

（2）肠外营养：将患者机体所需的营养物质按一定的比例和速度通过静脉滴注的方式直接输入体内的注射液，能够给予患者足够的能量，这种方式称为肠外营养。SCCM/ASPEN 指南建议对于需要肠外营养的重症患者建议第一周给予低热卡［≤20kcal/（kg·d）或能量需要目标的 80%］以及充分的蛋白质补充［≥1.2g/（kg·d）］。到当患者对肠内营养的耐受性增高，能够达到目标量的 60%时，肠外营养可逐渐减量直至停止。为保障肠外营养的安全性及减少其相关的风险，建议包括营养支持在内的 MDT 团队协作制订肠外营养处方。

1）肠外营养的适应证：①不能耐受肠内营养和肠内营养选择禁忌的重症患者，指合并胃肠道功能障碍的重症患者，其他还包括存在有尚未处理的腹部问题（如出血、腹腔感染）的外科患者，以及由于手术或解剖原因禁止肠道喂养的患者。②胃肠道可以使用，但仅能承担部分的营养物质补充，可添加部分肠内营养相结合的联合营养支持方式，目的在于肠功能支持。一旦患者胃肠道可以安全使用，则逐渐减少直至停止肠外营养支持，联合肠道喂养或开始经口摄食。

2）肠外营养的禁忌证：①在早期复苏阶段、血流动力学尚未稳定或存在有组织低灌注。②严重高血糖尚未控制。③严重水、电解质与酸碱失衡。④肝、肾衰竭：严重肝衰竭，肝性脑病；急性肾衰竭存在严重氮质血症时。

3）肠外营养的成分组成

①糖类：是供能的基本物质，也是非蛋白质热量的主要来源之一，每克可提供 4kcal 的热量。对于重症患者，给予葡萄糖时应参考机体的糖代谢状态和肝肾功能等。葡萄糖的补充一般占非蛋白质热量的 50%～60%，葡萄糖：脂肪应保持在 60∶40～50∶50，应根据糖代谢状态进行调整。在严重血糖异常的患者经胰岛

素调整后仍不能控制时，可考虑应用木糖醇。

②脂肪：是非蛋白质热量的另一种来源，每克可提供 9kcal 的热量。重症患者脂肪的供给应参考机体对葡萄糖和脂肪的代谢能力，一般占非蛋白质热量的 30%～50%或总能量的 15%～30%，补充量在 0.8～1.5g/（kg·d），若合并脂质代谢障碍或是老年患者，尤其对于严重高脂血症患者，应适当降低脂质的补充量同时需监测患者血脂、血脂廓清能力及肝肾功能等。

③氨基酸：肠外营养中的氨基酸是重症患者蛋白质合成的底物来源。重症患者的肠外营养中蛋白质供给量一般为 1.2～1.5g/（kg·d），相当于氮 0.20～0.25g/（kg·d）；热氮比（100～150）kcal：1g N。平衡型氨基酸包括比例适当的各种必需氨基酸及非必需氨基酸，是临床中常用的剂型。由于重症心脏病患者常合并肾功能不全或患者基础有肾脏疾病或肝脏疾病，对氨基酸的摄入有更严格的要求，常选用 3-AA 氨基酸或 6-AA 氨基酸。

④微量元素：微量元素是维持机体正常生理功能不可缺少的营养素，包括维生素（脂溶性和水溶性）及微量元素等，在体内含量低且需要量少，但具有重要的生理作用。

⑤电解质与水：电解质主要用于维持水盐代谢平衡及酸碱平衡，包括钾、钠、镁、钙、磷等水是机体重要的组成部分，用于保持机体内环境稳定。重症心脏病患者往往伴有严重心功能不全，在钠的摄入上要严格把控，需要小于 3g/d，严重钠水潴留和心力衰竭终末期患者钠的摄入量需要小于 2g/d。此外钾离子与镁离子对于心肌细胞动作单位具有重要作用，当钾离子与镁离子补充不足时往往会诱发恶性心律失常如室性心动过速甚至心室颤动，因此心血管内科患者要求血钾稳定在 4.5mmol/L 左右较为理想。

2. 合理的能量和营养素供给 无论是营养不足还是过度喂养均会影响重症患者的预后，因此合理的能量和营养素供给是实现重症患者有效营养支持治疗的基础。适当的能量和营养素的供给要优先考虑到重症心脏病患者目前机体内的代谢情况与器官功能状态。对多数重症心脏病患者进行早期能量供给的原则是"允许性低热卡"，即营养支持治疗早期供给目标为 20～25kcal/（kg·d）的能量及 1.2～1.5g/（kg·d）的蛋白质。"允许性低热卡"的目的是在保持机体细胞代谢需要的同时，避免因喂养过度引发营养支持相关并发症从而进一步加重应激状态、代谢紊乱及器官功能损伤等。随着患者应激状态的逐渐改善，当机体稳定后可逐步增加能量的供给，可达到 30～35kcal/（kg·d）。这是因为长时间低热卡的能量供给很难改善患者的营养不良状态。此外，肠外营养的供能量往往高于肠内营养所提供的能量，并能较早达到目标喂养。无论是肠内营养还是肠外营养在补充能量的同时均要注意对电解质、微量元素和维生素的补充及酸碱平衡的维持。

3. 严格掌控液体入量 营养支持治疗的容量过大可以导致"喂养性水肿"，增加重症心脏病患者的心脏负荷，进一步加重心功能不全，导致心脏泵血能力下降，加重体循环淤血等；容量过小则不能提供机体足够的能量和营养素，导致循环系统衰竭和组织器官缺血缺氧加重。因此，严重掌控重症心脏病患者的液体量及浓度则至关重要。无论是肠内营养还是肠外营养，营养支持治疗给予的的液体量和能量浓度等应由重症心脏病患者的心功能状态决定。一般若无额外的体液丢失，入液量可规定在 1500～2000ml/d，尿量＞30ml/h。肠内营养液一般采用普通浓度的剂型（1kcal/ml），对于射血分数＜25%的患者，建议给予高浓度肠内（2kcal/ml）和肠外营养液。若在肠外营养时需用营养浓度较高的营养制剂，应从中心静脉途径输入，如 30%～50%葡萄糖溶液、20%～30%脂肪乳剂。

（三）注意事项

1. 重症心脏病患者在营养支持上有其自身特点。①患者并非像入住 ICU 的重症感染、重症胰腺炎、胃肠道手术患者那样，消化系统功能严重受损，实施肠内营养有禁忌。因此对于重症心脏病患者建议使用肠内营养疗法。个别患者可根据胃肠道情况实施肠内外营养相结合方式。②胃肠道喂养开始的时机，通常 48 小时内一般不进行营养支持，但重症心脏病患者只要血流动力学相对稳定，一般状态改善，应尽早开始启动肠内营养，部分患者可以 24 小时后即开始营养支持。③要密切关注患者液体入量问题，重症心脏病患者多有心功能不全，体内出入平衡至关重要，营养支持时单位时间的液体入量不易过快，以防止出现血流动力学巨大波动诱发急性心功能不全，但也不应为了控制前负荷的增加而过度限制入量，在临床工作中我们发现一些心功能不全患者由于过度限制液体容量从而诱发了营养不良，这对患者的康复具有不利影响。因此危重症心脏病患者营养支持要严格把控上述三点，只有兼顾好胃肠道功能的评估，管控好液体的出入平衡（或相对负平衡），选择好营养物质，才能使危重症心脏病患者取得更好的治疗效果。

2. 重症心脏病患者因疾病病因不同，使用机械辅助装置不尽相同，营养治疗方式的选择与营养处方的选择也不尽相同。一些严重血流动力学不稳定的危重患者往往需要气管插管、呼吸机辅助支持甚至心脏机械辅助等治疗，患者处于镇静镇痛状态，患者无法自主进食，此时若患者存在消化道喂养禁忌则给予肠外营养，但通常对于卡文（1920ml 或 1440ml）的选择上需要谨慎，因为过量的液体负荷往往加重患者心功能不全，再次诱发血流动力学不稳定，因此临床医师可以根据允许性低热卡原则自行配制全胃肠外营养组合，有时会因为液体入量的控制而不得不牺牲一部分营养支持的能量。若患者无胃肠道功能障碍和其他肠外营养的禁忌证，则可以给予肠内营养，此时肠内营养的给予方式可以通过鼻饲管实现，营养物质的选择可以是百普力或能全力，液体量的把控同样需要兼顾患者血流动力学的情况。对于一些能够经口进食的患者还是鼓励其自行咀嚼的营养摄入方式。比如一些暴发性心肌炎患者虽然给予了 ECMO 支持，但部分患者不需要气管插管，能够实行清醒 ECMO，此时虽然患者心脏泵功能极差，没有度过心肌水肿急性期，但是患者可以自己进食，在营养摄入上取得了较好的效果。

3. 对于重症心脏病患者营养治疗上要勤观察，每日评估，重点关注患者对于营养摄入物质的耐受情况。比如患者存在胃肠道排空延迟，恶性，呕吐要适当暂停肠内营养，防止误吸发生，必要时加用促进胃肠道动力的药物，加速胃肠道排空。营养的监测包括：①生命体征；②液体出入量；③食物及营养摄入量；④人体测量指标；⑤实验室指标，包括离子、血糖、血脂、血浆蛋白、肝肾功能等；⑥功能指标，胃肠功能等；⑦营养查体，有无水肿等；⑧肠道耐受（表7-4）及其他并发症。

表7-4 肠内营养耐受性评分

评分内容	计 分			
	0分	1分	2分	5分
腹胀/腹痛	无	轻度腹胀 无腹痛	明显腹胀或腹压15~20mmHg 或腹痛自行缓解	严重腹胀或腹痛不能自行缓解或腹压>20mmHg
恶心/呕吐	无恶心呕吐或持续胃肠减压无症状	有恶心 无呕吐	恶心呕吐但不需要胃肠减压或 250ml<GRV<500ml	呕吐，且需胃肠减压或 GRV>500ml
腹泻	无	稀便 3~5 次/天且量<500ml	稀便≥5 次/天且量为 500~1500ml	稀便≥5 次/天且量>500ml

总分

0~2分：继续肠内营养，增加或维持原速度，对症治疗

3~4分：继续肠内营养，减慢速度，2 小时后重新评估

≥5分：暂停肠内营养，重新评估或者更换输注途径

4. 不同时期危重症患者营养支持特点：对于危重症心脏病患者治疗早期主要以去除患者病因、抢救患者生命、维持循环与呼吸稳定为主。此阶段不论是肠内还是肠外营养的给予均需要建立在血流动力学稳定的基础上，营养支持的基本原则就是允许性低热卡。一但当疾病进入稳定期或者恢复期阶段，此时在相关治疗的进展下需要加强营养支持，体现心血管疾病患者营养支持的特点。此阶段大多数患者可以经口进食，营养的摄入要充足和全面，以膳食纤维为主。由于重症心脏病患者中有相当一部分为急性心肌梗死或缺血性心肌病患者，他们在原有疾病基础上往往合并有高血压、高血脂、糖尿病等特点，因此在营养支持上：①要限制钠盐的摄入，每日不超过 5g 为宜，对于严重心功能不全患者钠盐的摄入建议 2~3g/d，水的摄入要少于2L/d。②低脂肪、低饱和脂肪膳食。膳食中脂肪提供的能量不超过总能量的 30%，其中饱和脂肪酸不超过总能量的 10%，每日烹油用量控制在 20~30g，不吃肥肉、奶油。③尽可能减少反式脂肪酸的摄入，少吃人造黄油糕点和含有起酥油的饼干；摄入充足的多不饱和脂肪酸，n-6/n-3 的比例适宜（4：1~5：1），建议每周食用鱼类 2~3 次，每次 150~200g，提倡从自然食物中摄取 n-3。

④低胆固醇饮食，限制富含胆固醇的动物性食物比如肥肉、动物内脏、蛋黄、鱼子等。⑤鼓励多食蔬菜和水果，蔬菜每日 400～500g，包括绿叶菜，十字花科蔬菜等，水果每日摄入 250～300g。蔬菜的摄入量应大于水果的摄入量。⑥足量摄入膳食纤维，每日摄入的膳食纤维可以从蔬菜水果或全谷物类食物中摄取。⑦充足的优质蛋白质摄入，优质蛋白的摄入应在总蛋白的 2/3 以上。

心脏重症患者的营养治疗是重症治疗体系的重要组成部分，在一定程度上决定了患者的转归与预后，营养支持的好坏对于心脏康复的实施同样起着举足轻重的作用。我们希望每一位重症患者都能在适当时机开始营养支持，最大限度地避免肠道失用性损伤。我们更希望临床医师及康复医师能够根据不同疾病的特点给予患者个体化的营养处方和良好的营养摄入情况监测，使患者最大获益。

（张毛毛　王时宇）

参考文献

蒋国平, 田昕. 2018. 中国成人 ICU 镇痛和镇静治疗 2018 指南解读[J]. 浙江医学, 40（16）: 1769-1774, 1778.

刘大为. 2010. 实用重症医学[M]. 北京：人民卫生出版社.

弭守玲, 吴永健, 周达新, 等. 2020. 经导管主动脉瓣置换术后运动康复专家共识[J]. 中国介入心脏病学杂志, 28（7）:361-368.

中国康复医学会心血管病专业委员会. 2018. 中国心脏康复与二级预防指南 2018 精要[J]. 中华内科杂志, 57(11):802-810.

Baek MS, Lee SM, Chung CR, et al. 2019. Improvement in the survival rates of extracorporeal membrane oxygenation-supported respiratory failure patients: a multicenter retrospective study in Korean patients[J]. Critical Care, 23(1): 1.

Bakhru R N , Wiebe D J , Mcwilliams D J , et al. 2015. An Environmental Scan for Early Mobilization Practices in U.S. ICUs[J]. Critical Care Medicine, 43(11):2360.

Bienvenv OJ, Gersten blith TA. 2017. Posttraumatic Stress Disorder Phenomena After Critical Illness. Crit Care Clin, 33(3): 649-658.

Casanova M C , Luiz G B , Roberto Z P , et al. 2017. Screening for symptoms of anxiety and depression in patients admitted to a university hospital with acute coronary syndrome[J]. Trends in Psychiatry & Psychotherapy, 39(1):12.

Chavez J , Paulson M , Bortolotto S J , et al. 2015.Promotion of Progressive Mobility Activities With Ventricular Assist and Extracorporeal Membrane Oxygenation Devices in a Cardiothoracic Intensive Care Unit[J]. Dimens Crit Care Nurs, 34(6):348-355.

Corcoran J R , Herbsman J M , Bushnik T , et al. 2017. Early Rehabilitation in the Medical and Surgical Intensive Care Units for Patients With and Without Mechanical Ventilation: An Interprofessional Performance Improvement Project[J]. PM&R, 9(2):113-119.

Devlin J W , Skrobik Y , Gélinas C , et al. 2018. Clinical Practice Guidelines for the Prevention and Management of Pain, Agitation/Sedation, Delirium, Immobility, and Sleep Disruption in Adult Patients in the ICU[J]. Critical Care Medicine, 46(9):e825-e873.

Eden A , Purkiss C , Cork G , et al. 2017. In-patient physiotherapy for adults on veno-venous extracorporeal membrane oxygenation - United Kingdom ECMO Physiotherapy Network: A consensus agreement for best practice[J]. Journal of the Intensive Care Society, 18(3):212.

Ferreira DDC , Marcolino MAZ , Macagnan FE, et al. 2019. Safety and potential benefits of physical therapy in adult patients on extracorporeal membrane oxygenation support: a systematic review[J]. Rev Bras Ter Intensiva, 31(2): 227-239.

Green M , Marzano V , Leditschke I A , et al. 2016. Mobilization of intensive care patients: a multidisciplinary practical guide for clinicians[J]. Journal of Multidiplinary Healthcare, 9(Issue 1):247-256.

Hodgson C, Bellomo R, Berney S, et al. 2015. Early mobilization and recovery in mechanically ventilated patients in the ICU: a bi-national, multi-centre, prospective cohort study [J]. Crit Care, 19(1):81.

Balas MC, Devlin JW, Verceles AC, et al. 2016. Adapting the ABCDEF Bundle to Meet the Needs of Patients Requiring Prolonged Mechanical Ventilation in the Long-Term Acute Care Hospital Setting: Historical Perspectives and Practical Implications[J]. Semin Respir Crit Care Med, 37(1):119-135.

Ko Y J , Cho Y H , Park Y H , et al. 2015. Feasibility and Safety of Early Physical Therapy and Active Mobilization for Patients on Extracorporeal Membrane Oxygenation[J]. ASAIO J, 61(5):564-568.

Lavie C J , Arena R , Swift D , et al. 2015. Exercise and the Cardiovascular System: Clinical Science and Cardiovascular Outcomes[J]. Circ Res, 117(2): 207-219.

Lee H , Ko Y J , Suh G Y , et al. 2015. Safety profile and feasibility of early physical therapy and mobility for critically ill patients in the medical intensive care unit: Beginning experiences in Korea[J]. Journal of Critical Care, 30(4):673-677.

McClave　SA, Taylor BE, Martindale RG, et al. 2016. Guidelines for the provision and assessment of nutrition support therapy in the adult critically ill patient: Society of Critical Care Medicine (SCCM) and American Society for Parenteral and Enteral Nutrition (A.S.P.E.N.) (vol 40, pg 159, 2016)[J]. JPEN: Journal of Parenteral and Enteral Nutrition, 40(8):1200.

Nydahl P , Sricharoenchai T , Chandra S , et al. 2017. Safety of Patient Mobilization and Rehabilitation in the Intensive Care Unit. Systematic Review with Meta-Analysis[J]. Annals of the American Thoracic Society, 14(5):766-777.

Ota H , Kawai H , Sato M , et al. 2015. Effect of early mobilization on discharge disposition of mechanically ventilated patients[J]. Journal of Physical Therapy Science, 27(3):859-864.

Parry S M , Berney S , Granger C L , et al. 2015. A new two-tier strength assessment approach to the diagnosis of weakness in intensive care: an observational study[J]. Critical Care, 19(1):52.

Ramsey S C , Lucas J , Barrett P , et al. 2020. Safe Ambulation of Critically Ill Cardiac Patients With Femoral Balloon Pumps: A Case Cohort Study[J]. Journal of Cardiac Failure, 26(7):621-625.

Reintam Blaser A , Starkopf J , Alhazzani W , et al. 2017. Early enteral nutrition in critically ill patients: ESICM clinical practice guidelines[J]. Intensive Care Medicine, 43(3):380-398.

Taito S, Sanui M, Yasuta H, et al. 2016. Current rehabilitation practices in intensive care units: a preliminary survey by the Japanese Society of Education for Physicians and Trainees in Intensive Care (JSEPTIC) Clinical Trial Group [J]. Journal of Intensive Care, 4:66.

Singer P, Blaser AR. Berger MM, et al. 2019. ESPEN guideline on clinical nutrition in the intensive care unit [J]. Clinical Nutrition, 38(1): 48-79.

Tipping C J , Harrold M , Holland A , et al. 2017. The effects of active mobilisation and rehabilitation in ICU on mortality and function: a systematic review[J]. Intensive Care Medicine, 43(2):1-13.

Zhu YJ, Bankar D, Shudo Y, et al. 2019. Multidisciplinary approach utilizing early, intensive physical rehabilitation to accelerate recovery from veno-venous extracorporeal membrane oxygenation.[J]. European Journal of Cardio. thoracic Surgery: Official Journal of the European Association for Cardio. thoracic Surgery, 56(4):811-812.